COMA

Denyse Théberge-Rousselet

COMA

Le combat de mon fils traumatisé crânien

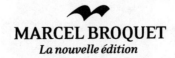

MARCEL BROQUET
La nouvelle édition

**Catalogage avant publication de Bibliothèque et Archives nationales du Québec
et Bibliothèque et Archives Canada**

Théberge-Rousselet, Denyse, 1948-

    Coma : le combat de mon fils, traumatisé crânien

    (Collection Santé bien-être)

    ISBN 978-2-923715-62-9

    1. Rousselet, François. 2. Personnes atteintes de lésions cérébrales - Réadaptation. 2. Personnes atteintes de lésions cérébrales - Québec (Province) - Biographies. I. Titre. II. Collection: Collection Santé bien-être.

RC387.5.T43 2011   362.19'74810092   C2011-940521-0

Pour l'aide à la réalisation de son programme éditorial, l'éditeur remercie
la Société de Développement des Entreprises Culturelles (SODEC),
le Programme de crédit d'impôt pour l'édition de livres - gestion SODEC
ainsi que le Conseil des Arts du Canada.

Marcel Broquet Éditeur
55 A, rue de l'Église, Saint-Sauveur (Québec) Canada J0R 1R0
Téléphone : 450 744-1236
marcel@marcelbroquet.com • www.marcelbroquet.com

Révision : Andrée Lavoie, Inf., B.Sc., M.Éd.
Conception graphique et illustration de la couverture : Olivier Lasser
Mise en page : Roger Belle-Isle

Distribution :

1650, Boulevard Lionel-Bertrand
Boisbriand (Québec) Canada J7H 1N7
Téléphone : 450 434-0306 • Sans frais : 1 800 363-2864
Service à la clientèle : sac@prologue.ca

Distribution pour l'Europe francophone :
DNM Distribution du Nouveau Monde
30, rue Gay-Lussac, 75005, Paris
Tél. : 01 42 54 50 24 • Fax : 01 43 54 39 15
Librairie du Québec
30, rue Gay-Lussac, 75005, Paris
Tél. : 01 43 54 49 02
www.librairieduquebec.fr

Distribution pour le Benelux :
SDL La Caravelle S.A.
Rue du Pré-aux-Oies, 303
B-1130 Bruxelles
Tél. : +32 (0) 2 240 93 00
info@sdlcaravelle.com
www.sdlcaravelle.com

Diffusion – Promotion :
r.pipar@phoenix3alliance.com]

Dépôt légal : 2e trimestre 2011
Bibliothèque et Archives nationales du Québec
Bibliothèque et Archives nationales Canada
Bibliothèque nationale de France

Hommage

*À François
j'admire ton courage et ta détermination !*

*À Jean
pour ton amour et ton soutien inconditionnels !*

*Aux médecins, thérapeutes, intervenants et à la SAAQ
pour votre collaboration hors pair !*

PRÉFACE

Les héros de ce livre sont nombreux

Il y a François, brillant étudiant en génie à l'École Polytechnique de Montréal, qui, à l'âge de 21 ans, est victime d'un accident de la voie publique après s'être endormi au volant. François disparaît dans un coma profond pour réapparaître, miraculeusement, quelques mois plus tard... totalement métamorphosé, dans les souliers d'une autre personne, que même sa mère et ses proches ont de la difficulté à reconnaître.

L'histoire de François est pourtant réelle et ne relève pas de la fiction. François renaît. Il passe du coma à la vie, d'abord comme un grand enfant-né, alerte mais non conscient, mou, ataxique, amaigri et cruellement faible puis comme un jeune adulte au cerveau « défragmenté » qui, la plupart du temps, émet des « Ah » exclamatifs devant tout ce qui l'entoure, mais qui, occasionnellement, est capable de résoudre spontanément un problème mathématique difficile.

Défiant toutes les probabilités, François termine, grâce à un investissement massif, toutes les étapes de son cheminement en réadaptation pour retrouver son autonomie et reprendre la maîtrise de sa vie. François aura réappris et réintégré ses anciens automatismes, sa mémoire, une bonne partie de ses fonctions exécutrices et de façon partielle, une certaine introspection.

Paradoxalement, c'est parce que François a « réussi », et qu'il est maintenant capable de se regarder et de se comprendre, que la descente en enfer a lieu... dépression, pensées suicidaires, dépendance à l'alcool et à la marijuana.

Il y a Denyse, professeure en soins infirmiers, mère de François qui, intuitivement, a compris que son fils était mort cette nuit du 16 octobre 1998 et qui, par amour a demandé l'arrêt des traitements à la suite de la réanimation de François. Cela ne lui fut accordé que six semaines plus tard ; François a survécu. En deuil de son fils, Denyse se retrouve de surcroît dans la peau de la mère d'un enfant physiquement et intellectuellement handicapé.

La consécration de Denyse à ce nouveau rôle dépasse tout entendement. Non seulement venait-elle de perdre un fils, il lui fallait en plus déployer, sans avoir le choix et durant plusieurs années, un effort et un investissement considérables pour s'occuper d'un autre enfant en fort mauvais état.

Il y a Jean, professeur à l'École Polytechnique, père de François, discret et rationnel qui offre son appui inconditionnel à son fils et à son épouse, au prix de sa propre santé.

Il y a aussi les membres de la famille et les amis de François qui sont tous là, dès le début et qui, de concert avec les parents et les intervenants, ne seront pas étrangers au miracle qui prendra forme.

Il y a les thérapeutes de François qui ont été nombreux. Ces équipes de réadaptation qui, de la phase aiguë, à la rééducation fonctionnelle intensive, à la réadaptation axée sur l'intégration sociale et professionnelle et finalement à celle du maintien à domicile, ont œuvré avec humanisme, compassion et dignité.

Il y a aussi les intervenants en médecine parallèle (podiatre, homéopathe-acupuncteur, ostéopathe, etc.) qui ont tous aidé à améliorer la condition de François.

Ce recueil est inestimable pour comprendre le drame que vivent toutes les personnes ayant subi un traumatisme cranio-encéphalique ainsi que leurs proches.

Les détails que Denyse apporte dans la description de son fils sont d'une exactitude et d'un objectivisme déroutants. Ses réflexions vont droit au cœur. On y lit toute la peine et le deuil, non consommés, par la disparition de son François. On y ressent toute la colère, le découragement, la fatigue et le désespoir devant la lenteur des progrès fonctionnels. On reste en admiration devant la force, la détermination et l'amour inconditionnel que porte une mère à son fils handicapé. On ne peut s'empêcher de pleurer avec elle lorsqu'on lit la lettre d'adieu de François à ses parents.

On ne peut demeurer indifférent devant une histoire comme celle-là.

J'ai eu, en lisant ce récit, l'impression de replonger douze ans en arrière, alors que je travaillais à l'Hôpital du Sacré-Cœur de Montréal et à l'Institut de Réadaptation de Montréal, et de revivre la même expérience dramatique mais combien prenante, de François et de sa famille. Ce n'est pas habituel de faire face à des parents qui demandent l'arrêt des soins donnés à leur unique fils âgé de 21 ans... Et ce n'est pas facile de décider, dans un sens ou dans l'autre...

Ce livre ouvre la porte à des discussions et à des échanges d'ordre philosophique, éthique, médical et spirituel.

Il est un hommage à toutes ces personnes qui souffrent dans leur fort intérieur, qui souffrent de ne pas être elles-mêmes, qui souffrent de ne pas être reconnues pour ce qu'elles sont, qui souffrent d'être toujours comparées à la personne « d'avant » et qui souffrent injustement d'avoir reçu un coup à la tête...

C'est, d'emblée, le plus bel hommage d'une mère à son fils qu'il m'a été offert de lire.

Merci Denyse !

Simon Tinawi, M.D., F.R.C.P. (C).
Professeur adjoint
Faculté de Médecine, Université McGill
Médecin physiatre,
CUSM, Hôpital Général de Montréal
Consultant, Programme TCC
Médecin-Conseil pour les TCCL-SAAQ
Membre de la Société des experts en Évaluation
Médico-Légale du Québec (SEEMLQ)

AVANT-PROPOS

Hommage à François et à ses thérapeutes

Un bien long voyage !

PHASE 1
Phase aiguë : l'Hôpital du Sacré-Cœur : trois mois

Ce fut lors d'un mois d'octobre en soirée
Que notre vie de famille fut bouleversée
Par ton accident fort malencontreux
Qui nous a mis sur un chemin tortueux

Anxiété, inquiétude, désarroi
Impuissance et grand émoi
Longues journées d'attente
Ce que j'ai dû être patiente

Heures interminables à ton chevet
À constamment faire le guet
Pour le moindre signe de ta part
Je ne vivais que d'ESPOIR

Et puis quand selon tous les pronostics tu étais « fini »
Le grand pas nous avons dû faire et nous nous sommes réunis
Cessation des traitements fut à nouveau demandée
Il fallait bien te laisser partir, te laisser aller...

Coma

C'était justement cela, vraiment T'AIMER !
Quel parent peut prendre cette décision avec lucidité
C'est le cœur lourd et très pesant
Que nous avons agi en parents « aimants »

Et constamment vivre avec une certaine peur
D'être dans... L'ERREUR !
Est-ce de la force ou de la lâcheté ?
Il faut le vivre, pour en juger !

Voila qu'après deux mois on parle d'hébergement
Pour mon fils... mais, FRANCHEMENT !
J'ai pensé à ta mort... À ta survie...
Mais pas à te voir passer ta vie entre un fauteuil et un lit

Dix longues semaines d'incertitude dans le coma
Puis, juste avant Noël quelques signes tu nous donnas
Eureka ! Eureka ! Eureka !
Tu ne nous laisseras pas tomber comme cela

Pendant les Fêtes tu as commencé à te réveiller
Et tranquillement retrouver ta personnalité
Tout espoir était permis à ce moment
Non ! Tu n'iras pas en centre d'hébergement.

Ton réveil a commencé fort lentement
Pour le personnel ce n'était pas évident
De devoir pousser, pousser et encore pousser
Et constamment répéter et réitérer

Croyez-moi je les comprenais bien
J'étais aussi un peu dans le même bain
Car de mon côté aussi j'y ai mis de l'ardeur
De même qu'énormément de cœur

C'est grâce à leurs soins ultra spécialisés
Que tu es venu à bout de t'en tirer
Tu avais décidé de vivre
Maintenant, il fallait... SURVIVRE !

PHASE 2
Institut de réadaptation de Montréal : neuf mois

Si je ne réfère pas à mon journal
J'avoue que j'ai bien du mal
À me rappeler avec clarté
Tout ce que tu as traversé

C'est comme un rêve « voilé »
Les souvenirs y sont entremêlés
Chose certaine à ton arrivée
Tu étais plutôt très « sonné »

Cela fait presque quatre ans
Que tu as pris le grand élan
Pour entamer ce qu'on appelle dans le jargon
La deuxième phase de réadaptation

Lorsqu'à l'Institut tu déménageas
L'équipe de réadaptation tu rencontras
Équipe par excellence nous a-t-on informés
À quoi s'attendre ? Dieu seul le sait !

Un monde tout à fait inexploré
Encore une autre équipe à apprivoiser
Cela faisait trois mois que le drame était arrivé
Et notre vie était grandement chavirée

Stress, peur, inquiétude, et bien
Plus, étaient notre lot quotidien
C'était le 5ᵉ déménagement
En si peu de temps

Mais à notre arrivée, nous étions attendus
L'équipe tout entière avait un but
Les premiers contacts furent plus que chaleureux
Spécialistes chevronnés et généreux

Chacun est un pilier, une force de la nature
Ils ont rapidement capté toute la conjoncture
C'est bien curieux mais pourtant
Cela n'allait pas trop bien pour toi à ce moment

Mais avec leurs yeux aiguisés et raffinés
Ton potentiel ils ont su exploiter
À force de stimulation et d'encouragement
Tu as commencé à sortir de ton engourdissement

Au début tu étais très épuisé et endormi
Et restais toujours couché dans ton lit
S'agissait de te demander à quoi tu voulais en venir
Pour que tu nous répondes simplement : DORMIR

Je me rappelle avec beaucoup d'émoi
Quand je t'ai vu la première fois
Avec Christine en physiothérapie
Entre les barres parallèles prendre appui

Il y avait là cette fois
Ton grand ami François
Et je dois franchement avouer
Que nos yeux étaient... mouillés

Et puis ce fut l'ergo
Là aussi tout un boulot
À accomplir
Et à réussir

Je me souviens aussi du Dr Tinawi
Qui m'avait très bien dit
Pour la famille c'est tout un projet
Il savait bien de quoi il s'agissait

Les Bibiane, Christine, Liette, Nathalie
Carla, Claude, Louise et compagnie
Ensemble, toutes ces professionnelles
Y ont mis un immense grain de sel

Effort et ténacité tu nous as démontrés
Avec tous les thérapeutes tu as bien travaillé
Orthophonie, physio, tous très stimulants
Et les résultats furent fort probants

Grâce à ce personnel très émérite
Qui était à la fine pointe de la technique
Telle Margaret Thatcher ou une dame de la cour
Des mains de fer dans des gants de velours

Leurs exigences furent bien dosées
Tout un art ! Car il fallait éviter
À tout prix le découragement
Et toujours aller de l'avant

Leurs efforts ont été récompensés
François tu as continué à évoluer
Au début les progrès furent très fulgurants
Et c'était bien encourageant

Ce fut la phase la plus spectaculaire
Il ne fallait pas perdre de vue qu'encore, hier
Tu étais dans un profond coma
Tu ne réagissais et ne bougeais PAS !

Un jour à la fois
On se disait : tu y arriveras
C'était le début de la « grande remontée »
On ne savait pas où cela allait te mener

Et puis arriva le jour tant attendu
Client externe tu es devenu
Et là vers Poly tes yeux se sont tournés
Il n'y avait pas moyen de te faire changer d'idée

Parfois il faut des rêves irréalistes et inouïs
Pour pouvoir survivre à... AUJOURD'HUI
Pour ne pas avoir peur du lendemain
Ce qui t'aurais enlevé ton entrain !

PHASE 3
Centre de réadaptation Constance-Lethbridge : 3 ans

Le transfert en Phase 3 se fit doucement
Ce milieu tu as apprivoisé assez rapidement
Éducatrice, tuteur, orthopédagogue, nommez-en
Toute une brochette d'intervenants

Là aussi les thérapeutes ont su relever le défi
Compétence, sollicitude font partie de leur p.i.[1]
Même ton nouveau chauffeur de taxi
De l'équipe il faisait quasi partie

1 *p. i. = plan d'intervention interdisciplinaire. Voir le glossaire en fin de volume.

Il est vrai que lorsque je te regardais fiston
Je constatais une plus lente évolution
Mais je dois aussi avouer
Que j'avais appris à regarder

Plus loin, et là j'y ai trouvé
Beaucoup plus de subtilités
Au niveau des changements
Qui demeuraient encore constants

Au début je ne pouvais que constater
Les pas de géants que tu avais effectués
Sur tous les plans tu t'améliorais plus avant
Alors qu'à cette étape c'était des raffinements :

Motricité fine, équilibre, vitesse d'exécution
Déplacements dans les diverses stations
De métro et active participation
Aux activités. Il y avait aussi l'amélioration

De la personnalité, des capacités intellectuelles
Et là, il y en avait toute une kyrielle :
Mémoire, compréhension, rétention,
Jugement, initiative et organisation

Fréquemment je constatais une nouveauté
Qu'avant tu ne pouvais effectuer
Et c'est là que l'on se rend compte à quel point
C'est complexe un ÊTRE HUMAIN

Mais au fond celui qui n'a jamais lâché
C'est François ! Tu m'as vraiment épatée
Tes objectifs étaient toujours très élevés
C'était la seule façon pour toi de t'améliorer

COMA

Franchement je dois aujourd'hui avouer
Que jamais je n'aurais pu anticiper
Tous les efforts acharnés
Que ce recouvrement a exigé

Tous t'ont aidé à cheminer
Pour t'apprendre à apprivoiser
Ce nouveau François que tu es devenu
Qui autant pour toi que pour nous est un... inconnu

Je ressens beaucoup de tristesse et d'émoi
Quand je pense à celui qui ne reviendra pas
Et souvent un grand désarroi
Devant ce nouveau François

Acceptation du vécu
Deuil de celui qui n'est plus
Il ne faut pas essayer de comprendre
Il en reste encore trop à entreprendre

Les manches tu dois encore « retrousser »
Et encore travailler, travailler et travailler
Beaucoup de boulot déjà accompli
Mais il reste aussi encore de très grands défis

Adieu................couvée !
D'où peut venir la force d'accepter
Ce chemin aux antipodes des prévisions
Où l'espoir est rapetissé par les limites de l'évolution ?

Séquelles, séquelles, séquelles
Il y en a toute une kyrielle
Il faut alors changer de dimension
Pour ne pas être coincés par les critères d'évaluation

Je dois apprendre à te regarder différemment
Et ne pas te comparer avec AVANT
Quelque part il y a une place pour toi
Un jour le soleil à nouveau brillera

Parfois la vie nous trace un tel chemin
Que nous avons très peur du lendemain
Comment s'y faire et s'y retrouver
La réponse il ne faut pas trop la chercher

Pendant tout ce périple fort difficile
Le support de la famille et des amis fut TRÈS utile
Sollicitude, réconfort et encouragement
Chacun et chacune en a fourni largement

Jamais vous n'avez perdu espoir ou lâché
Et constamment vous nous avez encouragés
Et aujourd'hui beaucoup plus qu'hier
Au bout du tunnel jaillit un peu de LUMIÈRE !

Tout au long du parcours il y a des gens
Que l'on rencontre et qui font la différence
Qui nous donnent la force de continuer
Et de vivre au jour le jour sans trop demander

Ce que nous réserve l'avenir
L'inconnu fait toujours peur, il ne faut pas le fuir
Tu as un potentiel encore inexploré
Seul l'effort te le fera exploiter

Car en cet automne quatre ans tard
Je dois avouer, il y a encore de l'espoir
Alors poursuis ton chemin
Et regarde toujours plus loin

Tu émergeras force et lumière
Différent de l'image prévue hier
Tu iras sûrement bien au-delà
Alors, continue, ne lâche pas
Nous sommes encore tous là !

Ta mère
Automne 2002

Tout au long de cette grande aventure, j'ai rédigé plus de 350 pages de notes personnelles, de courriels à la famille, aux amis et collègues, de multiples rapports pour les intervenants ainsi que des textes pour les thérapeutes dont des extraits ont servi pour des articles et conférences. À la suite de la lecture, à l'été 2008, du livre d'Henriette Pesant, *André, traumatisé crânien, 10 ans plus tard*, au sujet de son petit-fils, de même que son encouragement à « avoir l'audace de mettre sur papier mon vécu », je me suis mise à organiser mes notes. L'éducateur de François ainsi que les intervenants qui avaient lu mes rapports m'avaient aussi « sommée » à plusieurs reprises d'écrire. J'ai finalement compris qu'il était temps de répondre à l'appel. Où cela aboutirait-il ? Je ne le savais pas, seul l'avenir le dirait. Nous étions à l'automne 2008, c'était le 10e anniversaire de l'accident ; j'ai écrit le récit, remis une copie à 3 intervenants et n'ai rouvert le fichier dans l'ordinateur que 22 mois plus tard.

Puis une grande amie me l'a fait ouvrir à nouveau. Elle a insisté !

Le poème ci-haut a été écrit en grande partie à l'automne 2002, vers la fin de sa troisième et avant-dernière phase de réadaptation, alors que les thérapeutes organisaient une petite fête au Centre de Réadaptation Constance-Lethbridge pour souligner la transition vers la dernière étape de réadaptation, soit celle du maintien des acquis.

Ce poème sert de trame de fond au récit du voyage de François et de sa famille pendant les quatre phases de la réadaptation, surtout du mien car le récit est écrit en grande partie au « je » et non au « nous ». J'ai volontairement omis de parler de mon conjoint, Jean, non pas parce qu'il n'a pas été impliqué dans toute cette réadaptation, au contraire. C'est un excellent père pour François et il m'a supporté pendant toutes ces années, mais ce récit est ma vision de la situation, mon vécu. Il aurait certainement parfois d'autres opinions, d'autres émotions.

J'ai écrit au temps présent comme si chacune des phases était revécue au moment où les lignes sont rédigées. J'ai commencé par écrire (sauf pour les annexes) en me fiant à ma mémoire. Puis en relisant le tout, j'ai complété et peaufiné le contenu à l'aide des notes prises en cours de route. Fait fort intéressant, il a été beaucoup plus facile d'écrire les chapitres du début que ceux de la fin, probablement parce que nous vivons encore cette dernière phase et que les « obstacles » sont encore bien présents dans notre vie quotidienne.

Je me suis permis d'exprimer mes émotions tout en sachant très bien qu'elles sont subjectives et par le fait même personnelles et privées. Si, à quelques reprises, j'en ai émis quelques-unes qui pourraient certes être contestées, c'est que je trouve aussi important que certains sujets soient mis en lumière et discutés. Les réponses ne sont évidemment pas toujours claires, on ne connaît pas l'avenir ; on se doit de donner la « chance au coureur », mais il faut aussi se demander le prix à payer. Ici, je ne parle pas d'argent, sujet qui est loin d'être négligeable, mais de labeur, de sueur, de déceptions, de pertes, de détresse et de perte d'espoir même de désespoir, sans parler des innombrables séquelles.

Ce récit du très long parcours de François intéressera les intervenants qui pourront entrevoir l'ampleur et les exigences des autres étapes auxquelles ils ne participent pas directement de même que les étudiants de plusieurs domaines de la santé qui traitent de la réadaptation. Sans oublier aussi les proches afin qu'ils se sentent moins isolés et qu'ils ne perdent pas espoir. Espoir dans la vie, dans la capacité de l'être humain à s'améliorer, à travailler, à « trimer dur » pour atteindre des sommets qui sont autres que ceux prévus, anticipés et voire désirés.

Le maintien à domicile n'est pas évident ; c'était un des vœux les plus chers de François. Les embûches sont nombreuses, mais si on organise bien les services, c'est possible. Toutefois, comme pour tout parent d'un enfant avec un handicap majeur, il est clair que l'inquiétude est omniprésente autant maintenant que pour l'avenir. Qui pourra combler tous ses besoins lorsque nous en serons incapables ? Le chapitre sur le maintien des acquis ainsi que l'annexe F dépeignent le portrait de la situation de François au quotidien.

Un chapitre qui résume les impacts de ce tragique accident chez François et ses proches, une partie présentée sous forme « d'abécédaire », une idée que j'ai eue un jour, question de m'amuser. Un exercice thérapeutique qui aide à vivre le présent, ce qui n'est certes pas toujours évident. L'humour et le rire sont des thérapies aidantes. Quand les gens vivent des périodes difficiles, il faut apprendre à « prendre soin de soi » et à tout prix éviter la maladie car « on n'a pas le temps d'être malade ». Ce chapitre décrit aussi les forces déployées pour maximiser les diverses thérapies afin que François et ses parents s'adaptent le mieux possible au nouveau fils. Puis, des textes écrits pour répondre aux questions des intervenants alors que François était en phase 3 de la réadaptation au CRCL.

Pour clore le récit, j'ai donné la parole à François et à Jacques, son éducateur spécialisé afin d'apporter leurs visions personnelles.

Les annexes, quant à elles, présentent une foule de détails écrits surtout pour les professionnels, car elles démontrent l'ampleur de cette immense tâche de réadaptation de même que les innombrables besoins une fois la réadaptation terminée. La fin de la réadaptation marque aussi le début de la chronicité.

Je suis très consciente que plusieurs personnes ayant subi des traumatismes semblables n'ont pas le support que nous avons eu lorsqu'ils ne sont pas épaulés par la SAAQ. C'est à se demander comment elles et leurs proches font pour survivre. Notre société ne prend pas toujours bien soin de ses personnes atteintes de déficits importants. Elles doivent se débrouiller avec les « moyens du bord », les familles et les proches n'ont pas ou très peu de support ou de répit, les aidants naturels sont épuisés.

Lorsque l'on parle du maintien des acquis, on parle de chronicité, cela signifie que c'est pour la VIE ! J'espère que ce récit aidera les personnes atteintes d'un traumatisme cranio-encéphalique, surtout celles qui ne relèvent pas de la SAAQ à recevoir l'aide dont ils ont grandement besoin !

Aux familles et à leurs proches qui assurent un suivi phénoménal : COURAGE !

À tous, bonne lecture !

CHAPITRE 1

Vie avant et après l'accident

Vie avant l'accident

François est notre unique enfant. La vie pour lui est facile, il est relativement docile et très doué dans tout ce qu'il entreprend. Avant cet accident fatidique, il n'avait pas vraiment frappé de nœuds dans la vie. Il adore la musique, le ski, la natation, la plongée sous-marine, le canot-camping, le jeu d'échecs et est passionné de lecture et de voyages.

Inscrit en troisième année à l'École Polytechnique, faculté de génie de l'Université de Montréal, il est excellent étudiant et adore tout de Poly : les cours, les étudiants et la vie étudiante. Il me disait souvent : « Poly c'est ma vie. » Je dois avouer que c'est au niveau universitaire qu'il s'est mis à adorer les études et à si bien performer. Lorsqu'il a découvert sa voie, ses succès furent tout à fait fulgurants.

Les deux étés précédant son accident, il a travaillé à Londres, le premier été dans un pub puis le second chez Nortel. Cela lui a permis à la fois d'explorer « l'Europe » et de voyager : Écosse, Irlande, France, Hollande et Espagne étaient au menu de ses divers périples avant le retour aux études en septembre.

Son père, son alter ego, est professeur à l'École Polytechnique et les deux hommes font ensemble le trajet soir et matin depuis le début de ses études à Poly. François est toujours très autonome ; il consulte rarement son père pour ses cours préférant de loin se débrouiller seul. Ce n'est que plusieurs années après son accident que j'ai pu constater à quel point cette caractéristique lui fut bénéfique pendant sa réadaptation et après son installation en appartement. « Je suis capable » est une phrase qu'il a bien souvent prononcée dans sa vie. La première fois, c'est sans doute lorsqu'est venu le temps d'apprendre à lacer ses souliers alors qu'il était tout petit et aussi à nouveau à 21 ans alors qu'il a dû réapprendre plusieurs gestes pourtant si faciles pour lui antérieurement. Il ne voulait pas d'aide et voulait toujours essayer de faire les choses par lui-même.

La fin de semaine de l'Action de Grâces, la dernière avant l'accident, il se rend à un mariage avec sa copine et des amis en plus du traditionnel festin à la dinde.

Déjà en octobre, François et sa copine ont entamé des démarches pour un travail d'été en génie, cette fois chez France Telecom en Normandie.

Tout n'est certes pas parfait dans la famille, mais la vie est simple, sans trop d'anicroches. François nous dit souvent qu'il ne se passe pas de grands drames chez nous ; le bonheur est dans la vie quotidienne sans trop de heurts, à profiter des moments à table où nous discutons longuement tous les trois. C'est l'année de mon cinquantième anniversaire et je sens que j'ai acquis un certain équilibre et une sérénité face à la vie, au quotidien, au travail et à la famille.

Le calme avant la tempête !

Veille de l'accident

Ce jeudi soir, mes deux hommes viennent souper ensemble comme à l'habitude. Je me souviens fort bien du menu de ce soir-là et je n'ai jamais pu refaire ce même repas, le dernier pris en famille « normale » tous les trois, sans me rendre compte de ce qui nous attendait et aussi sans vraiment voir la signification du bonheur dans la simplicité du quotidien. Heureusement qu'on ne connaît pas l'avenir, sinon je me serais accrochée à lui pour ne jamais le laisser partir. Alors que nous sommes à table, la sonnerie de la porte retentit et voilà « tante Louise et oncle Jacques » qui viennent jaser et prendre un café avec nous. Jean sort la cafetière et à cinq nous prenons une tasse de café avec le dessert et piquons une bonne jasette ponctuée de rires.

Puisque Louise et Jacques sont des fumeurs et qu'ils veulent limiter leur nombre de cigarettes, ils fument toujours à l'extérieur de la maison. François a toujours haï la cigarette. Deux personnes qui lui sont très chères fumaient : son grand-père et sa marraine. Il a été bien fier de son grand-père lorsque ce dernier a cessé de fumer après 50 ans. Alors nous voilà tous les trois sur le perron afin de leur tenir compagnie. Jacques et François sont enjoués ; Jacques aime taquiner François et il lui répond finement, il a la réplique facile et tous les deux ont l'esprit bien vif.

François prévoit retourner en voiture à Poly pour terminer un travail de groupe, il explique à Jacques : « Ma mère ne veut pas que je prenne son Acura car elle dit que la mienne, quoique pas récente, est plus sécuritaire. » Et moi de lui répondre : « Il y a moins de danger que tu te casses le cou avec la Buick qu'avec ma voiture sport. »

Famous last word

Jamais je n'aurais pu anticiper que ce serait la dernière phrase que je dirais à mon François « d'avant ». Ces paroles sont gravées dans ma mémoire comme si je les avais dites hier, il s'est littéralement cassé le cou, c'est-à-dire qu'il a subi une fracture du tronc cérébral soit une séparation de la boîte crânienne et de la colonne vertébrale.

Et le voilà qui nous quitte, bien de bonne humeur alors que je fais mes recommandations d'usage. Il sait très bien ce que cela veut dire. Très souvent c'est lui le « conducteur désigné » ; il n'a pas une passion pour la conduite automobile ni pour les autos, mais il apprécie surtout la facilité que cela lui procure pour ses déplacements. Nous habitons l'ouest de l'île de Montréal. Le transport en commun, pour aller à Polytechnique ou en ville est long, il faut tout d'abord aller vers l'ouest pour ensuite se rendre dans l'est.

Ce fut un soir d'octobre en soirée
Que notre vie de famille fut bouleversée

Nuit de l'accident

François se rend à Polytechnique rencontrer son ami Philippe pour terminer un travail de session. Puis ils vont au Café Campus prendre une bière et là rencontrent des amis dont Véronique sa copine. Après la soirée, il ramène une autre amie chez elle sur le boulevard Gouin un peu à l'est de l'Hôpital du Sacré-Cœur. Jamais il n'aurait deviné en passant devant cet hôpital, que dans quelques instants, il y séjournerait pendant trois mois. Pas très loin de la maison, il rate une courbe et frappe un poteau de téléphone.

Les ambulanciers arrivent et l'extirpent de l'automobile puis le transportent à l'Hôpital du Sacré-Cœur de Cartierville pendant que son père et moi dormons.

Au début de la nuit, nous recevons un appel de l'hôpital nous disant, sans plus de détail, que notre fils est à l'urgence, qu'il a eu un accident de voiture sur le boulevard Gouin. Nous voilà tous les deux chacun dans notre automobile respective, nous dirigeant vers l'hôpital sans s'imaginer qu'il pouvait avoir eu un accident de cette ampleur. Nous passons tous les deux devant le site de l'accident sans remarquer le poteau brisé.

Et voilà que nous arpentons les corridors de l'urgence, cherchant notre petit blond frisé ; mais personne ne ressemble à notre fils. Je l'imagine donc dans une des salles à se faire recoudre quelques plaies, ou à se faire poser un plâtre, ou en radiologie, bref, je ne suis pas très inquiète. Le boulevard Gouin ne peut quand même pas me voler mon fils !

Ton accident fort malencontreux
Qui nous a mis sur un chemin tortueux

28

Quelle erreur ! Quel choc quand l'infirmière nous annonce qu'il est dans le coma, qu'il est parti en radiologie et qu'on ne pourra pas le voir avant plusieurs heures. Nous sommes évidemment bouche bée, incapables de se dire quoi que ce soit. Les larmes coulent à profusion, les gens autour de nous sont aussi dans un état semblable. Nous ne sommes pas seuls !

Anxiété, inquiétude, désarroi
Impuissance et grand émoi

Cette nuit fut la plus longue de ma vie ! Interminable ! Une attente sans espoir ! Les minutes et les heures passent à une

l...e...n...t...e...u...r indescriptible.

Première journée

Aux petites heures du matin, Jean décide d'aller à Poly régler quelques problèmes et aviser qu'il s'absentera ce jour-là. À cette époque, il est directeur du département de génie mécanique et son agenda est évidemment plein à craquer. Puisqu'on ne peut pas voir fiston avant plusieurs heures, il quitte pour le travail et me laisse seule, préoccupé qu'il est par tout ce qui est venu bousculer notre vie cette nuit-là. J'ai téléphoné au Collège pour faire annuler tous mes rendez-vous de la journée. C'est vendredi, nous avons la fin de semaine pour organiser la semaine suivante.

C'est à se demander comment un père, dont le fils est entre la vie et la mort, peut ainsi continuer à vaquer à ses occupations ? Peut-être une certaine fuite ou une façon de « vivre l'invivable » en se tenant très occupé ? Quand on est ainsi préoccupé et évidemment en état de choc, on ne peut pas penser à l'autre puisque l'on est soi-même désemparé, anéanti. J'étais tout à fait incapable de voir plus loin que le bout de mon nez, impuissante et réduite au

Silence... c'est tout dire !

Alors me voilà seule, assise dans le grand corridor menant à l'urgence avec d'autres personnes ayant un proche dans l'unité de soins. Puis une infirmière m'annonce qu'on a transféré François aux soins intensifs et que je dois aller attendre là-bas. Alors, l'âme et le corps bien pesants, les pieds lourds et gauches, je m'y rends sans vraiment trop voir où je vais ; je suis littéralement « entre deux eaux », un peu comme une femme ivre.

Encore seule, assise sur une chaise dans ce très long corridor. Pourtant je suis une habituée des hôpitaux étant infirmière et ayant même travaillé aux soins intensifs. Mais quand son fils est dans un état très critique, les corridors semblent tout à fait interminables, les minutes et les heures aussi. Drôle de sensation, ressentie de façon si aiguë. D'autres personnes sont là, elles pleurent, se consolent les unes les autres. Je me sens bien seule.

Dire mes pensées à ce moment-là ne s'écrit tout simplement pas !

Une amie m'écrivait récemment pour partager ses moments difficiles et me disait que lors des grands drames de la vie, des grandes pertes, même si nous sommes deux, nous vivons notre peine seule, à notre façon. Rien de plus vrai ! Et moi de lui répondre : « Souffrir seule, c'est comme souffrir deux fois ! »

Puis, tout à coup, je me rends compte que je ne suis plus seule à avoir de la peine et de la souffrance ; les autres personnes assises dans ce long corridor sont elles aussi en état de choc et ont peur. Elles parlent des problèmes de leurs proches, de leur peur de la mort, des lourdes séquelles possibles. Bref, je suis plus ou moins là, en état de choc mais quand même pas si seule au monde. Parfois de purs inconnus nous offrent plus de compassion que des personnes atteintes par la même peine, la même perte, le même désarroi.

Je comprends...

Nous sommes souvent incapables de nous consoler mutuellement et je me rendrai compte, tout au long de ce très pénible parcours, que ce sera souvent le cas.

À quelques reprises, j'ose me rendre au poste des infirmières et on me dit que je dois encore attendre avant de voir François. Que c'est donc long ! Une attente interminable ! Je pense alors au père de son meilleur ami, médecin interniste à l'Hôpital du Sacré-Cœur. Je me rends à la centrale téléphonique et on appelle André. Le voilà qui arrive, lui aussi en état de choc quand je lui annonce la nouvelle. François est un peu son deuxième fils ; nos deux gars sont très proches ayant passé ensemble leur primaire, secondaire, cégep et premières années à Poly en plus de sept étés de canot-camping au parc Algonquin.

André va voir François et revient avec des nouvelles peu encourageantes. Je constate un peu plus les impacts de l'accident. Je suis découragée : les séquelles d'un tel accident seront très importantes voire inacceptables aux yeux de notre fils. Il ne voudrait pas vivre dans cet état.

Alors me voilà à penser à une cessation des traitements, au don d'organes mais André me dit qu'il est trop tôt, que l'on doit lui « laisser sa chance ». Je suis complètement anéantie, pas vraiment en accord avec ses propos, mais je suis...

Totalement impuissante

Jean revient et après plus de huit heures d'attente, nous pouvons enfin voir François. Quel choc ! Il est presque nu, car il fait déjà de la fièvre, des tubes sortent de partout, il est ventilé par respirateur.

Le tout... et le pire

Bilan de cet accident

- Traumatisme cranio-encéphalique très sévère causé par une fracture du tronc cérébral, coma très profond, indice de coma de Glasgow à 3 [2].

- Fractures : mâchoire : mandibule droit, radius et cubitus droits, péroné gauche, trois orteils, clavicule droite : 2 fractures

Nous demandons à voir le neurochirurgien, lequel nous informe que les séquelles d'un tel accident seront très importantes, que François ne reviendra évidemment jamais comme avant mais qu'il faut garder de l'espoir même s'il n'a pas tellement de chances de sortir de ce coma. Nous demandons qu'il soit « débranché » et voilà que malgré ce peu d'espoir, on nous répond que ce n'est pas possible ni légalement ni éthiquement vu son jeune âge. Il ne peut nous donner des statistiques sur ses chances de survie, ses chances de réveil, ses chances d'une « vie relativement normale » et il nous informe qu'il ne pourrait pas avoir l'accord de l'équipe pour une cessation des traitements.

Nous discutons avec le neurochirugien de nos valeurs par rapport à l'acharnement thérapeutique, le don d'organes mais comme nous a dit précédemment notre ami, le docteur A., le neurochirurgien nous avise que nous devons à cette étape poursuivre les traitements. François est maintenant incapable de parler pour lui-même, incapable de défendre sa position. Évidemment il n'a pas rédigé de mandat d'inaptitude à 21 ans ; qui aurait jugé cela nécessaire, voire utile dans un avenir si rapproché ?

Quel paradoxe ! Pas d'espoir, impossible non plus de le laisser mourir tout simplement en toute dignité sans faire ces efforts surhumains voire inhumains pour le sauver. Sauver, mais à quel prix ? Pas facile parfois d'accepter la mort surtout chez une jeune personne. Dans les semaines qui suivront, il sera aussi difficile d'en discuter avec les

---

2 Voir glossaire.

traumatologues, ils ne discuterons pas avec moi de ce sujet fort délicat et pour lequel il n'y a pas vraiment de bonne réponse. Quand on parle de récupération, de vie future, en phase aigüe, il faut se centrer sur le « ici et maintenant » ; je comprends. C'est une tâche surhumaine que de « réchapper » un tel patient ; incroyables tous les soins qu'exige un polytraumatisé. Quand je regarde le tout, maintenant, je sais qu'ils ont sauvé François... mais à quel prix ! Il a survécu et fait partie des « succès », c'est bien vrai ! Mais combien de personnes s'en sortent avec une qualité de vue future acceptable ?

Si seulement les médecins voyaient les souffrances, le désarroi, la désillusion, la dépression, la tristesse, le sentiment d'impuissance, les pleurs, la colère, la rage, les menaces de suicide sans parler des innombrables séquelles impliquées dans une telle réadaptation. Sans parler que l'on ne récupère pas toutes les pertes ; donc les deuils à faire sont aussi immenses. Des années où jour après jour la personne atteinte devra se battre pour tenter de récupérer l'irrécupérable. Incroyable ! J'ai écrit « si seulement » au début de ce paragraphe, car je n'ose pas prétendre que les médecins ne le savent pas, mais j'ai aussi compris qu'entre savoir, connaître et « comprendre » les impacts d'un tel traumatisme, il y a toute une marge ; pour moi, la première, entre autres.

Évidemment, on ne peut prédire l'avenir mais le débat doit être poursuivi quant à ce que l'on considère des moyens ordinaires, extraordinaires et extra extra extraordinaires pour sauver, récupérer des polytraumatisés. Il en est de même pour d'autres clientèles quand on pense aux grands prématurés, à titre exemple. Il faut penser que les progrès technologiques sont très rapides et que ce qui est un moyen quasi extraordinaire aujourd'hui sera « ordinaire » demain. Tous ces développements nous amèneront bientôt à nous questionner encore plus sur quand poursuivre ? quand cesser ? Car on pourra probablement maintenir en vie encore plus longtemps. Je ne voudrais pas être dans les souliers de ces médecins ; quels dilemmes éthiques ! quelles gigantesques responsabilités à porter !

Je sais que tous ne pensent pas comme moi... et je ne prétends surtout pas avoir la réponse, au contraire. Mais le passé est passé et dès cette journée, il a fallu se tourner vers le demain, vers l'avenir.

Nous passons l'après-midi avec lui et puis retournons à l'heure du souper à la maison. Qu'elle est donc vide cette maison ! Évidemment, l'appétit n'est pas là et pour chasser mon désarroi je ramasse des feuilles mortes dans la cour ; c'était notre projet de fin de semaine d'automne ; chacun devait faire sa part.

Puis je rentre dans la maison, descends au sous-sol et là je me mets à hurler à tue-tête, de peine, de colère, de rage et de « je ne sais même pas quoi ». Je crie à l'injustice, je crie encore, je hurle et je pleure tellement fort que je m'épuise. Jean est bien évidemment complètement désemparé. Je hurle aussi de rage après Jean, car à peine 24 heures plus tôt, je lui avais bien dit que cela n'allait pas entre François et sa copine, que cela m'inquiétait car il était fatigué, qu'il ne dormait pas suffisamment. Pour lui tout ce qui comptait, c'était ses résultats scolaires et ils étaient époustouflants.

Fin de la discussion : deux personnes, deux visions très différentes d'une même situation.

Deux côtés à la médaille !

Je m'en suis souvent voulu d'avoir « baissé pavillon », acheté la paix en ne poursuivant pas la discussion la veille de l'accident, d'autant plus que je disais souvent que François ne dormait pas suffisamment. Quant on sait qu'on ne gagnera pas, ou bien on poursuit et cela tourne en chicane insoutenable ou bien on « espère pour le mieux ». Comme on dit en anglais « we hope for the best » ! Une forme de déni, de mécanisme de protection, mais parfois on sent qu'on n'a pas le choix, car on ne gagnera pas.

Le soir nous retournons tous les deux voir François ; évidemment il n'y a pas de changement. Un miracle ce n'est pas possible. La réalité nous frappe de plein fouet ; on ne peut rien changer à la situation. Nous sommes impuissants.

Une collègue passe nous voir, puis sa copine Véronique avec sa mère. La tristesse m'envahit car je me rends compte encore plus que notre fils ne sera jamais comme avant.

Comment fera-t-il pour survivre ? Sortira-t-il un jour de ce coma ? Comment, s'il survit, s'en sortira-t-il ? Quel sort lui est réservé ? Quelle qualité minimale de vie pourra-t-on espérer pour lui ? Et les séquelles ? Que lui réserve l'avenir ? Nous en voudra-t-il de ne pas l'avoir laissé partir ?

Adieu les projets de vie
On se centre maintenant sur la survie !

CHAPITRE 2

Phase 1 : phase aiguë, une question de vie (survie) ou de mort ! Trois mois à l'Hôpital du Sacré-Cœur de Montréal

Lendemain de l'accident

La nouvelle commence à se répandre : tout le monde semble incrédule et sous le choc. Le meilleur ami de François, fils du médecin qui est venu le voir la veille aux soins intensifs, nous téléphone, il pleure. Son père lui a tout expliqué ; il comprend très bien la gravité de la situation.

Un autre ami a trouvé la fourrière où l'on a remisé la voiture et il nous informe de l'endroit exact ou est arrivé l'accident, près de chez nous. Nous étions passés devant à quatre reprises hier, lors de nos deux aller-retours à l'hôpital sans toutefois avoir vu ce poteau « amoché ». Nous allons voir l'auto puis le fameux poteau ; pourtant... un simple poteau de téléphone. Mais une fracture du tronc cérébral survient à la suite d'un violent coup alors que la tête est projetée en avant puis en arrière, le corps étant retenu par la ceinture de sécurité.

Il faut aviser la famille et les amis proches. Il est difficile de répéter chaque fois le récit, on tourne constamment le « fer dans la plaie », mais nous n'avons pas le choix. Au retour de l'hôpital, il y a une foule de messages sur le répondeur. C'est à la fois réconfortant et aussi désolant, car je dois rappeler tout le monde. Souvent j'espère « tomber » sur leur répondeur pour ne pas avoir à répéter cette horrible histoire. Heureusement qu'il y a Internet ; les courriels restent une façon plus facile car écrire est plus simple que de parler au téléphone ; on le fait à un moment où cela convient, à un moment où l'on se sent capable sans avoir la réaction immédiate des autres au bout du fil en plus de la nôtre. En plus on peut écrire en pleurant. Écrire exerce un effet thérapeutique bien connu ; on peut se permettre de coucher sur papier des mots qu'on a parfois de la difficulté à dire.

Toutefois, j'attends encore avant d'aviser mes parents âgés qui demeurent à plus de six heures de route de Montréal. J'ai espoir que je ne devrai jamais leur annoncer que leur petit-fils est dans le coma. J'attends qu'il se soit réveillé, croyant que d'ici une semaine il pourra leur adresser la parole de son lit d'hôpital. Tout espoir est encore permis.

Il n'en coûte pas cher de rêver !

Je me surprends à faire des plans, il pourra retourner aux études dans dix jours, dans un mois. Au plus, il perdra sa session et au pire son année ; il recommencera l'automne prochain.

Quelle utopie ! Quel déni !

Cet après-midi-là, Josée, travailleuse sociale mandatée par la SAAQ, vient me parler pour me donner des informations sur le traumatisme cranio-cérébral. Elle me remet une brochure, laquelle se révèle une vraie bible d'informations ; je la lis religieusement sans toutefois encore comprendre tous les impacts qui y sont mentionnés. Évidemment je comprends bien les mots et leur sens, mais toute leur essence et leur ampleur, certes pas. J'espère toujours le miracle ! Elle m'explique aussi les subventions accordées par la SAAQ aux personnes traumatisées et déjà elle parle de long terme. Je comprends difficilement que nous nous dirigeons vers une

Situation permanente ! À vie ! La chronicité !

La chronicité, concept tout à fait nouveau pour moi. Certes pas par hasard, mais à cause de mes écrits et de mon implication avec les thérapeutes des deux centres de réadaptation, on m'offrira, à l'hiver 2005, un poste de chargée de cours en Chronicité au département des sciences infirmières de l'Université du Québec en Outaouais, campus Saint-Jérôme. Pourtant mes deux sphères de spécialité en sciences infirmières sont la périnatalité et le développement de programmes. Cette charge de cours représentera pour moi une réorientation partielle de carrière et j'apprécierai beaucoup ce travail.

Neuf ans après l'accident, à l'automne 2007, je dînais avec la mère d'une jeune fille ayant subi un TCC [3] ; elle me parlait de la travailleuse sociale de sa fille maintenant en phase 3 de réadaptation. Cette professionnelle disait à la mère de ne pas perdre espoir et qu'elle se rappelait très bien que pendant les années où elle avait œuvré en traumatologie à l'Hôpital du Sacré-Cœur, trois ou quatre cas « désespérés » avaient défié les statistiques et les prévisions. Ces personnes avaient largement récupéré au-delà de toute espérance.

Quelque temps plus tard, cette dame racontait tout bonnement à la travailleuse sociale qu'elle venait manger avec moi et la travailleuse sociale lui a demandé le nom de famille de François. Eh bien, c'était la même travailleuse sociale et parmi les cas « miracles », François était du nombre. Nous sommes retournées souvent à l'Hôpital du Sacré-Cœur dans les années suivant l'accident et Josée se rappelait très bien François, de son séjour initial et de nos visites ultérieures.

Trois premières semaines : soins intensifs et soins en traumatologie

Séjour épuisant de dix jours à l'unité des soins intensifs ; toujours le même indice de coma de Glasgow à 3, ce qui au fond veut dire zéro car chacun des trois éléments évalués comporte une cote de 1 à 3, le

---

3 Voir le glossaire.

1 signifiant aucune réaction. Mon mari ingénieur me rappelle que la notion mathématique quand il n'y a rien est zéro. Toutefois, il faut penser qu'avec une cote de 3, l'espoir est toujours permis.

Plusieurs infirmières, des anciennes étudiantes du cégep où j'enseigne, passent me voir, car avec un nom rare comme Rousselet, évidemment, elles se demandent si c'est bien mon fils. Elles regardent le dossier de François et voient sous emploi de la mère que je suis leur ex-professeure. Elles viennent m'encourager, me laissent des notes au chevet tout en sachant très bien que le cas est relativement désespéré ; elles comprennent aussi pour la grande majorité notre demande de « cessation des traitements ».

Les journées sont longues, l'attente du réveil semble tout à fait

$$I...N...T...E...R...M...I...N...A...B...L...E$$

Espoir, espoir et encore une fois espoir ; les heures s'égrènent une à une sans changement. Les appareils, les tubes et toujours aucune réaction. Rien !

Longues journées d'attente
Ce que j'ai dû être patiente

Les amis et la famille nous demandent des nouvelles. Toujours les mêmes : aucun changement, que complications par-dessus complications : fièvre très élevée, car le « thermostat crânien » est affecté, réparation de quelques fractures : bras, orteils. Au bout d'une semaine, les traumatologues nous informent qu'ils vont procéder à une trachéostomie, une gastrostomie et une jéjunostomie[4] car ils prévoient que ce sera très long. Déjà après si peu de temps, la fonte musculaire est importante, il est cachectique.

---

4 Voir le glossaire.

Je dois annoncer la nouvelle aux amis et aux membres de la famille qui vivent loin, ceux que l'on voit rarement, car ils n'ont aucun moyen de le savoir. Voici un extrait du premier courriel qui leur a été envoyé :

> *Nous vivons le drame de notre vie ici au Québec : en effet François s'est endormi au volant de son auto et il a frappé un poteau de téléphone... Le 15 octobre, il nous a quittés après le souper, éclatant de santé, de bonne humeur en disant à son oncle qu'il avait la session de sa vie à Poly i.e. les cours les plus intéressants à date ; les notes le démontraient car il avait eu quelques examens avec des résultats entre 95 et 100 %...*
>
> *Je passe mes journées à son chevet ; cela fait du bien d'être proche, de lui parler en attendant le sort final... une espèce de période de transition... qui adoucit la peine... On ne se méfiait pas du tout de cela car il était toujours bien raisonnable et sérieux...*
>
> *Alors pour des nouvelles dures, je ne peux faire mieux... Le drame ici...*
>
> *J'ai perdu mon petit... Je dois me pincer pour y croire car quelle que soit l'issue, il nous a quittés... à TOUT JAMAIS./*
> *Je survivrai... mais cela ne sera pas facile...*

Curieusement, lorsque nous vivons un drame personnel, un deuil intense, il nous semble que la terre cesse de tourner, que la vie s'arrête mais lorsque l'on regarde autour de soi, les gens sont « affairés », occupés, viennent et vont, bref, vaquent à leurs occupations, jasent, même rient à gorge déployée alors que la personne endeuillée, en crise « intérieure intense », a de la difficulté à accomplir les gestes les plus banals, même manger.

Voilà que lorsqu'on regarde autour de soi, RIEN n'a changé pour les autres. Bien normal ! Heureusement ! Pour moi tout semble pénible, difficile, même les gestes les plus simples. Je vais à l'épicerie et reviens les bras quasi vides, les plus beaux étalages de fruits et légumes, de desserts, de poissons et crustacés ne m'attirent aucunement. Je suis dans un « autre monde », même je dirais que je « ne suis pas...là ».

Au bout de dix jours, François est transféré de l'unité des soins intensifs à l'unité des soins intermédiaires en traumatologie. Là j'y rencontre l'assistante infirmière-chef laquelle est une ancienne étudiante dont je me souviens très bien. Nous sommes bien accueillis à l'unité, l'attente du réveil me semble très longue, la vigile

S'...É...T...E...R...N...I...S...E...

Toujours pas de réactions au niveau neurologique et encore des complications : fièvre, pneumonie, iléus paralytique, etc. Le bruit constant des divers appareils, la lumière, le personnel qui discute au poste, le va-et-vient constant ainsi que tous les moindres petits bruits m'irritent de plus en plus. La fatigue est immense, la solitude intolérable et les heures terriblement longues. Les secondes s'écoulent une à une ; dire qu'il faut

3 600 secondes pour faire une heure et 36 000 pour en faire 10.

Je décide finalement que je dois aviser mes parents, car je sais que je ne pourrai pas cacher cela plus longtemps. Ma mère me demande constamment comment je vais, si j'ai le rhume car elle dit que ma voix est changée. La nouvelle les atterre et les attriste grandement, eux qui ont perdu leurs deux fils en bas âge ; François est leur premier petit-fils. Ils prennent, dès le lendemain, l'autobus pour venir à Montréal. Cela sera la dernière visite de mon père à la maison, il sera hospitalisé quelques mois plus tard et décédera l'année suivante. Quel choc pour eux lorsqu'ils le voient à l'hôpital. Mon père est venu seulement deux fois rendre visite à François, ne pouvant supporter de le voir dans cet état. Ma mère, inlassablement malgré son âge avancé, a veillé des journées entières avec moi à son chevet, l'épiant du coin de l'œil dans l'espoir constant d'un moindre changement.

Heures interminables à ton chevet
À constamment faire le guet

Pendant cette étape, il subit quelques chirurgies pour réparer son bras droit et aussi pour une éventration de la cicatrice de la jéjunostomie survenue devant moi parce qu'il s'est étouffé pendant l'aspiration des sécrétions de la trachéo ; encore une fois je signe un autre consentement opératoire.

Les traumatologues travaillent d'arrache-pied pour maintenir François en vie et éviter les complications. Ils ne discutent toutefois pas avec nous de notre demande d'arrêt des traitements. Pas facile à vivre ! Probablement de part et d'autre.

J'attends patiemment, et je dirais même impatiemment, le réveil ! Les journées sont longues, le temps passe bien lentement car au fond il ne se passe rien, sauf des complications, les unes après les autres.

À la maison, chaque fois que j'entends la sonnerie du téléphone j'espère que ce sera l'hôpital qui m'avise d'un changement, même minime, mais rien, c'est toujours l'immobilité la plus totale, aucune réaction, même aux stimuli douloureux. C'est décourageant ! Je me demande comment je peux « tenir plus longtemps », mais je n'ai pas le choix, je suis prise dans l'engrenage ; il faut continuer à attendre que quelque chose se passe. Mais quoi ? Il n'y a que deux options ou bien ce sera pour le mieux ou bien ce sera pour le pire ; et le mieux sera certes dramatique ; mais pour l'instant toujours : RIEN !

Rien ! Rien !
Un mort...Vivant !

Trois semaines de soins intermédiaires en neurologie

Trois semaines plus tard, un troisième transfert, cette fois dans une chambre de quatre patients à l'unité des soins intermédiaires en neurologie. Chaque déménagement est pénible, car il faut toujours recommencer, devoir parler à nouveau de notre fils, de comment il était avant son accident, des détails de l'accident et tout le... tralala. Tout cela réveille en moi la vision du fils avant l'accident ; de tout raconter et répéter est souvent très pénible.

Je continue à le veiller, jour après jour, heure après heure pour

Le moindre signe de sa part
Je ne vivais que d'ESPOIR

Toutefois, je dois dire que pendant ces trois semaines, son infirmière de jour, Diane, est tout à fait exceptionnelle. Elle en prend soin comme d'un bébé et porte attention aux moindres détails : elle est aux « petits soins ». Tous les jours, elle me demande d'arriver un peu plus tard le matin afin qu'elle puisse lui donner des soins de base complets. François a les cheveux frisés et ils sont relativement longs. Elle lui lave les cheveux fréquemment, les peigne afin qu'il soit le plus « présentable » possible.

Un extrait de courriel à cette époque :

> *Toujours le même scénario ici ; François est toujours dans le coma depuis 25 jours... c'est long et très inquiétant... mais il faut garder espoir car il n'est pas question pour les médecins d'arrêter les traitements... alors « we go with the flow » sauf que la vague est un immense raz-de-marée... bien plus puissant que nous... L'avenir fait très peur, quelle que soit l'issue, les deux possibilités sont aussi épouvantables l'une que l'autre.*

C'est dans cette unité que je rencontre, dès la première semaine, le Dr Simon Tinawi, physiatre attaché à l'Institut de Réadaptation de Montréal (IRM). Jean enseigne à Polytechnique avec son frère ; le monde est bien petit. Ce médecin est d'un professionnalisme tout à fait exceptionnel et il m'explique en détail l'état neurologique de François, le dommage aux nerfs crâniens ainsi que les séquelles non seulement possibles mais plus que probables. Il souffre d'une rupture du tronc cérébral, union entre la tête et la colonne vertébrale et la grande majorité des nerfs crâniens sont grandement affectés ; seules les fonctions vitales très primaires ne sont pas lésées. Il est possible que certaines jonctions se refassent et que certaines facultés reviennent, en partie. Une lueur d'espoir. Mais il dit bien, qu'il est « toujours possible mais fort improbable ». Dans ces cas, on doit commencer à envisager un placement à long terme, en hébergement, si François survit à la phase aiguë.

Dure pilule à avaler
Mais c'est la réalité

Le séjour dans cette unité est long mais le personnel est très chaleureux, très accueillant et surtout très compréhensif. Les proches des patients se sentent à l'aise et il se crée un climat de « seconde famille » entre les membres des diverses familles qui y ont un être cher. Je rencontre deux autres familles qui passent leurs journées auprès de leur proche respectif. On se sent moins seule.

Mon unique sœur, Lorraine, habite Timmins en Ontario. Face à la gravité de la situation, elle prend l'avion pour venir voir son neveu ; quel choc ! Ensemble. à son chevet, nous avons beaucoup pleuré. Les journées s'éternisent, les réactions se font attendre, toujours rien. Cela fait presque un mois et aucune réaction, même pas aux stimuli les plus douloureux.

RIEN ! RIEN ! ET ENCORE... RIEN !

À la 5e semaine, on lui enlève son embrochage dentaire ; il ne peut pas ouvrir la bouche : les dents sont serrées et la bouche fermée comme un étau.

Nous n'avons pas revu le neurochirurgien depuis le jour de l'accident, car il vient tôt le matin. Plusieurs fois je discute avec Diane de nos valeurs par rapport à la vie, à la mort, au peu d'espoir, à ce qui me semble être de l'acharnement thérapeutique interminable. Bref, elle en discute souvent avec le neurochirurgien lors de ses visites matinales. Voilà qu'il consent à nous rencontrer pour discuter avec nous de l'avenir de François ; il sait que nous demandons toujours, et ce depuis le jour de l'accident, la cessation des traitements thérapeutiques.

Et puis quand selon tous les pronostics tu étais « fini »
Le grand pas nous avons dû faire et nous nous sommes réunis

Deuxième demande de cessation des traitements (Annexe A)

La rencontre est prévue pour 16h, le 27 novembre exactement six semaines après l'accident. La journée est bien longue, les minutes semblent interminables car pour moi c'est aujourd'hui que je vais « laisser aller » mon fils, probablement la plus grande preuve d'amour que des parents puissent faire pour leur enfant. Comment une mère peut-elle en arriver là ? Lui donner la vie pour ensuite demander sa... FIN... ! Il faut littéralement se « piler » sur le corps et encore plus sur les émotions, ne pas s'écouter.

Penser à son bien
Et non au mien.

Je sens une très grande tristesse s'emparer de moi, m'envahir, mais aussi beaucoup de rage, de furie et de colère. Jamais je n'aurais pensé avoir à vivre cela un jour. Toutefois, je dois avouer que je me sens sereine avec les raisons justifiant notre demande d'arrêt des traitements. Ce qui ne veut pas dire en soi que je sois bien, tout au contraire. Finalement l'heure fatidique arrive. Nous sommes quatre car Diane est aussi présente. Elle en a longuement discuté avec moi, un peu moins avec Jean et nos valeurs coïncident aussi avec les siennes. J'apprends qu'elle a aussi un fils handicapé ; elle est en mesure de comprendre ce que tout ce jargon veut dire dans le quotidien. Le personnel de cette unité de soins appuie totalement nos revendications ; plusieurs nous ont félicité pour notre courage car, semble-t-il, très peu de proches et encore moins des parents sont capables d'accepter un « arrêt des traitements » et certes pas d'en faire la demande. Au contraire, ils ont souvent tendance à s'acharner encore plus que les professionnels.

Cessation des traitements fut à nouveau demandée
Il fallait bien te laisser partir, te laisser aller...

Après une longue discussion, le médecin acquiesce à notre demande de traiter François uniquement pour les soins de confort, à titre d'exemple, un analgésique si on croit qu'il a de la douleur, un antipyrétique pour la fièvre mais pas de traitements curatifs ce qui veut dire, entre autres, pas d'antibiotiques pour les pneumonies. En d'autres mots, on va le laisser « mourir en paix », si tel est son sort, sans intervenir mais tout simplement en l'accompagnant en douceur et avec dignité. On parle de soins palliatifs et non de soins curatifs. Les infirmières de l'unité de soins comprennent et plusieurs d'entre elles trouvent que parfois nous ne laissons tout simplement pas les gens partir, en toute douceur, même parfois des personnes en phase terminale.

Cette journée, le 27 novembre 1998, restera à jamais gravée dans ma mémoire. Quel parent peut en arriver là ? Les larmes coulent à profusion, le cœur est d'une lourdeur de pierre et rien ne peut me rendre la vie belle. Je me sens seule au monde ! Car, évidemment en tant que parents, les deux conjoints ont la même peine ; difficile de se consoler mutuellement quand l'autre souffre autant que soi.

C'était justement cela vraiment T'AIMER
Quel parent peut prendre cette décision avec lucidité ?

Jean insiste pour m'amener manger au Caveau au centre-ville de Montréal, car il ne veut surtout pas rentrer à la maison. Je ne veux pas y aller, je pleure trop. Finalement, il me convainc et nous nous rendons en ville. Les lumières de Noël sont resplendissantes, mais tout cela me laisse très froide et je ne peux pas m'émerveiller devant la rue McGill College qui pourtant est si belle les soirs d'hiver. Souvent quand nous y allons l'hiver, nous faisons un détour pour passer rue Sherbrooke et descendre la rue McGill College toute illuminée ayant au bout le sapin éclairé de la Place Ville-Marie.

Ce soir-là, rien n'est beau. Encore 12 ans plus tard, je ne peux pas voir cette rue toute illuminée sans penser à cette soirée fatidique. Le Caveau est un restaurant où nous allions pendant nos fréquentations alors que nous étions des jeunes diplômés plein d'espoir ; ce restaurant évoque pour moi plein de souvenirs heureux. Mais ce soir-là à regarder les gens autour de moi, heureux, rieurs, amoureux : c'est très difficile. Je ne me rappelle absolument rien ; je n'étais tout simplement... pas là. Nous voilà dans un de nos restaurants favoris, mais dans une atmosphère tout à fait différente. Je n'y suis jamais retournée.

C'est le cœur lourd et très pesant
Que nous avons agi en parents « aimants »

Un extrait de courriel envoyé après cette décision :

> *Alors, le moral ne vole pas trop haut ici, même je dirais que cela ne va pas trop bien... pour ne pas dire que cela va... VRAIMENT... MAL !...*
>
> *Toutefois, nous sommes sereins face à notre décision prise avec le neurochirurgien traitant ainsi que l'infirmière...*
>
> *Il est certain que le départ (qu'il survive ou non, l'ancien François nous a quittés) de François laisse un grand vide dans notre vie... Jamais la vie ne sera la même pour nous quel que soit le sort qui lui est réservé...*
>
> *Nous avions de bonnes relations avec lui; il était rendu à un âge très intéressant car il avait plein de projets et beaucoup d'idéal...*
>
> *Malhereusemenet, la vie a été courte pour lui mais aussi fort agréable... en bout de compte, il a été privilégié... il nous le*

disait souvent… Il a eu 21 bonnes années, c'est déjà beaucoup et aussi… très peu.

Visite de sa marraine

Le lendemain, Huguette, sa marraine, atteinte d'un cancer de l'œsophage est très mal en point (ce cancer l'emportera cinq semaines plus tard) ; elle insiste pour venir voir son filleul et cette visite est empreinte d'émotions. Se sachant condamnée, elle peut accepter plus facilement de partir que ce jeune homme qu'elle a côtoyé depuis sa naissance et qui a partagé carrosse, jouets, cours de natation, vacances à la mer, sorties, fêtes de famille et d'amis avec ses trois enfants. De plus Éric, l'aîné de ses deux fils est à Poly avec François ; ils sont très proches. Encore l'été dernier, ils se sont rencontrés alors que François travaillait à Londres. C'est une visite très émouvante en ce 28 novembre, lendemain de la « grande décision ». François est toujours aux soins intermédiaires en attente qu'une chambre se libère.

Six à dix semaines après l'accident

Puisqu'il est condamné fort possiblement à… mourir, on le transfère dans une belle grande chambre privée, dans un bout de corridor bien tranquille où il y a quelques bureaux et la lingerie, à la jonction des deux ailes principales de l'unité. On ne peut avoir meilleur endroit, car il y a des chaises près de la distributrice à café et un petit bout d'aile quasi seulement pour nous ; très pratique avec toute la visite qu'il aura pendant les prochaines semaines. Au dossier, au cardex et au mur dans sa chambre, apparaissent les mots

PAS DE RÉANIMATION !

J'ai été hantée dans mes rêves par cette pancarte. Comment un parent peut-il regarder cette pancarte puis regarder son fils, je ne peux le dire, mais les occasions extrêmes nous font découvrir des forces inconnues, voire insoupçonnées afin de faire face à la situation, pour ne pas dire à la « musique ».

Après son déménagement, nous organisons sa chambre : décoration sur les murs, animaux en peluche dans son lit et sur les bords des fenêtres, radio et je poursuis la vigile en épiant le moindre signe, en espérant qu'il ne souffre pas et surtout qu'il survive, car il est difficile de

Constamment vivre avec une certaine peur
D'être dans... L'ERREUR !

Que c'est à la fois soulageant et aussi difficile à supporter. Comment des parents en viennent-ils à demander que leur fils meure ? Comment des parents peuvent-ils baisser pavillon ?

Est-ce de la force ou de la lâcheté ?
Il faut le vivre, pour en juger !

La plupart des membres du personnel comprennent la teneur de notre demande, mais ne sont pas nécessairement habitués à ce type de décision, surtout pour un jeune homme. Quelques-uns me font part de leur malaise mais la plupart me parlent de notre courage ; ils ressentent le « peu d'espoir » de récupération et comprennent notre désarroi. Quelques-uns laissent des petites notes dans la chambre pour nous donner leur appui et aussi parfois pour nous encourager à penser à nouveau à notre décision, tout cela en évitant toujours de heurter nos valeurs. Leur attitude reflète bien la pensée de ce proverbe amérindien :

Ne juge pas un homme avant d'avoir chaussé ses bottes
pendant au moins trois lunes.

François a complication après complication dont de multiples pneumonies. On aspire les sécrétions par sa trachéo ; cette dernière est toujours en place sinon il s'étouffe. Toutefois le respirateur n'est pas branché. Il fait de la fièvre +++ et on lui donne du Tylenol mais rien de plus. Quand je ne suis pas à son chevet, à chaque sonnerie du téléphone, j'ai la hantise que l'hôpital m'annonce son décès ; j'évite même de répondre ; je laisse enclencher le répondeur. Pas brillant, évidemment, car personne ne laisserait un message de ce genre, mais en ne répondant pas, si le décès était survenu, j'aurais tardé à l'apprendre car JAMAIS JE N'AURAIS VOULU L'ENTENDRE ! Rien de logique là, mais rendu à ce point, il n'y a plus de logique... que d'émotions.

Et me voilà à penser aux funérailles, au chant et à la musique qu'il aurait aimés, aux homélies car je crois fermement qu'il va mourir. Une partie du poème en introduction a été écrite dans ces moments. Je m'imagine parler à mon fils aux obsèques. Voici quelques notes que j'ai écrites à cette époque, au cas où, sachant très bien que nous serions épuisés, peinés, enragés voire révoltés et que cela ne serait pas le meilleur temps pour lui écrire :

Je t'ai donné la vie
Ce n'était certes pas pour te voir un jour la perdre
Ton passage avec nous a été bien trop court
Tu as été mon rayon de soleil
La vie présentement n'a plus de sens pour toi
Si tu nous quittes... Je comprends
JAMAIS JE NE L'ACCEPTERAI
JAMAIS JE NE T'OUBLIERAI
Mais je devrai apprendre à me résigner
Et à trouver la sérénité
Pour vivre cette perte !

Quand je pense aux obsèques, je pense à ses amis et aussi à la réception que François voudrait que l'on organise après la cérémonie. Il aimait bien les « partys ». Je dresse des listes des personnes à informer, de menus possibles, des endroits où tenir cette rencontre et de multiples détails pour que les derniers adieux soient dignes de fiston et aussi des moments mémorables, un hymne à sa vie ! Et non à sa mort.

Ah, que la vie est donc difficile par bouts

Alors qu'avant j'imaginais le personnel m'annonçant son réveil, maintenant j'anticipe avec grande peur la nouvelle de son décès. J'ai toujours la hantise que l'on m'annonce l'horrible et inacceptable nouvelle. À la fois je pense que la mort pour lui serait un grand soulagement, une délivrance, autant une très grande partie de moi refuse d'accepter ce sort. Il existe toujours cette dualité marquée

D'espoir et de perte d'espoir.
D'ambivalence

Un de ses meilleurs amis de Poly, Philippe, a eu un accident d'automobile cette semaine. Incroyable comment tout ceci est une question de chance, de hasard. Voici un extrait de courriel :

> Pour le comble, le meilleur ami de François à Poly, celui avec qui il faisait tous ses travaux et son partenaire de labo s'est lui aussi endormi au volant la semaine dernière, sur l'autoroute en retournant chez lui... l'auto a fait quelques pirouettes; il est sorti tout à fait indemne... L'auto : une perte totale... Incroyable. Il revenait lui aussi de Poly tard un soir... Il y en a des plus chanceux que d'autres... Son heure n'était pas arrivée !
> Dire que François n'a que frappé un poteau de téléphone, même pas sur l'autoroute, mais sur le boulevard Gouin où on ne peut certes pas rouler à toute allure !

Depuis son accident, ses amis sont très présents. Depuis son déménagement dans cette chambre, on se sent un peu comme « chez soi » ; évidemment, il n'y a presque plus d'appareils sauf la pompe pour la gastrostomie et la jéjunostomie ainsi que la trachéostomie. Il est seul dans sa chambre privée ; c'est certes plus intime que dans les trois unités précédentes. Ses amis continuent à venir, à le stimuler, à lui parler. Véronique sa copine, François, Patrice, Philippe, Marc, Aline, Gaby, Melissa, Dave, Mathieu sont très fidèles. Ils viennent à toute heure du jour, du soir et même en pleine nuit lorsqu'ils reviennent parfois d'une sortie. Le personnel est non seulement très tolérant mais très encourageant pour que ses amis continuent à lui parler, à le stimuler quelle que soit l'heure. La chambre est décorée de toutes sortes de cartes de souhaits et parfois c'est relativement bruyant là-dedans. Certains amis et amies viennent et en profitent pour faire leurs appels, ils écoutent de la musique : une vraie chambre de jeunes.

C'est plein de vie, c'est grouillant de vie.

Il paraît qu'il est crucial, voire déterminant de stimuler les personnes dans le coma ; eh bien, François a eu beaucoup de stimulation ; c'est souvent le « party » dans sa chambre. Ses amis sont très fidèles et croient qu'il va sous peu se réveiller ; ils sont très positifs et affirment voir des signes de « conscience » si je peux dire ; ils n'ont pas tort. Plusieurs d'entre eux ont évidemment énormément de difficulté à accepter le verdict et vivent eux aussi un certain déni après le choc initial.

Je lui amène souvent son gros chat tigré, car Minou et lui sont très attachés et le chat ne comprend pas pourquoi il n'est pas revenu cette nuit-là. Lorsque François quittait la maison pour le camp d'été quand il était plus jeune ou pour l'Europe les deux étés précédant son accident, Minou le boudait quand il le voyait faire ses bagages et encore plus quand il revenait. Il n'acceptait pas son départ. Quand j'emmène Minou, je le mets dans un sac en tissu que je traîne sur mon épaule. Rendue à la chambre, je le couche sur le lit de fiston et je mets une main de François dans la douceur du poil. Minou passe des heures sur le lit et quand il se tanne, il va se percher sur le bord de la fenêtre. Jamais il ne tente de sortir de la chambre et toujours il revient sur le lit à côté de son François.

Les premières semaines après la cessation des traitements, que de multiples complications : pneumonie après pneumonie, fièvre élevée, bref cela ne va pas trop bien. Au début de décembre, à plusieurs reprises, je le veille quasi jour et nuit car on le sent bien proche de la fin. Les journées sont encore une fois interminables, le coma toujours très profond et aucune réaction même pas à la douleur. L'indice de coma de Glasgow oscille entre 4 et 5 ; c'est mieux que 3 mais ce n'est pas bien fort.

Vers la mi-décembre, soit huit semaines après son accident, François est toujours dans un coma assez profond mais son état semble plus stable. On lui fait des exercices passifs de physiothérapie et l'ergothérapeute lui fait des attelles pour corriger la chute des pieds et éviter les contractures des mains. Il ne tient rien mais bouge constamment, des mouvements involontaires qui me rendent tout à fait folle ; c'est déconcertant de le voir bouger sans cesse sans but particulier. Il ouvre souvent les yeux mais ne réagit à aucune stimulation visuelle sauf que parfois j'ai l'impression qu'il a peur de moi. L'anxiété m'envahit, car je dis que s'il s'il ne reconnaît pas sa mère, que lui reste-t-il ? Et s'il était prisonnier dans son corps tentant de me dire qu'il a peur ? Qu'il souffre ?

Souffrirait-il du syndrome du verrouillage ?

Je ne me sens pas capable d'affronter ce verdict.

Ma sœur revient le voir une deuxième fois, vers le 15 décembre ; elle a remarqué quelques changements. Il lui semble que François est un peu plus « éveillé », si on peut dire. Nous commençons à l'asseoir dans un fauteuil gériatrique et nous le promenons dans les corridors. Je veux sortir, voir du monde, parler à quelqu'un car c'est long 60 jours passés auprès d'un patient comateux. Les proches des autres patients déambulent eux aussi dans le corridor ; tout le monde parle à François. En neurologie, les séjours sont longs et les membres des familles se rencontrent devant la distributrice à café et dans les chambres, car on tente toujours de stimuler les patients croyant que la stimulation peut aider à « sortir » du coma. Pas évident de savoir si cela aide ou non et les patients ne peuvent nous le dire.

Le Dr T. visite l'unité toutes les semaines ; il m'informe que puisque François n'a vraiment pas de réactions, que son coma se prolonge et qu'il semble qu'il va survivre, que nous sommes rendus à l'étape de la recherche pour une maison d'hébergement. À son retour en janvier, avec la travailleuse sociale, on entamera les démarches afin de transférer François dans un centre de soins prolongés. Il a toujours la trachéostomie, la gastrostomie et la jéjunostomie et on ne sait pas quand on pourra retirer ces tubes, surtout pas la jéjunostomie. Quelle horrible annonce. Nous sommes, à l'époque, en train de préparer le transfert de mon père dans une maison d'hébergement,

Mais mon fils en hébergement !
Franchement !

Je suis loin d'être préparée à cette éventualité ; je n'étais pas préparée à cet accident, cela va de soi, mais quand un tel événement arrive, on s'adapte « veut, veut pas ». Se préparer à placer mon fils en hébergement, c'était du domaine de « l'impensable ». Il fallait que je fasse quelque chose, qu'il sorte à tout prix de ce foutu coma. J'avais le goût de le brasser, de le secouer, de crier, de hurler très fort

« Réveille-toi sinon tu vas te faire enfermer
pour... TOUJOURS ».

Depuis son accident.

J'ai pensé à ta mort, à ta survie
Mais pas à te voir pour ta vie entre un fauteuil et un lit !

Dans un centre d'hébergement, entre un fauteuil gériatrique et un lit, dans sa chambre ou un corridor à attendre... quoi ? Rien d'autre que la mort.

Parfois la mort est une issue bien douce !

Si on la compare à certaines vies ou à certains moments éprouvants de la vie.

Tous les jours, je me rends à l'hôpital. Je gare la voiture dans une rue avoisinante et je marche comme un zombie pour me rendre à son chevet. J'emprunte le long corridor à l'entrée de l'hôpital puis l'escalier pour monter à pied les 5 étages qui me mènent à sa chambre. Les corridors me semblent interminables et le manteau, pour ne pas dire la vie, semble peser une tonne sur mes épaules. Je suis très découragée, les minutes et les heures s'égrènent bien lentement, les journées semblent une éternité, l'espoir n'est certes pas au rendez-vous après cette annonce.

Hébergement...

Comment entrevoir cette vie pour François ? Je me sens encore plus « sereine » face à notre demande de cessation des traitements et encore aujourd'hui j'éprouve les mêmes sentiments face à cette décision quand, jour après jour pendant des années, j'ai vu mon François triste, amer, découragé, errer sans but dans la vie et souvent pleurer, voire hurler ses pertes, même après une décennie. Après 12 ans, il me dit encore souvent :

J'aurais dû mourir dans cet accident
Je suis un « moron », rejeté par la société
J'ai une vie « minable »

François a les yeux ouverts depuis quelque temps et semble regarder partout tout en semblant ne rien voir, sans réagir ni au toucher, ni à nos voix, ni à nos commandements. J'ai encore souvent l'impression qu'il a peur de moi ; dans ces moments, il a l'air d'un petit animal complètement apeuré. Cela me rend évidemment très anxieuse puisque je crois qu'il a un certain degré de conscience et qu'il est en réalité envahi par la peur, et que son corps pourrait être dans l'impossibilité de réagir.

Toutefois, il « semble » commencer à bouger la main et la jambe droite, très légèrement lorsque je le lui demande. Difficile à dire car il est très agité et tellement secoué de mouvements qui nous semblent involontaires. Tente-t-il de nous dire quelque chose ? On ne le saura jamais mais je vis une anxiété extrême.

Deux fois avant Noël, alors qu'on a temporairement « fermé » sa trachéostomie, je l'amène en physiothérapie ; nous constatons qu'il comprend en effet certaines choses et qu'il peut réagir un peu, mais que son corps semble pris dans un étau. À chaque demande de la physio, il semble comprendre mais ne peut pas toujours faire le mouvement demandé. Il comprend bien les mots suivants : avant, arrière, droite, gauche, dessus, dessous, donc il semble bien en possession des certains concepts de base. On se croirait en « maternelle » à tenter de constater quels concepts il comprend.

Quelques jours avant Noël, alors que je suis avec lui dans une chambre avec G. et D. dont les deux parents sont hospitalisés l'un en face de l'autre et que G. est en train de faire manger sa mère, D. me dit tout à coup : « Denyse, François comprend ce que nous disons. »

Tous les deux on le regarde, mais rien ne semble toucher ce regard si vide. Je continue à lui parler, à le promener, à le stimuler et la veille de Noël, alors que je me prépare à partir souper chez ma belle-sœur, je lui donne un bec sur une joue et lui dit : « Donne un bec à maman ». Voilà qu'il se tourne la tête

Et me donne un bec sur une joue. Incroyable !

Après dix longues semaines, enfin une réaction ! Il a effectivement compris !

Dix longues semaines d'incertitude dans le coma
Puis, juste avant Noël quelques signes tu nous donnas

Je ne veux pas le quitter. Je téléphone à Jean pour lui annoncer la grande nouvelle afin qu'il vienne le voir et constater cet immense progrès. Jean insiste pour qu'on se rende chez sa sœur. Bref, nous ne sommes pas sur la même longueur d'onde, ne voyons pas les choses de la même façon. Évidemment, je le comprends ; lui aussi est épuisé et accepte volontiers quelques bons moments de répit en famille. Je suis à la fois exaltée, heureuse, remplie d'espoir mais aussi de craintes et de peurs :

Vrai méli-mélo d'émotions !

Les infirmières et préposés accourent quand ils apprennent la nouvelle, les membres des familles rencontrées aussi et il y a tout un groupe de personnes aux abords de la chambre des parents de G. et D. La grande nouvelle se répand vite. À quelques reprises, François répète son bec sans toutefois faire plus.

Eureka ! Eureka ! Eureka !
Tu ne nous laisseras pas tomber comme cela

Je reste avec lui un peu et finalement je le ramène à sa chambre. Nous sommes le 24 décembre, il est 17 h 15 et il y a de l'espoir ! Enfin ! Son accident a eu lieu il y a dix semaines !

Après le souper en famille, nous revenons tôt chez nous. Nous nous regardons l'un et l'autre, pleurons d'émotion, de joie face aux bonnes nouvelles et aussi de peur et même d'angoisse face à l'avenir. Il semble que nous n'avons rien à nous dire, il fait froid dehors, nous n'avons pas de décorations de Noël. Minuit sonne ! La maison me semble plus que jamais terriblement vide.

C'est en effet, la plus longue nuit de Noël de ma vie !

Tout ce à quoi je pense c'est d'annoncer au Dr T. que notre fils ne nous laissera pas tomber comme cela, il commence à se réveiller, à sortir de cette interminable torpeur !

Tout espoir est permis présentement
Non, tu n'iras pas en centre d'hébergement !

Non, non, non et encore non, il n'ira pas en centre d'hébergement !

11ᵉ et 12ᵉ semaines après l'accident : période des Fêtes, un début de réveil

Les deux semaines suivantes, du 24 décembre au 7 janvier, coïncident avec les vacances du physiatre de même que celles des thérapeutes des services de physiothérapie, d'orthophonie et d'ergothérapie. Et notre fils qui donne signe de vie. Avant leur départ, ces professionnels m'avaient bien expliqué comment le stimuler, lui faire plusieurs exercices pour éviter les contractures et autres complications ; je lui fais tous ces exercices.

Le lendemain, 25 décembre, François est toujours dans le même état, il réagit peu aux stimulations, semble « absent » mais me donne son bec quand je lui demande. Il comprend mais semble incapable de faire grand-chose de façon volontaire. Qu'est-ce qui l'attend ? La peur m'envahit encore une fois. Serait-il paralysé alors qu'il comprendrait plus qu'il ne laisse entrevoir ? Pas possible...

Quelle horreur !

Jour après jour pendant ces deux semaines, je lui fais des exercices passifs, Jean m'aide à le faire bouger. Il est terriblement amaigri, la fonte musculaire est alarmante, il fait peur à voir.

Un jour, je décide que nous allons le mettre nous-mêmes dans sa chaise gériatrique afin que je puisse le sortir de la chambre. J'explique à Jean comment « barrer » les genoux de François en les appuyant contre les siens, bref, il n'écoute pas trop et nous voilà tous les trois par terre. Rien de sérieux, plutôt cocasse, la descente fut lente et François est indemne.

Ce début de réveil arrive au bon moment puisque la majorité de ses amis sont alors en vacances ; ils viennent nous voir et il y a plein de petits partys dans sa chambre : c'est bien vivant ! L'espoir est au rendez-vous. Enfin !

Pendant les Fêtes tu as a commencé à te réveiller
Et tranquillement retrouver ta personnalité

Lettre à sa copine Véronique

Véronique, sa copine, est toujours présente et accepte évidemment difficilement cette pénible situation. Elle aussi a vécu le choc, le déni, le découragement et aussi l'espoir. Toutefois il est bien évident que nous devons l'accompagner dans son cheminement. Elle doit elle aussi accepter le fait que François ne sera plus jamais le même ; elle ne doit pas continuer à espérer le retrouver comme avant, elle doit poursuivre son chemin. Elle est jeune, pleine de potentiel et l'avenir lui réserve de bons moments.

À Noël, nous lui avons offert un papillon en cristal Svarovsky et je lui ai écrit :

22 décembre 1998

Très chère Véronique,

Nous t'offrons ce papillon en cristal Svarovsky puisqu'il évoque pour nous un symbole bien significatif en ce Noël qui demeurera à tout jamais gravé dans ta mémoire comme dans la nôtre :

- Par sa beauté il nous rappelle notre François dans toute la splendeur de ses 21 ans.

- Par sa fragilité il nous confronte à la précarité de notre existence parfois si éphémère.

- Par sa limpidité il évoque les valeurs auxquelles François croyait et adhérait bien sincèrement.

- Par sa solidité, il nous démontre combien François est fort et aussi combien cela prendra de FORCE pour continuer le difficile parcours qu'il a devant lui.

Notre vie, comme la tienne, a été enrichie par sa présence. Notre François, comme ce papillon, est à tout jamais métamorphosé.

Puisse la tranquillité et la sérénité tout doucement prendre la place de ce qui était antérieurement le bonheur et maintenant devenu un bien grand vide et une immense peine.

Tel ce papillon, nous, les gens qui lui étaient très proches et très chers devons maintenant déployer nos ailes et prendre un nouvel envol!

Bon courage,

Bien affectueusement

Denyse et Jean

Lent réveil : ce n'est pas comme au cinéma

Souvent, on voit au cinéma des gens « sortir » du coma et être un peu comme ils étaient avant. Quel rêve! Quelle utopie! Comme on dirait, « c'est arrangé avec le gars des vues »!

Quelle erreur!

Tout au contraire, le réveil se fait très graduellement; pour lui, cette période s'est étalée sur près de six mois environ; les fonctions sont revenues très, très et je dirais encore très lentement et jamais comme auparavant. Rien n'est plus pareil. Je ne sais pas ce qui lui « pend au nez » heureusement. Tous les espoirs sont permis et bienvenus après une période si sombre.

Ton réveil a commencé fort lentement
Pour le personnel ce n'était pas évident

Plus il commence à montrer des signes qu'il comprend, plus on lui parle et plus on tente de le faire réagir ou répondre. Je lui apporte des jeux d'enfant empruntés à un neveu. Quand je lui présente des petits blocs de différentes couleurs, pour lui demander de m'en donner un rouge, puis un jaune, il s'impatiente rapidement. Il n'a pas perdu ses notions de couleur, ni de forme, donc évidemment il me regarde d'un air en voulant dire : « Me prends-tu pour un... "nono" » ? Il reconnaît les carrés, les triangles, les cercles, les ovales, bref il comprend bien ces notions élémentaires. J'utilise un jeu de cartes et il choisit correctement le trèfle, le cœur lorsque demandés de même que les bonnes cartes : un roi, un as ou un huit.

Les amis viennent souvent et ils tentent d'aborder les mathématiques et voilà qu'il répond à des questions simples de calcul intégral et différentiel. Et là il surprend tout le monde en répondant rapidement aux questions de calcul mental, notion qu'il n'a d'ailleurs à peu près pas perdue ; il a toujours été vite en calcul mental. Il peut additionner et soustraire rapidement et encore si on lui dit qu'il a un rendez-vous dans 17 jours il répond quasi automatiquement que la rencontre aura lieu un jeudi ou un mercredi. Et nous, on se prend parfois à compter sur nos doigts pour vérifier ; il ne fait pas d'erreurs.

Son meilleur ami François lui apporte une petite tablette et un crayon en bois, tableau avec une pellicule plastique. Lorsqu'on la soulève, le texte est effacé et on peut recommencer. Il tente de lui faire écrire des mots mais c'est difficile. Toutefois il épelle correctement les mots : Allô, Jean, Melissa, Aline, Gaby, Nancy, Véronique, Minou et même Denyse avec un « y ». Il lui demande de leur laisser des petites notes sur sa tablette, les mots sont là mais la coordination motrice est terrible, de sorte qu'il ne soulève pas la plume entre les lettres et c'est un beau barbouillage car toutes les lettres sont les unes par-dessus les autres. Toutefois, si on le regarde en mouvement, on reconnaît les lettres bien formées et claires. Il comprend bien lorsqu'on lui parle mais ne répond pas encore de façon verbale, il ne semble pas avoir de voix. Il hoche la tête et si on lui demande des choses inter-reliées il répond de façon appropriée. C'est fort encourageant.

Ses amis le lèvent et le font marcher en le tenant à deux. Il ne pèse que 50 kg (130 lb) alors à deux hommes ils y parviennent. Quelle photo que de les voir tenir un François tout mou, quasi suspendu après eux comme une marionnette, marcher dans les corridors de l'unité. Tout le monde le connaît et évidemment il est le centre d'attraction majeur puisque les autres patients sont presque tous alités et « entre deux eaux » sinon, comateux. Aussi, quand c'est un jeune, les gens semblent beaucoup plus sympathiques.

Depuis qu'on lui a enlevé son embrochage dentaire, il y a environ un mois, il est toujours incapable d'ouvrir la bouche plus d'un pouce. Évidemment pendant son coma, il était impossible de le faire travailler de ce côté. Je crois que c'est un problème de contracture musculaire mais il est possible que les os se soient soudés et que l'on doive l'opérer à nouveau. Encore un moment de découragement, il me semble qu'il en a bien assez sans avoir cela en plus. Les deux chirurgiens spécialisés en chirurgie buccale doivent réévaluer son cas quelques jours plus tard ; évidemment un second embrochage pendant cinq à six semaines nuirait énormément à ses apprentissages et rendrait difficile le travail sur le langage. En plus, sa gastrostomie et sa jéjunostomie devront aussi être gardées en place pendant encore plusieurs semaines car la déglutition est pénible. Heureusement, quelques jours plus tard on nous annonce que pour sa mâchoire, ce sont tout simplement des contractures et la physio intensive au niveau de la mâchoire règlera tout à moyen terme.

Cette semaine on commence un peu à la fois l'alimentation en purée. La première fois qu'on lui présente un plat, François met les deux mains dedans pour manger. Par contre, quand je lui dis de prendre sa cuillère il obéit. Malheureusement, il s'étouffe beaucoup, alors on cesse l'alimentation jusqu'au retour du physiatre et de l'orthophoniste. À leur retour, ils recommandent de ne pas recommencer l'alimentation.

Il est déçu car il a faim. Parfois je triche un peu et lui donne quelques petites cuillerées de yogourt, pas plus car il s'étouffe sans cesse.

À ma grande surprise, il me demande de lui apporter de la musique ; j'avais acheté un appareil radio avec lecteur de CD et il me fait savoir qu'il n'aime pas la musique à la radio. Le lendemain je lui apporte ses CD, il en choisit quelques-uns et est bien content d'écouter sa musique favorite.

Sa mobilisation s'améliore lentement : il contrôle mieux sa tête, son côté droit et sa jambe gauche ; la main gauche s'améliore nettement mais le bras et l'avant-bras gauche sont toujours bien paresseux. Par contre, depuis quelques jours, il tente de prendre son bras gauche pour mobiliser sa chaise gériatrique, mais cela ne fonctionne pas vraiment. Il fait des efforts immenses et je le stimule au maximum de ses capacités.

Devoir pousser, pousser et encore pousser
Et constamment répéter et réitérer

Le fils d'une amie, du même âge que François, étudiant en microbiologie à l'Université de Montréal, a envoyé à sa mère ce court résumé de texte au sujet de la neurologie, extrait fort intéressant :

Je viens d'entamer mon Scientific American *du mois de novembre (1998) et le premier article porte sur une découverte dans le monde médical et physiologique. Un groupe de chercheurs a été en mesure de prouver que des cellules nerveuses du cerveau peuvent être produites dans l'hippocampe même chez des personnes âgées. Ce centre du cerveau est responsable de l'apprentissage, puisqu'il est supposé être en mesure de différencier les souvenirs à long terme, de ceux à court terme. Cette théorie de régénération de cellules nerveuses centrales après la naissance vient à l'encontre du dogme généralement accepté que la régénération de ces cellules est impossible.*

Préparation pour le transfert à l'Institut de réadaptation de Montréal (IRM)

Alors voilà que le mois de janvier s'annonce, une nouvelle année commence, une nouvelle vie devant François. Il progresse peu au niveau physique mais on sait qu'il nous comprend même s'il ne parle à peu près pas ; par contre, il rit quand c'est drôle et passe quelques commentaires ici et là, lesquels sont très à propos. Il veut toujours dormir : un état de torpeur continuelle. J'ai appris à surtout ne pas lui demander ce qu'il veut faire car il n'a qu'une réponse de six lettres, elle est toujours la même :

DORMIR !

Au retour des vacances du Dr T., de la physiothérapeute et de l'ergothérapeute, tous sont ébahis de voir François un peu éveillé et capable de réagir, de répondre à des questions ; c'est définitivement un début de réveil. Dr T. avait bien dit que dès qu'il y aurait un indice que François serait quelque peu éveillé, il demanderait le transfert à l'IRM. Jamais il n'aurait cru que l'impossible se serait manifesté si rapidement.

Le miracle tant attendu s'est produit contre toute espérance.
Quelle chance !

Cette semaine du 3 janvier, il recommence la physio quatre fois par semaine et l'ergo trois fois par semaine. On verra comment il réagira, chaque jour il y a un petit plus, pour nous c'est beaucoup. Nous espérons tout simplement que cela continue pour qu'il puisse récupérer suffisamment afin d'avoir la meilleure qualité de vie possible. Nous vivons au jour le jour, espérant beaucoup mais toujours contents de voir une amélioration, si petite soit-elle. Alors la vie est bonne ; certes il ne faut pas regarder le passé et j'y suis de moins en moins tentée donc cet état me convient. C'est tellement mieux que ce l'était cet automne.

Tout cela change énormément notre perspective de la vie, nos attentes ; on s'y adapte de façon surprenante ; il est bien évident que notre François d'antan nous manque énormément avec tout ce qu'un jeune en santé, dynamique et plein de projets peut apporter. Toutefois notre nouveau fils nous épate et nous vivons une proximité avec lui qui n'aurait pas existé sans cet accident ; remarquez bien que j'aurais pu m'en passer !

Les cours à Poly recommencent jeudi et on ne peut pas s'empêcher de penser qu'il ne lui restait que 3 sessions (plus ou moins 16 mois) pour obtenir son diplôme d'ingénieur, diplôme qu'il convoitait tant. Il adorait la vie à cette fameuse Poly ; c'est avec un pincement au cœur que cette journée s'est écoulée. Mais une fois passée, on l'oublie et la vie continue.

Nous avons du pain sur la planche !
D'autres « chats à fouetter »

Il a toujours le bras et la jambe gauches paralysés et le côté droit bouge de façon très erratique. Le physiatre et la physiothérapeute espèrent que la jambe gauche reprenne sa vigueur mais il y a peu d'espoir pour son bras gauche. Un autre pronostic que s'avérera heureusement faux, car la mobilité de ses membres est presque parfaite, après plusieurs années d'exercices quoique la coordination demeure toujours problématique.

Les démarches sont entamées pour son transfert et tous les jours je lui fais répéter qu'il quittera l'hôpital pour l'IRM. Il répète après moi comme un perroquet mais ne s'en rappelle pas le lendemain ; ce n'est pas tellement encourageant mais je répète et répète sans cesse, jusqu'à en avoir des étourdissements. Probablement que lui aussi, mais il finit par apprendre et dès que je commence à dire : L'Institut... il termine la séquence bien lentement,

– « De...R...é...a...d...a...p...t...a...t...i...o...n...de...Montréal ».

Bravo François ! Enfin !

Début janvier, exactement 11 semaines plus tard, on lui enlève sa trachéostomie. Un pas de plus vers l'autonomie, un tube de moins.

On se prépare tranquillement pour le transfert car le jour de l'annonce sera presque le jour du départ. Je dois lui acheter des vêtements faciles à enfiler, car il devra porter des vêtements à l'IRM. Je dois aussi fournir des couches quoiqu'il ne soit pas incontinent, puisqu'il demande pour aller à la toilette sauf que s'il est seul dans la chambre, il s'ensuit un petit dégât car il n'utilise pas la cloche d'appel. La valise est faite et on attend impatiemment le jour du transfert.

Le 13 janvier, journée mémorable en regard de trois événements : Dr T. nous annonce que le transfert est prévu pour mercredi le 18 ; ce soir-là, François prend pour la première fois son urinoir et répond spontanément au téléphone qui sonne à ses côtés. Il dit, sans voix : « Allô ! » Le lendemain, soutenu par son ami Gaby et moi-même, il fait 15 pas du lit à la porte de sa chambre. Au retour, il est littéralement « porté » par nous deux, incapable d'en faire plus, complètement exténué.

C'est grâce à leurs soins ultraspécialisés
Que tu es venu à bout de t'en tirer

L'attente semble interminable, toutefois ce n'est pourtant que cinq jours. Graduellement, j'enlève les décorations sur les murs de sa chambre et on se prépare pour le grand déménagement. Hourra ! L'euphorie me gagne, moi qui avais perdu espoir, euphorie mêlée d'une certaine peine de quitter des intervenants auxquels je suis attachée et d'une certaine anxiété face à l'inconnu. Les amis écrivent partout sur des papiers la date du 18 et les collent sur les murs. Le personnel vient nous voir pour nous saluer, car avec les congés et les différents quarts de travail, tous ne seront évidemment pas là le jour du grand départ. Ce sont des moments bien émouvants car ces personnes grandement dévouées en ont pris bien soin pendant ces 12 semaines où l'espoir n'était certes pas au rendez-vous.

François n'est pas tellement content de déménager puisqu'il perd la sécurité de son milieu. Il nous a bien fait comprendre qu'il ne sait pas trop où il s'en va ; il se sent bien dans cette belle grande chambre privée. Il a aussi dit ou plutôt s'est fait comprendre, car il est sans voix, qu'il est conscient qu'il faudra prendre les bouchées doubles là-bas et il a peur. Nous l'avons compris difficilement car il nous parlait de « bouchées doubles » en nous montrant de ses doigts la bouche et le chiffre 2 et il faisait deux fois le geste de prendre une bouchée. Finalement, Dr T. a compris ce que François voulait dire. Un autre apprentissage pour moi car en plusieurs occasions, il s'impatientera devant le fait que je ne comprenne pas ce qu'il tente de me dire ou me démontrer. Pas toujours facile de comprendre cette forme de communication nouvelle pour moi.

Les deux jours précédant le transfert, je l'emmène à l'urgence, aux unités des soins intensifs et de traumatologie ainsi qu'aux services d'ergothérapie et de physiothérapie, de travail social afin de faire ses « remerciements et salutations ». J'y vois plein de professionnels que j'ai connus parfois brièvement parfois plus longtemps. Je suis euphorique. Il y a de l'espoir dans l'air, possiblement que François pourra récupérer suffisamment pour avoir une « qualité de vie relativement acceptable ». Après ces trois mois passés à l'hôpital à son chevet, je me rends compte quand même de la chance qu'il a ; quelques jeunes adultes dans l'unité sont dans le coma depuis cinq, six, huit mois et les parents gardent toujours espoir.

Je suis gênée devant ces parents qui viennent nous voir afin de partager notre bonheur : quelle générosité, quelle grandeur d'âme ! Quand avant de partir on se fait une grande étreinte, mon cœur est très triste devant leur capacité à se réjouir pour nous alors qu'eux sont là depuis bien plus longtemps que nous. J'éprouve une certaine « fierté » devant mon fils, sachant que ce n'est qu'un hasard, une chance, rien de plus.

Il a gagné à la « loterie »

C'est souvent en étant consciente de situations bien pires que la nôtre que nous comprenons notre chance.

En attendant ce transfert, je répétais toujours à François :

– Où vas-tu aller mercredi prochain le 18 janvier ?

Il hausse les épaules en voulant dire « je ne le sais pas ».

– Oui, tu le sais, je t'en ai parlé à plusieurs reprises, le Dr Tinawi aussi.

Encore un haussement d'épaules.

– L'institut de Réadaptation de Montréal.

– Ah...

– Répète.

– ....

– François, tu es capable de le dire, tu l'as dit hier ; je ne te le répète pas.

Et il finit par dire, bien lentement.

– I...n...s...t...i...t...u...t...de...R...é...a...d...a...p...t...i...o...n... de... M...o...n...t...r...é...a .....l.

François sait que c'est la période des Fêtes sans savoir si c'est la fin décembre ou le mois de janvier et encore moins quel jour de la semaine. Il ne semble même pas avoir la notion de jour, soir, nuit.

Ce 18 janvier, le transfert doit se faire à 10 h. Il est 9 h 15 et nous sommes prêts comme de vrais soldats, quasi prêts pour la guerre. Pas que ce sera une guerre mais tout un boulot à accomplir que ces prochaines phases de réadaptation et nous devrons être aguerris. François est habillé et je dis bien est habillé non pas s'est habillé car il est très passif, mou comme de la guenille et ne collabore pas sans toutefois mettre les « bâtons dans les roues ». C'est juste qu'il est plus ou moins là, plus ou moins conscient de son environnement, une passivité et une inconscience à faire peur ; l'habiller relève de l'exploit.

Il est assis et attaché dans son fauteuil roulant. On attend patiemment et tout à coup le chauffeur du minibus appelle à la chambre. Il est arrivé et nous attend à l'entrée principale.

Nous quittons l'Hôpital du Sacré-Cœur, exactement trois mois après l'accident, cet HÔPITAL nous a rendu notre fils ! À vrai dire, c'est quasi un autre fils, un nouveau fils dans la peau du premier !

Tu as décidé de vivre
Maintenant il faudra : SURVIVRE !

CHAPITRE 3

Phase 2 : rééducation fonctionnelle intensive, neuf mois à l'Institut de réadaptation de Montréal

La phase 2 de réadaptation est caractérisée par l'apprentissage des A.V.Q[5]. soient les activités de la vie quotidienne comme les soins d'hygiène, l'alimentation, la marche, le langage en plus d'activités plus complexes telles la lecture, l'orientation dans le temps et l'espace et bien d'autres acquis de base. En plus, lorsque possible une amorce des A.V.D[6]. est effectuée pendant cette phase.

Transfert à l'IRM

François est transféré via une fourgonnette et je suis en automobile. Il n'a pas conscience de son déplacement ni de son déménagement. Il est comme un zombie, tout à fait passif, les yeux ouverts mais peu présent. Il n'a pas eu conscience du départ malgré les innombrables personnes qui sont venues le saluer, lui faire la bise ou lui faire une caresse, les longs corridors de l'hôpital, l'ascenseur, le transfert dans la fourgonnette, le froid... Rien. Le simple fait d'être assis lui demande tellement d'efforts qu'il ne lui reste plus d'énergie pour quoique ce soit : il est vidé.

C'était le 5ᵉ déménagement
En si peu de temps

---

5 Voir le glossaire.
6 Voir le glossaire.

Arrivé sur place, on le conduit directement au deuxième étage, dans l'unité affectée aux traumatisés crâniens. L'IRM comprend trois étages pour les clients, un pour les personnes blessées à la moëlle épinière ou paralysées, un autre pour celles ayant subi une amputation en plus de celui réservé aux personnes atteintes de déficits cognitifs. On lui assigne une chambre semi-privée, chambre de transition, afin de s'assurer qu'il ne soit pas porteur d'infection car dès le moindre signe de maladie, il sera retourné à l'Hôpital du Sacré-Cœur.

C'est incroyable, François n'a aucune notion spatio-temporelle. Sa chambre à l'Hôpital du Sacré-Cœur était plutôt sombre malgré les deux fenêtres sur le côté droit de son lit, alors qu'à l'IRM il y a tout un pan de fenêtres qui lui font face quand il est couché. Le soleil brillant de janvier frappe sur la neige du toit de la partie inférieure de l'édifice ; je dirais même que la luminosité est quasi aveuglante. Je le lui fais remarquer mais il ne s'aperçoit de rien. Il n'est pas là, malgré ses yeux grands ouverts, le cerveau n'enregistre pas ce que l'œil perçoit. Il n'a même pas conscience qu'il y a un autre client dans la chambre. Rien pour m'encourager ; je me demande comment il parviendra un jour à sortir de là sur ses deux jambes.

Quel défi à relever !

C'est toujours difficile de penser à tout l'effort que François aura à déployer pour « sortir de ce centre », pour devenir un jour relativement autonome ; les lendemains font peur et cela semble souvent pire que la réalité. Il me semble qu'il a déjà assez souffert ; pourtant, il a à peine commencé, à vrai dire, il n'a pas encore commencé la rééducation fonctionnelle intensive. Ce n'est que le début.

Si je ne réfère pas à mon journal
J'avoue que j'ai bien du mal
À me rappeler avec clarté
Tout ce que tu as traversé

L'accueil est tout à fait chaleureux ; une ambiance familiale règne dans l'unité et on s'y sent rapidement à l'aise.

À moins qu'on lui parle ou le stimule, François reste toujours couché à ne rien faire et ne pense qu'à une seule chose :

DORMIR !
C'est l'état de torpeur continuel !

Aucun danger qu'il se sauve, ni qu'il sorte de son lit. Il ne fait rien seul ; il faut s'y prendre à deux pour le mettre dans sa chaise gériatrique. Moi qui promenais mon père puis plus tard ma mère dans un tel fauteuil, jamais je n'aurais pensé y pousser mon fils. Nous avons du « pain sur la planche », il faut regarder en avant et ne pas trop craindre l'avenir.

Chaque jour pendant l'hospitalisation de François à l'Hôpital du Sacré-Cœur, je passais devant le « fameux » poteau et chaque fois cela me fendait le cœur. Maintenant que je passe devant seulement à l'occasion, je ne ressens pas d'émotions aussi fortes qu'avant mais il a fallu plusieurs années avant que je ne le regarde plus. Un jour, j'ai pu lui parler franchement et lui dire que je ne lui en voulais pas, comme si au fond c'était de sa faute. Je lui ai écrit :

Fameux poteau, à chaque fois
Que je passe devant toi
Je veux te maudire
Mais aussi, te dire
Je ne peux te critiquer
C'est si facile pour moi de te blâmer
D'être sur ce coin de rue, tout droit planté.
Je sais bien, tu as vraiment le droit d'exister
Alors des fois je te regarde et je hurle de rage
Alors que d'autres fois je ne fais que... tourner la page
Et maintenant que plusieurs mois se sont écoulés
Je dois t'avouer que plusieurs fois je suis passée

Devant toi et j'ai tout simplement OUBLIÉ
QUE TU ÉTAIS LÀ !
Enfin !

Telle la chanson de Félix Leclerc, *Les poteaux*, pour moi, Montréal a maintenant aussi son poteau

«Venise a ses gondoles
Miami ses palmiers
La France a ses monuments...
Nous autres c'est les poteaux
Poteaux de téléphone...
Qu'est-ce que vous attendez
Pour les enfouir sous terre
Vos maudits fils de fer
Un millier par verglas
Un MORT... PAR ICI ET PAR LÀ ! »

En effet, un mort par ici, par là, car depuis qu'il a frappé ce fameux poteau, notre ancien François est comme mort et un autre être fort différent est apparu à sa place. Quel apprentissage aussi pour un parent qui ne reconnaît plus son fils tellement il est différent.

Fini de passer constamment devant ce...« fichu » poteau

Débuts à l'IRM

C'est comme un rêve « voilé »
Les souvenirs sont entremêlés
Chose certaine à ton arrivée
Tu étais plutôt très « sonné »

Tu dors, tu dors et encore une fois tu dors et veux constamment DORMIR.

Au début tu étais très épuisé et endormi
Et restais toujours dans ton lit

Il ne faut surtout pas lui demander ce qu'il veut faire, car il n'a encore qu'une seule réponse, toujours la même, jour après jour, semaine après semaine : dormir. Et si je lui dis que je ne veux pas cette réponse, eh bien, il a le raffinement voulu, et me répond tout simplement : rien. Pas moyen de gagner. Je suis bien consciente que je me répète et mon but n'est pas d'en rendre la lecture plus ardue mais de démontrer combien il faut répéter, recommencer, réitérer, encore, encore et encore une fois répéter, recommencer, réitérer, et ce, pendant... non seulement des jours, des semaines et des mois mais pendant... des années !

S'agissait de te demander à quoi tu voulais en venir
Pour que tu nous répondes simplement : DORMIR

Plus il est stimulé, plus il est capable d'en faire un peu plus. À un point tel qu'en février, on retient les services d'un « surveillant » pour les soirées quand je quitte car François tente maintenant de sortir du lit pour aller à la toilette et on ne veut pas l'attacher. On a eu beau lui rappeler d'utiliser sa cloche d'appel, lorsque cette notion sera intégrée, soit dans plusieurs semaines, il sera alors capable de sortir seul de son lit sans se casser le cou. Son gardien est là pour lui rappeler de l'utiliser et lui aider à se lever. Une fois la nuit arrivée, il dort profondément et n'a plus besoin de surveillance : pas de danger qu'il se lève.

Depuis son transfert, il porte une couche ce qui l'humilie grandement car il n'en n'avait pas eu à l'hôpital. Il tente constamment de la cacher en se couvrant s'il est au lit ou en mettant ses mains devant lorsqu'il est assis ou debout. Il n'utilise pas sa cloche d'appel s'il a besoin d'aller à la toilette, alors s'il n'y a personne tout près de lui, sa voix ne portant pas du tout, il finit par avoir un « accident ». Ses amis le comprennent bien quand il leur demande et ils l'emmènent à la toilette. Aujourd'hui,

4 février, il s'est fâché et a fait comprendre au personnel qu'il ne veut pas de cette « foutue » couche ; le personnel a acquiescé à sa demande.

Cela fait peu de temps
Que tu as pris le grand élan

Au début il s'assoit sur le bord du lit et reste là. Il peut rester là tout nu quand on lui a enlevé son pyjama pour sa douche. Il faut lui dire quoi faire constamment, chaque geste doit être décortiqué en une multitude de mini-étapes et surtout il ne faut pas sauter une étape car il ne la fera pas. Voici un exemple parmi tant d'autres.

V., son éducatrice, est à ses côtés devant l'évier de la salle de bains alors qu'elle voudrait qu'il se brosse les dents. François est assis sur une banquette devant l'évier et ne fait tout simplement RIEN.

– Prends ta brosse à dents François.

– Elle est où ?

– Sur le bord de l'évier.

– Ah !........

Il fait... rien.

– François, prends ta brosse à dents, devant toi sur le bord de
l'évier.

Il prend finalement la brosse à dents dans sa main droite mais ne fait rien de plus.

– François, il faut mettre de la pâte dentifrice, regarde le tube
de Crest, il est sur le bord de l'évier.

Lentement il prend le tube de pâte dentifrice de l'autre main, mais il reste là à ne rien faire ni avec la brosse ni avec la pâte dentifrice.

– Mets de la pâte dentifrice sur ta brosse.

Il n'enlève pas le capuchon.

V. a omis de dicter une des étapes et il ne le fera pas sans qu'on le lui dise.

– Il faut enlever le capuchon, François.

– Ah !

Toujours avec un air à la fois un peu surpris et aussi blasé, il laisse sa brosse à dents dans sa main droite et enlève le capuchon avec son pouce et l'index de cette main, car il tient le tube dans sa main gauche. Mais il ne fait encore rien de plus que ce qui est demandé.

– Maintenant tu peux mettre de la pâte dentifrice sur ta brosse.

Il le fait mais encore ne fait rien de plus.

– Tu peux brosser tes dents, commence par le haut, en avant. Va jusqu'en arrière à droite, puis à gauche. Là tu peux brosser celles du bas.

Et ainsi de suite. Il faut un temps fou pour tout faire et les gestes doivent être coupés en mini-séquences, car il ne fait pas le lien entre une étape et la prochaine. Un processus interminable. Et je sais ici que je me répète encore ; c'est bien pour démontrer que pour lui faire apprendre quelque chose, on doit répéter une multitude de fois, et ce, pour tous les gestes les plus courants de la vie quotidienne, tous les automatismes tels ses soins d'hygiène, s'habiller, manger, etc. Alors comment imaginer les gestes plus complexes ?

Cent fois sur le métier
Mille fois sur le métier
Ce n'est JAMAIS assez
Il faut toujours... recommencer

Après l'épisode du brossage de dents, l'effort est tellement énorme qu'il doit se coucher, se reposer puis recommencer pour la douche. Dire à quel point il est difficile pour lui de se laver, il faut tout lui dire sinon il reste tout simplement assis sur le banc sous l'eau sans bouger. Cette tâche sera très longue à enregistrer. Il faut dire que les gestes de la vie quotidienne sont des automatismes, des réflexes conditionnés ; il a dû tout reprogrammer son cerveau : pas une mince affaire.

Pour entamer ce qu'on appelle dans le jargon
La deuxième phase de réadaptation

Et puis l'habillement. Tout un exploit ! Je me rappelle avoir pris avec l'éducatrice tout l'avant-midi pour ces deux gestes pourtant assez simples : la douche et l'habillement. Évidemment, l'apprentissage est très long. Il faut une patience à toute épreuve. Les progrès sont visibles mais pas sur le plan quotidien, plutôt hebdomadaire ; il ne faut pas se décourager et surtout ne JAMAIS regarder trop loin devant soi car cela serait tout à fait décourageant. Il est bon de penser à l'amélioration par rapport à la semaine précédente, comme dans tout apprentissage il y a des hauts, des bas et des plateaux. François ne sort pas de sa chambre sauf pour ses thérapies puisque le reste du temps est occupé à l'apprentissage des gestes de base et il lui faut toute la journée. Il faut le vivre pour le croire : son univers est bien restreint. Comme on dit en langage courant,

Il ne voit pas plus loin que le bout de son nez !

Et encore ! C'est parfois à se demander s'il voit aussi loin que cela et s'il verra un jour plus loin. Tout est à enseigner, à rééduquer. Heureusement, il comprend bien les mots ainsi que leur signification ; son vocabulaire est bon autant en français, qu'en anglais et même un peu d'espagnol qu'il comprend et parle un peu : il a passé du temps en Espagne et le père de sa copine est d'origine mexicaine. Plusieurs membres du personnel de l'entretien ménager sont d'ascendance hispanique et ils parlent espagnol entre eux quand ils vaquent aux occupations d'entretien. Quelle n'est pas leur surprise quand François leur parle un peu en espagnol. Les gens sont tellement surpris : deux langues et un peu plus. Et dire qu'il ne fait presque rien par lui-même ; le cerveau humain est complexe.

Ses capacités cognitives sont surprenantes, mais les gestes du quotidien ne sont tout simplement pas là, TOUT ce qui est automatisme est à rebâtir.

Cet exemple illustre bien comment son cerveau épuisé fonctionne : c'est un peu la loi du moindre effort. Une fois, alors qu'il est couché je lui demande l'heure.

– Quelle heure est-il François ?

– Je ne sais pas.

Pourtant il porte sa montre au poignet.

– Regarde l'horloge sur le mur en face de toi.

– Il n'y a pas d'horloge.

– Eh bien oui, regarde sur le mur au pied du lit il y a une horloge.

– Je ne la vois pas.

Je me lève et je vais toucher l'horloge sur le mur pour la lui montrer.

– Ah...

– Quelle heure est-il ?

– Il est 3 h. (Les aiguilles de l'horloge indiquent 14 h 48, donc la petite aiguille indiquant les heures est proche du 3.)

– Non François, il est presque 3 h mais il n'est pas 3 h.

– Alors il est 10 h. (l'aiguille indiquant les minutes est proche du 10 car elle est à 48).

– Eh bien non François, il n'est ni 3 h ni 10 h ; alors quelle
heure est-il François ?

– Je ne sais pas.

– Eh bien il est 14 h 50.

– Ah non ! il est 14 h 48.

Le cerveau épuisé va tout de suite à ce qu'il y a de plus facile et capte le message de façon grossière au début, si je peux ainsi dire, mais est capable de plus de raffinement quand il fait l'effort ; il s'agit d'insister afin de faire travailler son cerveau.

L'œil capte mais le cerveau n'interprète pas et cette séquelle est encore présente. A titre d'exemple, si je donne rendez-vous à François au centre commercial en face de tel magasin, il ne me voit pas arriver à moins que je lui envoie la main. Il peut me regarder en pleine figure et ne pas me reconnaître parmi d'autres, tant que je ne lui ai pas adressé la parole ou envoyé la main. Et là tout à coup, il me voit. Même chose sur une plage, s'il sait que je suis assise sous le parasol portant tel numéro, il se promène et ne me voit pas tant qu'il n'est pas debout directement en face de moi. À plusieurs reprises les premières années il consultera un ophtalmologue car nous pensions qu'il avait une atteinte oculaire mais c'est plutôt une atteinte neurologique.

Par contre, certaines fonctions sont tout à fait surprenantes. Lors de l'accident, il a perdu sa montre et l'équipe me demande de lui en acheter une afin de lui apprendre à avoir conscience du temps et à se préparer pour ses rendez-vous. Je lui achète une montre Timex et quand je la lui apporte je tente de la mettre à l'heure et de changer la date en lisant les instructions. Je ne comprends rien en français et pas plus en anglais : je n'y parviens pas. Je suis assise à côté de lui sur le bord de son lit, il est à ma droite et me regarde faire ; tout à coup il me dit : « Donne-moi la montre ». Je la lui donne : en un rien de temps il la met à l'heure, change la date et le mois après m'avoir demandé ces informations.

Surprenant pour celui qui est incapable de se laver, de s'habiller et de nouer les lacets de ses espadrilles sans aide. Le cerveau lésé est un organe quasi incompréhensible qui nous réserve constamment des surprises ; il ne faut pas le sous-estimer. François a effectivement de nos jours peu de difficultés avec les appareils électroniques : manettes de TV, de stéréo, cellulaire, il ne peut pas les réparer mais comprend comment ils fonctionnent et est capable de les programmer même si les appareils sont différents de ceux qu'il avait auparavant. Il perd régulièrement son téléphone cellulaire et n'a pas de difficulté à s'adapter aux nouveaux appareils.

Médication

Quand il a commencé son réveil à l'Hôpital du Sacré-Cœur, le physiatre lui avait prescrit : Ritalin, 30 mg par jour soit 3 doses de 10 mg. À son arrivée à l'IRM, alors qu'il est un peu plus conscient, Dr T. lui explique les avantages et les effets de ce médicament et François consent à continuer à en prendre compte tenu qu'il n'a pu fonctionner les jours où il a essayé de s'en passer.

En avril, François demande de diminuer la dose à 20 mg par jour. Ce n'est pas un succès, il recommence donc 30 mg, puis un mois plus tard il tente encore 20 mg, cette fois avec succès. À la fin juin, il en prend 10 mg le matin et exceptionnellement un autre 10 mg en après-midi. Puis, à partir de la fin juillet, il en prendra occasionnellement. Pour lui c'est important de ne pas se fier au Ritalin et il travaille fort pour éviter d'en prendre. Toutefois il est aussi conscient qu'il n'aurait jamais pu faire tout ce travail sans ce médicament et à mesure que sa fatigue diminue, il demande lui-même de diminuer les doses.

Au printemps, la neuropsychologue suggère qu'on lui prescrive de l'Aricept, médicament expérimental pour les traumatisés crâniens et utilisé chez les personnes atteintes de la maladie d'Alzheimer, dans le but d'améliorer la mémoire. François a bien fonctionné avec 5 mg au coucher mais n'a pas pu prendre une deuxième dose le matin ; il ressentait une fatigue extrême. Il n'est pas tellement d'accord avec la prise d'un médicament aussi puissant ; toute l'équipe accepte de le retirer.

Stress, peur, inquiétude et bien
Plus, étaient notre lot quotidien

Équipe interdisciplinaire : le rôle de chaque professionnel de la santé

À l'Institut tu déménageas
L'équipe de réadaptation tu rencontras

En plus de son infirmière Bibiane et du physiatre, il y a la travailleuse sociale, la physiothérapeute, l'orthophoniste, l'ergothérapeute, l'éducatrice spécialisée ainsi que la neuropsychologue. Plus tard il y aura aussi une institutrice, une orienteure, un tuteur et une orthopédagogue.

Un monde tout à fait inexploré
Encore une autre équipe à apprivoiser

Chacun de ces thérapeutes apporte sa contribution au rétablissement de François.

À notre arrivée nous étions attendus
L'équipe tout entière avait un but

Au début, elles doivent se rendre à sa chambre. Mais à force de patience et de stimulation, il peut graduellement être amené en fauteuil roulant au premier étage afin de rencontrer chacune de ces personnes à leur unité respective. Seule la travailleuse sociale le rencontre dans la chambre.

Équipe par excellence nous a-t-on informés
À quoi s'attendre ? Dieu seul le sait !

Je l'amène à ses rendez-vous ; au début il ne sait pas où il va. Il voit, mais son cerveau ne semble pas enregistrer l'image. Toutefois, si je lui demande où nous allons, il s'en rappelle et me donne le numéro du local, le nom de la personne sans pour autant me dire comment s'y rendre. Tous les services sont au premier étage alors que son unité de soins se situe au deuxième étage.

Les premiers contacts sont plus que chaleureux
Spécialistes chevronnées et généreux
Chacun est, un pilier, une force de la nature
Ils ont rapidement capté toute la conjoncture

Dr Simon Tinawi : physiatre

Je me rappelle aussi du Dr Tinawi
Qui m'avait bien dit
Pour la famille c'est tout un projet
Il savait bien de quoi il s'agissait

Rencontré à l'Hôpital du Sacré-Cœur, c'est pour nous très réconfortant de retrouver à la tête de l'équipe à l'IRM une personne que nous connaissons et qui est un point d'ancrage, quasi notre bouée de « sauvetage ». En plus de son excellente expertise professionnelle, ce physiatre a toutes les qualités relationnelles requises pour diriger avec tact et doigté une équipe interdisciplinaire, capable de reconnaître l'apport ainsi que l'importance de chacune des intervenantes qui peut prescrire au plan d'intervention. Le travail de réadaptation est fort complexe car il exige une multitude d'expertises complémentaires les unes des autres. Combien de fois ai-je entendu le Dr T. consulter un membre de l'équipe avant de prendre une décision, avant de répondre à une de mes questions ?

Dr T. est toujours à l'écoute et manifeste beaucoup de compassion pour François et ses parents. Chacune de ses visites est anticipée car il répond habilement à nos questions tout en nous donnant « l'heure juste ». Ce médecin est très empathique ; il comprend tellement ce que nous vivons tous les trois. Quel privilège d'avoir ce professionnel comme chef d'équipe pour les prochains neuf mois ; il se révélera un soutien exceptionnel pour notre famille et nous gardons après toutes ces années non seulement un excellent souvenir de lui, mais bien plus ! Dans la vie nous rencontrons parfois des personnes inoubliables ! Dr Tinawi est de ceux-là !

Quand, après 11 ans, je lui ai demandé d'écrire la préface de ce récit, c'était une façon de le remercier pour TOUT. Curieuse façon de remercier car malheureusement, pas d'honneur sans labeur ; il a donc du lire puis, écrire ! Mais je tenais à lui donner la place qui lui revient :

Au premier plan !

L., travailleuse sociale

Cela faisait trois mois que le drame était arrivé
Et notre vie était grandement chavirée

La première professionnelle que nous rencontrons après son infirmière fut L., travailleuse sociale. Femme très chaleureuse, tout de suite nous nous sommes sentis en confiance. Elle comprend notre situation et est là pour nous accompagner. Elle est un peu le pilier des intervenantes et fait constamment le lien entre le physiatre et les autres professionnelles. Une perle ! Dire à quel point cette femme m'a réconfortée, m'a donné le courage de continuer à travailler avec François, à ne jamais lâcher, à ne pas me décourager, c'est peu dire. Chaque fois que j'ai eu une petite pointe de découragement, L. arrivait à la chambre et nous discutions. Après trois mois à l'Hôpital du Sacré-Cœur, j'étais complètement épuisée, à plat et voilà que nous entamions cette deuxième étape laquelle durera neuf mois sans parler des deux autres phases à venir. Ce n'est pas pour rien que dans des situations difficiles, une philosophie fort aidante, est de vivre dans le moment présent, le « ici et maintenant », un jour à la fois, voire une heure à la fois. Si on savait parfois ce qui nous « pend au nez. »

Cela serait justement assez pour...
qu'on se « pende »

V., éducatrice spécialisée

Pendant toute la journée, V. est affectée uniquement à François. Elle le stimule, travaille à lui montrer comment prendre soin de lui-même, à se lever et sortir du lit seul. L'apprentissage de cette seule activité prendra plusieurs semaines de travail car quand il se lève, je l'ai déjà dit, il reste assis sur le bord du lit à ne rien faire. Chez les personnes traumatisées crâniennes, une séquelle très fréquente est le manque d'initiative et d'organisation ; François n'a aucune initiative.

Quand finalement il parvient à se lever seul du lit, à en sortir et puis se rendre à la toilette, on ajoute de nouvelles tâches : lavage des mains, brossage des dents, prise de la douche puis habillement. Ces apprentissages sont extrêmement longs et ardus à acquérir et il ne faut pas s'imaginer que seule sa lenteur représente une difficulté mais aussi son impatience, son impulsivité et son agressivité : il est conscient qu'il est malhabile et cela le fâche. Parfois il crie, il hurle de rage et souvent il pleure. On ne peut pas que traiter l'aspect physique mais il faut tenir compte de la personne dans son intégralité. Lorsque la frustration et le découragement l'emportent sur le progrès, V. doit constamment réajuster les demandes, les exigences : un jeu d'équilibre très fragile.

À force de stimulation et d'encouragement
Tu as fini par sortir de ton engourdissement

C., physiothérapeute

Dès le lendemain de son arrivée, C. sa physiothérapeute vient le rencontrer à sa chambre et tout de suite, François veut commencer à travailler ; il faut dire qu'il y a un grand écart entre ses paroles et ses capacités mais la volonté est là. Elle vient donc deux fois par jour pour des exercices dans le lit. Déjà il demande à se rendre au local pour apprendre à marcher et mardi le 24 janvier, à peine six jours après son arrivée, il a marché seul, une longueur entre les barres parallèles. Quel effort !

Je me rappelle avec beaucoup d'émoi
Quand je t'ai vu la première fois
Avec C. en physiothérapie
Entre les barres parallèles prendre appui
Il y avait cette fois
Ton grand ami François
Et je dois franchement avouer
Que nos yeux étaient... mouillés

L'équipe est tout à fait exceptionnelle, mais la personne qui a une influence énorme sur les progrès de François est sans doute sa physiothérapeute. Non seulement elle sait doser les demandes et les exigences, mais elle va beaucoup plus loin et semble bien comprendre l'ampleur du désarroi de François, de ses objectifs quasi irréalistes, bref de son cheminement désiré.

Quand il est arrivé en janvier, non seulement il ne marchait pas mais il ne bougeait presque pas, son côté gauche était encore un peu paralysé et voilà qu'il parle de retourner aux études. Ensemble, tous les jours, ils travaillent souvent deux fois par jour à la demande de François pour atteindre ses objectifs. Et dire combien il travaille fort en physio, combien c'est difficile de réapprendre à marcher après plus de trois mois d'arrêt même si on est jeune, surtout quand on a des graves problèmes d'équilibre. Il y a de quoi pleurer quand on voit son fils « trimer » à la sueur de son front pour tenter quelque chose qui était pourtant si simple avant.

Les barres parallèles : un vrai martyre ; il veut et tente toujours d'en faire plus. Pour contrer ses importants problèmes d'équilibre, il veut toujours aller plus loin, rester plus longtemps sur les différents appareils. Il veut tellement réussir. Combien de fois l'ai-je vu les larmes aux yeux à la fois de douleur mais surtout de difficulté et je dirais, quasi de rage. Jamais il ne se plaint ; il ne lâche jamais. À quelques reprises il m'a dit :

« Je suis au... bout de mon jus ! »

Toujours, il travaille avec acharnement, sans relâche ; il est admirable ! Je crois que les bonnes habitudes de travail acquises avant son accident l'aident grandement pendant la phase cruciale de sa réadaptation.

Après les barres parallèles c'est le déambulateur (marchette) avec aide, puis le déambulateur qu'il parvient à manipuler seul, puis la canne à trépieds et les murs qu'il frôle constamment pour y prendre appui. Ses problèmes d'équilibre le rendent craintif. Comme il ne voit pas très bien, il fonce aussi dans les personnes, les tables, les chaises et tout ce qui se trouve sur son passage : un vrai danger public surtout avec la chaise roulante et plus tard avec le déambulateur.

À l'IRM, il se crée rapidement un esprit de famille, les autres clients, le personnel ainsi que les familles sont toujours prêts à donner un coup de main. C'est relativement petit, les clients y restent longtemps alors François, le petit frisé, est rapidement connu de tous. On peut voir les gens se « tasser » sur son passage de peur qu'il leur « fonce dedans ».

Le passage de la chaise roulante au déambulateur se fait avec difficulté mais celui du déambulateur à la canne est une étape extrêmement pénible pour lui, l'équilibre n'étant pas au rendez-vous. Tout est aussi compliqué par le fait qu'il a une tige à traîner pour ses tubes de jéjunostomie et gastrostomie.

Les exercices musculaires et les autres exercices sur différents appareils pour développer son équilibre améliorent son état, graduellement et bien lentement. Il lui faudra six mois pour enfin marcher seul, sa démarche restant très « chancelante voire vacillante ». Cet acquis restera fragile pendant plusieurs années et à vrai dire, toute sa vie.

Un jour, à la fin mai, alors que nous nous rendons à un spectacle du Cirque du Soleil, nous rencontrons sa physio dans le corridor. Elle profite de son enthousiasme et de cette superbe occasion pour demander à François : « Ne crois-tu pas que tu peux enfin me donner ta canne ? » Quel défi ! Il lui a remis sa canne et s'est appuyé sur nous et sur le mur pour marcher. Il a négocié difficilement les escaliers dans la tente pour se rendre à son siège, mais à trois nous y sommes parvenus. Quand il est seul, cela va, il en prend large car il titube comme un homme ivre, mais quand il y a du monde tout autour de lui, le moindre frôlement d'une personne le met en déséquilibre ; cela lui fait peur. Ah ! que c'est fragile !

La physiothérapeute doit tenter de régler le problème de sa mâchoire. Pour parvenir à lui faire ouvrir la bouche graduellement, elle se place derrière lui et, de toutes ses forces, une main sur chaque groupe de dents, tire vers le haut d'une main et vers le bas de l'autre. C'est terriblement douloureux, les larmes coulent sur ses joues mais il reste muet ; il doit lui signaler de la main d'arrêter mais souvent elle cesse avant qu'il le lui demande.

Au moment de son départ de l'IRM, nous avons remis un petit souvenir à chacune des intervenantes et je lui avais écrit un poème.

C. physiothérapeute hors pair !

Une partie du poème en question fait partie du poème de l'introduction ; il n'en reste que ceci !

Physiothérapeute par excellence, nous a-t-on dit
À quoi s'attendre ? C'est tout un défi

C. vous avez été un modèle de compassion
De sollicitude et de compréhension
Vous avez su doser
Avec beaucoup de doigté

Les efforts demandés
Les améliorations exigées
Vous avez fait LA DIFFÉRENCE !

N., ergothérapeute

Et puis ce fut l'ergo
Là aussi tout un boulot
À accomplir
Et à réussir

N. ergothérapeute, a, elle aussi, une tâche monumentale à accomplir. Elle doit tenter de rendre François le plus autonome possible. Utopie ! Personne à cette époque n'ose croire qu'il pourra un jour vivre seul en appartement ; on espère qu'il soit au moins autonome pour les activités quotidiennes de base. Mais pas à pas et très lentement, il commence à faire ses soins d'hygiène, à s'habiller évidemment avec l'aide de son éducatrice spécialisée. Ces deux femmes travaillent d'arrache-pied pour tenter de le rendre un peu « fonctionnel » et ensemble, elles augmentent l'indice de difficulté des diverses tâches à accomplir. Pendant les premiers mois, on l'emmène à ses activités d'ergothérapie en chaise roulante, au premier étage, puis graduellement il ira seul.

Il faut lui réapprendre à utiliser ses ustensiles. Il commence par manger assis dans son lit, puis dans son fauteuil juste à côté du lit et finalement on l'emmène dans la salle commune à l'étage puisqu'il ne peut pas encore aller à la cafétéria. Il a bien hâte de pouvoir s'y rendre.

Un jour, au printemps, il peut enfin y aller avec son éducatrice. François est maigre, affamé et toujours nourri par jéjunostomie, car sa mastication est difficile et sa déglutition fragile. Dire à quel point il est fier lors de ce premier repas à la cafétéria, comme le monde « normal », me dit-il. Graduellement, il commence à commander ses aliments lui-même, à prendre les plats et à les mettre dans son plateau et un jour à la fin de son séjour, environ huit mois après son arrivée, il réussira, non sans danger, à apporter son plateau à sa table.

C'est assez énervant de le voir aller mais il faut aussi le laisser faire. Pour lui c'est un acquis fragile mais combien important. À cette époque, il était retourné à Poly, depuis deux mois il était sous la supervision d'un tuteur, mais ne pouvait se rendre seul à la cafétéria ; il y avait toujours quelqu'un qui lui aidait à transporter son plateau à une table. Il veut vraiment être autonome mais il a aussi l'humilité nécessaire pour demander de l'aide.

Puis N. passe à l'écriture. Il sait comment tenir son crayon mais ne peut tracer les lettres. Cet apprentissage fut très difficile, non pas sur le plan cognitif mais au niveau de la dextérité physique, de la motricité fine. Que de frustrations à refaire des choses qui, selon lui, sont pourtant si simples.

Il fait plusieurs exercices pour améliorer son « balayage visuel », à titre d'exemple, prendre un bottin téléphonique et trouver un nom parmi une multitude de noms. Il est littéralement inondé par une multitude d'informations et le cerveau est incapable de repérer la bonne. Il est encore un peu comme cela et souvent son regard est « vide » comme s'il n'avait pas compris. Il comprend mais ne voit pas nécessairement : une énorme différence.

En ergothérapie, un mini-appartement est aménagé pour la pratique des gestes quotidiens : cuire les aliments, faire bouillir de l'eau, faire un café, faire une lessive. François était tellement « entre deux eaux » pendant ce séjour qu'il ne peut travailler ces habiletés, il n'a pas les préalables nécessaires, ce qui le frustre énormément. Ces apprentissages devront se faire en phase 3 si jamais il y parvient. Seul François croit qu'il pourra y arriver un jour. Évidemment, nous voulons bien qu'il y parvienne mais nous sommes sceptiques.

Nous avions tort. François parviendra à vivre de façon « relativement autonome » après quatre ans de réadaptation. Nous ne savions pas alors, heureusement, que trois ans seraient encore nécessaires. Souvent

on dit que « ce qu'on ne sait pas ne nous fait pas de tort ». En effet, nous vivons un jour à la fois et un petit peu à la fois pour finalement arriver à bon port tout comme la

Tortue

de la fable de Lafontaine. Nous sommes bien loin des sauts du lièvre, mais tranquillement, pas à pas, tout semble possible. Il s'agit tout simplement de

Ne jamais... lâcher !

C., orthophoniste

C., orthophoniste, a elle aussi tout un défi à relever. François a de sérieux problèmes de déglutition et ne peut pas encore manger. Il faudra attendre trois mois avant qu'on enlève le dernier tube.

Au début février il tousse beaucoup et on craint une pneumonie mais la radiographique est négative ; alors l'alimentation par tube est maintenue. L'infirmière l'hydrate par la gastrostomie afin de liquéfier les sécrétions car il est trop faible pour tousser et expectorer. À quelques reprises il s'accroche dans le tube en se retournant dans son lit et on doit le réinstaller. Deux semaines plus tard, le physiatre décide qu'on ne réinstallera pas ce tube puisque les multiples essais précédents furent pénibles et le dernier infructueux. Une intervention à l'hôpital serait nécessaire. Évidemment François proteste très fort. Il ne lui reste donc que la jéjunostomie pour l'alimenter. Espérons que ce tube restera en place ; il semble moins fragile que l'autre.

François ne tire pas sur les tubes pour les arracher ; il n'a jamais eu de contentions et il a bien collaboré. Il a plutôt tendance à s'accrocher dans les tubes lorsqu'il se retourne dans son lit.

C'est bien curieux mais pourtant
Cela n'allait pas trop bien pour toi en ce moment

À la fin février, on lui permet de commencer l'alimentation et ainsi de diminuer les liquides administrés par la jéjunostomie. Il est tellement affamé qu'il en redemande constamment. La diététicienne s'inquiète qu'il devienne obèse car chez certaines personnes atteintes d'un TCC il y a dérèglement important au niveau de l'appétit. Mais François a tellement maigri que je ne m'inquiète pas de cette éventuelle possibilité. Le soir, il utilise sa cloche d'appel et demande au personnel quelque chose à manger. Je dois lui apporter fromage, yogourt et fruits pour suppléer aux repas fournis ; un gouffre sans fin.

Une fois de plus il est aux prises avec une grande quantité de sécrétions ; on craint une aspiration dite insidieuse, car celle-ci ne se présente pas immédiatement sur le coup mais quelques secondes plus tard. Une autre évaluation en orthophonie révèle une certaine paralysie des muscles nécessaires à une bonne déglutition. Un petit pas en arrière, qui semble pire que la réalité car il me semble que nous n'avons plus l'énergie pour accepter les reculs, les plateaux peut-être mais certes pas les pas en arrière. Je reviens chez moi « le cœur dans l'eau » sachant qu'il sera encore branché à cet appareillage longtemps, ce qui rend sa mobilisation plus difficile. Et en plus, il est affamé.

Tous les jours, il fait divers exercices pour améliorer la déglutition, la voix, la parole et la prononciation. Il ne voit pas les progrès aussi rapidement qu'en physio et en ergo. Il me dit souvent : « Une bonne chance qu'elle est bien fine ». Il n'est certes pas « lâcheur ».

Plusieurs évaluations subséquentes à l'Hôpital Notre-Dame pour la déglutition démontreront un certain degré de paralysie des nerfs impliqués dans la déglutition, ce qui entrave toujours ce processus très fragile. Il s'étouffe constamment, ce qui est extrêmement pénible pour lui et son entourage. Il en a les larmes aux yeux et ne parvient pas à respirer adéquatement. Tout le monde est très mal à l'aise ; cette séquelle est encore quelque peu présente.

Déglutir sa salive s'avère tellement difficile qu'il ne peut pas parler et avaler simultanément ; il doit s'arrêter de parler puis déglutir. Je me

rappelle être avec lui dans des endroits publics et le voilà qui s'arrête de marcher et de parler pour déglutir et puis continuer à parler, et reprendre sa marche.

Les consultations à l'Hôpital Notre-Dame se déroulent toujours bien, mais les transferts sont pénibles, même en taxi. Souvent le chauffeur ne peut pas nous déposer près de la porte et je dois pousser sa chaise roulante dans la neige. C'est souvent, larmes aux yeux et à bout de bras que j'y parviens. Comment les personnes seules, âgées ou hypothéquées parviennent-elles à se rendre à leurs rendez-vous à l'hôpital ? Il faut ÊTRE JEUNE ET EN SANTÉ, ou avoir de l'aide sinon on y parvient tout simplement pas, surtout en hiver. Une fois, j'ai dû le laisser assis sur un banc à l'extérieur, en hiver, pour aller garer ma voiture assez loin et le reprendre au retour. On ne me laisse pas l'amener à l'intérieur puisque mon automobile bloquerait l'entrée pendant ces quelques minutes. Je comprends, mais c'est absurde !

Pendant tout l'hiver, on doit épaissir tous ses liquides avec une sorte de poudre qui donne la consistance du yogourt. Ce produit insipide n'altère pas le goût, mais ce n'est pas très appétissant. Nous sommes tous bien soulagés quand il parvient enfin à boire normalement.

C., neuropsychologue

Exercices, exercices et encore des exercices pour améliorer sa mémoire, sa capacité de rétention, bref, il faut travailler les facultés cognitives. J'ai plein de devoirs à faire avec lui entre les séances. Souvent le jeu est utilisé pour rendre les exercices plus agréables : Scrabble, divers jeux de cartes, dominos mais François ne veut pas toujours jouer car il trouve cela un peu enfantin surtout si on prend des jeux... d'enfants.

Mais avec ses yeux aiguisés et raffinés
Ton potentiel elle a su exploiter

Il passe divers examens pour évaluer ses fonctions cognitives. Quel fait surprenant de se faire dire chaque fois que sa capacité d'abstraction se situe au-delà du 90ᵉ percentile de la population en général. Affolant de penser qu'il puisse à la fois être aussi intelligent et manquer autant de jugement. Certaines parties du cerveau sont tout à fait fonctionnelles et d'autres pas.

François se rend compte que le rôle de la neuropsychologue est beaucoup plus lié à l'évaluation qu'à la réadaptation, car évidemment la réadaptation a ses limites. Il me dit souvent : « Elle m'utilise pour ses statistiques. » Quelle remarque subtile !

Adjointe à l'équipe : ta mère

En écrivant ce récit, en relisant les quelques centaines de pages de notes, de courriels, de rapports écrits pendant ces quatre phases de la réadaptation, je me suis rendu compte que j'ai aussi fait partie de l'équipe. Pendant ces neuf mois de réadaptation, je n'ai manqué qu'une seule journée. Un matin, au début mars, quelque cinq mois après son accident, je ne suis pas allée à l'IRM ; j'étais « au bout de mon rouleau », incapable de faire face à une autre journée. Ce jour-là je suis restée à la maison, envahie de remords et incapable de faire quoi que ce soit, mais au moins je n'ai pas eu à faire face à tout le branle-bas de combat. Dire à quel point la réadaptation est exigeante, combien cela draine l'énergie ; on se sent « vidée » après une journée à accompagner son fils, les mots ne peuvent le décrire.

Que dire de la personne atteinte ? Cela relève de

L'exploit, digne d'une médaille OLYMPIQUE !

Tous les jours, je suis non seulement présente mais je lui fais refaire tous les exercices, les gestes qu'il a appris, les exercices de mémoire, les jeux. Je ne suis pas seulement assise à ses côtés à lui parler ou à lui tenir compagnie, je suis proactive. J'assiste aux séances avec lui et toutes les semaines je remets un rapport à chacune de ses thérapeutes pour les informer de ses progrès, ses difficultés, ses attentes ainsi que les « choses » que je sens qu'il devrait travailler. Je me sens partie intégrante de cette superbe équipe !

Évidemment, mon rôle a été aidant, mais parfois pas. Pas facile de « doser », de savoir quand stimuler, quand arrêter. Une partie de moi voulait plus que fiston n'était parfois capable de faire alors que d'autres fois, il trouvait que je ne le stimulais pas suffisamment. Le « juste milieu » : pas toujours facile à trouver. Je n'étais pas prête à lâcher facilement sachant qu'il avait des objectifs quasi irréalistes ; je voulais qu'il aille le plus loin possible, consciente que pour lui, l'échec serait inacceptable.

Équipe interdisciplinaire et plans d'interventions

Dans le domaine de la santé, on parle beaucoup de l'interdisciplinarité. En tant qu'infirmière clinicienne spécialisée, je dois dire que je n'ai jamais vu une équipe si bien fonctionner que celle de l'IRM et par la suite, celle du CRCL. Oui, le physiatre est chef d'équipe mais quelle équipe et surtout quelle complémentarité, quelle complicité ! Chacun y apporte son « grain de sel » et est grandement respecté dans sa sphère d'expertise. Ensemble, avec François, ces personnes planifient la prochaine étape ainsi que les objectifs à poursuivre.

Les Bibiane, Christine, Liette et Nathalie
Carla, Claude, Louise et compagnie

Le Dr T. demande à chacun son opinion et surtout il sait écouter, consulter et valoriser chacune des expertises. Un bijou d'équipe ! Chacun écoute l'autre et surtout ce que François a à dire. Je peux vraiment affirmer que le client est au cœur de l'équipe dans tous les sens du mot !

Ensemble, toutes ces professionnelles
Y ont mis un immense grain de sel

Voici un extrait de la première réunion du premier plan d'intervention, tenue un mois après son arrivée, le 18 février, et qui a duré 70 minutes. François est assis dans son fauteuil roulant, sa copine Véronique et nous deux y sommes avec six membres de l'équipe, de même que le conseiller de la SAAQ. Il ne reconnaît pas les personnes sauf Véronique, Dr Tinawi et nous. Les autres personnes sont assises un peu plus loin et pour lui c'est bien flou. Toutefois, à titre d'exemple, quand je lui nomme la thérapeute assise à côté de moi, il la reconnaît car j'attire son attention sur une personne en particulier, puis ainsi de suite pour les autres. Il voit mais le cerveau est submergé et incapable d'analyser toutes ces informations.

– Quel est ton principal objectif François ?

– Aller à Poly.

– Qu'est-ce que tu dois accomplir pour cela ?

– Je dois être capable de… marcher… manger, de… m'habiller, d'écrire, … porter mon sac… d'école et… de me rendre.

TOUT UN CONTRAT ! Sept mois plus tard exactement, il se rendra à Poly en taxi pour une première rencontre avec son tuteur. Poly c'est le « bonheur ». Enfin !

Je le comprends !

François suit avec beaucoup d'intérêt tout ce qui se dit, il commente et est capable de donner son accord ou son désaccord, voire apporter des nuances à quelques reprises. Il fixe lui-même les quatre premiers objectifs de ce plan d'intervention et l'équipe en ajoute deux autres. Évidemment l'équipe reformule les quatre premiers, mais François en a formulé l'essentiel :

1- *marcher de façon plus autonome et ne plus utiliser la chaise roulante, seulement le déambulateur;*

2- *parler de façon plus claire et d'une voix plus audible et développer mon vocabulaire;*

3- *être capable de manger normalement ou du moins de façon adéquate;*

4- *m'habiller seul;*

5- *être autonome dans mes soins quotidiens;*

6- *utiliser ma cloche d'appel si besoin d'aide, ne plus avoir besoin de surveillance, me rendre aux rendez-vous sans rappel et trouver où je dois me rendre.*

L'équipe trouve ses objectifs réalistes ; la prochaine rencontre est fixée au 23 mars.

> *Effort et ténacité tu nous as démontrés*
> *Avec tous les thérapeutes tu as bien travaillé*
> *Orthophonie, physio, tous très stimulants*
> *Et les résultats furent bien probants*

Cinq semaines plus tard, l'équipe est en mesure de constater une amélioration notable tout en réalisant que les objectifs prévus étaient très élevés ; ils sont redéfinis :

1- *marcher de façon plus autonome avec le déambulateur, sans aide, en prévision d'aller vers la canne le mois prochain;*

2- *parler de façon plus claire et d'une voix plus audible et développer mon vocabulaire (objectif maintenu car beaucoup de travail à faire à ce niveau);*

3- *être capable de manger normalement ou du moins de façon adéquate puisque le tube de jéjunostomie est toujours en place;*

4- *être encore plus autonome dans les soins quotidiens surtout pour la douche;*

5- *être capable de me rendre aux rendez-vous sans que l'on ait à me les rappeler et y aller avec le déambulateur.*

Tous les mois, il y aura un nouveau plan d'intervention et constamment François sera amené à formuler des objectifs mesurables et réalistes. Ces rencontres sont très stimulantes et sont teintées d'écoute et d'empathie tout à fait exceptionnelles. L'expertise de chacun des membres est grandement appréciée, chaque spécialité étant essentielle à la réussite. Une modèle d'interdisciplinarité !

Grâce à ce personnel très émérite
Qui était à la fine pointe de la technique
Telle Margaret Thatcher ou une dame de la cour
Des mains de fer dans des gants de velours

À mesure que François progressait, les objectifs se précisaient et on en ajouta d'autres par rapport à la lecture, au balayage visuel (repérage d'informations sur des listes), à l'orientation spatio-temporelle puis à la participation aux activités sociales pour les clients.

8 février : la première sortie

En début de semaine, François a esquissé son premier sourire depuis son réveil ; un moment bien émouvant.

Dimanche alors que nous lui rendons visite, François demande où se trouve l'IRM et quand il se rend compte que c'est près de Poly, il nous demande de l'y conduire en voiture. Voilà les deux parents, tant bien que mal, tentant de le porter vers l'automobile. Il regarde dehors mais il semble ne rien voir. Il ne réagit pas et me semble comme une marionnette que l'on promène d'un endroit à un autre. Quand nous arrivons, face à la porte principale de l'édifice, à l'emplacement du stationnement de Jean, tout à coup il reconnaît l'endroit et devient très ému. Moi aussi, j'ai la gorge nouée d'émotions car la dernière fois que je l'ai amené à Poly, c'était cinq mois plus tôt alors que j'étais allée le chercher à l'aéroport à son retour d'Europe. Il était déçu de me voir cette fois-là ; il pensait voir son père qui l'emmènerait à Poly.

C'était sa première journée de cours, je l'ai donc conduit à Poly. Je me souviens très bien qu'il avait imprimé son horaire en Europe et qu'il lui restait environ 15 minutes avant le début de son premier cours. Il avait monté les marches quasi quatre par quatre pour aller saluer son père et surtout pour arriver avant le début du cours. Il était tellement heureux ! L'image de ce moment est restée vivante pendant plusieurs années.

Cette fois, il regarde la bâtisse et nous dit d'un ton ferme et décidé : « J'y retournerai, cela c'est certain. »

Il y est retourné pendant 11 ans ; comme il me dit souvent : « Je suis un étudiant perpétuel, cela fait plus de 13 ans que je fréquente Poly, je n'apprends pas très vite ». François a toujours eu un bon sens de l'humour et par moments je dois avouer qu'il a la capacité de nous faire rire.

Leurs exigences furent bien dosées
Tout un art ! Car il fallait éviter
À tout prix le découragement
Et toujours aller de l'avant

14 février : la Saint-Valentin

On se prépare pour la Saint-Valentin ; il se rappelle la date et il veut offrir des ballons à sa copine. Il signe les valentins qu'il m'a demandé d'acheter et demande de les mettre à la poste ; sa signature est plus claire et pour la première fois il écrit en lettres attachées sans l'aide de repères.

Je lui apporte un gros ballon rempli d'hélium en forme de cœur et sa grand-mère lui a fait parvenir un colis par la poste. Il est ravi de recevoir un colis et y trouve un joli ourson rouge qui porte un cœur sur lequel est inscrit : « I love you ! » Il a toujours cet ourson dans sa chambre à la maison. De plus, il reçoit des valentins, des ballons et des chocolats des amis et des familles des clients. Les gens sont étonnamment sympathiques face à un jeune si « mal en point », eux qui ont aussi un proche dans l'unité donc qui sont comme nous « dans le jus » et submergés par l'ampleur du long processus de réadaptation.

Tout au cours de ce séjour, je constaterai à quel point les gens éprouvés peuvent aussi se tourner vers les autres, question de croire « qu'il y a pire que soi. » Ce n'est pas toujours le cas comme l'ont démontré à l'Hôpital du Sacré-Cœur les proches des personnes dans le coma depuis bien longtemps, tout de même capables de se réjouir du bonheur des autres. Il arrivera souvent que des personnes laissent des notes pour féliciter d'un progrès ou viennent tout simplement nous voir pour encourager François lors de progrès importants comme lorsqu'il a marché sans l'aide d'une canne. Il y avait parfois des attroupements autour de lui, presque comme un « fan club » de supporteurs.

Leurs efforts ont été récompensés
François tu as continué à évoluer

22 février : le premier retour à la maison

Voilà que les thérapeutes nous informent que François peut venir faire une visite à la maison. Quelle bonne nouvelle ! Enfin notre maison sera pour quelques moments comme auparavant ; c'est un moment attendu depuis bien longtemps. Nous allons le chercher ; cette visite sera très courte ; avant même d'arriver il est tellement épuisé qu'il parle déjà de retourner à l'IRM pour se coucher et dormir.

Visite fort différente que prévue !
Nous étions tous les trois très émus
Déception et joie
À la fois !

En entrant, il cherche son chat ; Minou est au rendez-vous mais ne lui fait pas une grande façon. Puis il nous demande de lui aider à se rendre à sa chambre ce qui nécessite de négocier un escalier et il ne marche pas ! On y parvient en le soutenant son père et moi. Puis il veut prendre ses courriels. Alors me voilà assise à ses côtés, il ne semble pas voir grand-chose mais il pose ses mains correctement sur le clavier, m'apprenant qu'il y a une petite « bosse » sur la lettre « J » ce qui lui permet de bien placer son index de la main droite et les autres doigts suivront. Cette journée-là, il m'a appris quelque chose. Une fois l'ordinateur allumé, il parvient à ouvrir le logiciel et à récupérer ses courriels et voudrait bien y répondre mais il est trop épuisé. Je lui lis les principaux et nous décidons que j'écrirai les réponses qu'il me dictera. L'épuisement le gagne rapidement et il veut retourner à l'IRM.

Cette première visite n'est pas ce que j'attendais ; je dirais même que c'est très décevant, moi qui anticipais depuis des mois d'avoir « mon petit » enfin chez nous. Il est tellement fatigué qu'il ne peut pas en jouir ; tout cela représente un effort quasi surhumain. Tant d'espoir et une déception relative ; évidemment ce n'est pas le même François qui remet les pieds dans la maison, la vie ne sera plus jamais pareille ; j'ai encore de la difficulté à comprendre, à vivre, à accepter cette réalité.

Code pour l'ascenseur et bracelet antifugue

Il commence à se promener dans l'unité en fauteuil roulant, on doit l'empêcher d'aller ailleurs tant qu'il ne sera pas plus « allumé ». Dans l'unité des TCC, l'ascenseur s'ouvre grâce à un code. Rapidement il s'en aperçoit. Il surveille, épie les gens pour finalement trouver ce fameux code. Quand il se présente à l'ascenseur, non seulement il peut « pitonner » le code, il le donne à d'autres clients qui veulent sortir de l'étage, ne se rendant pas compte que ces autres personnes ne peuvent pas plus que lui sortir de l'unité.

Toutefois, il sera muni d'un bracelet antifugue aussi longtemps qu'il n'aura pas les capacités d'assumer sa « liberté », il ne parvient donc pas à quitter l'unité. Il est toutefois astucieux et rusé d'autant plus qu'il a une très bonne mémoire pour les chiffres. Il se rappelle les numéros de téléphone de ses amis. Encore de nos jours, il cherche rarement un numéro de téléphone.

Au début les progrès furent très fulgurants
Et c'était bien encourageant

Handicapé physique : un nouveau concept pour nous

Avant cet accident, je ne m'étais jamais vraiment penchée de façon sérieuse sur ce que cela impliquait d'être handicapé physiquement. Quelques semaines après son arrivée à l'IRM, François est capable de se porter un peu sur ses jambes ; nous pouvons donc le déplacer vers une chaise, la toilette, le fauteuil roulant, voire l'auto. Ce n'est pas facile mais tout de même possible. J'ai compris, par contre, ce que signifie un déplacement pour une personne handicapée en chaise roulante, surtout si ses jambes ne fonctionnent pas.

François n'a pas le jugement nécessaire pour circuler et ne « voit » pas trop ce qu'il y a autour de lui. Un vrai danger public.

Parmi la multitude d'apprentissages, celui de personne handicapée physiquement se déplaçant en chaise roulante en fut tout un. Ce n'est pas facile en raison de l'aménagement des édifices et des gens pressés qui nous bousculent dans les endroits publics. Encore récemment, en sortant du métro le voilà qui se fait bousculer par la foule pressée de sortir ; il se ramasse en pleine figure par terre. Les gens ont continué comme si rien ne s'était passé sauf une personne qui lui a demandé s'il avait besoin d'aide.

Un jour, dans une Polyclinique médicale de Montréal, je dois le conduire à la toilette. Quelle horreur ! Premièrement, la toilette des hommes est située juste derrière une porte battante, laquelle ouvre directement sur la porte de cette toilette. Donc il faut avancer dans le corridor pour que la porte battante se referme, puis reculer et risquer de se faire « taper dessus » par quelqu'un qui entre dans le corridor. De plus, la chaise n'entre pas dans la petite toilette. Je dois donc la laisser dans le corridor et faire pivoter François pour l'asseoir sur la toilette sans pouvoir fermer la porte. Évidemment je me fais frapper le postérieur par une femme qui, ne sachant pas que j'étais là, a ouvert la porte du corridor menant aussi a la toilette des femmes. Incroyable ! Et nous sommes dans une clinique médicale, en 1999 quand même ! Et si la personne ne pouvait pas se lever de son fauteuil ? Il lui aurait fallu attendre… c'est risqué ! La toilette des femmes, un peu plus loin dans le corridor, n'était pas plus accessible à un fauteuil roulant.

Et que dire des portes tournantes et des marches sans rampe.

Pendant toute cette période, les ergothérapeutes viennent fréquemment à la maison pour évaluer son accessibilité si François demeure physiquement handicapé. À chacune de ces visites, nous leur disons que nous voulons attendre avant de faire quelqu'aménagement que ce soit. Nous demeurons dans un « cottage » et les escaliers sont un problème majeur pendant ces premiers cinq mois mais nous espérons qu'il continuera à s'améliorer. De plus, nous nous sentons complètement submergés par les événements, alors tout autre changement ou rénovation est impensable.

Visites ultérieures à la maison

Après la première visite à la maison, l'équipe planifie déjà de l'envoyer pour deux jours, quelques semaines plus tard, ce qui implique évidemment de passer la nuit. En effet, à l'IRM, tous les clients qui le peuvent retournent à la maison les fins de semaine puisqu'il n'y a pas de thérapeutes donc pas de traitements les samedis et dimanches. Il lui faudra quelques visites avant de pouvoir y arriver. Au début il a hâte de quitter l'IRM, mais une fois rendu à la maison, il veut y retourner pour pouvoir dormir ; il se sent vraiment « chez lui » là-bas et pas encore prêt à vivre chez nous. C'est une bonne chose car il est vraiment incapable. J'avais anticipé, avant sa première visite qu'il ne veuille pas retourner à l'IRM, mais ce fut tout à fait le contraire. En fait, il ne désire pas plus qu'il le faut revenir chez nous car c'est trop fatigant. Incroyable !

Après trois visites de quelques heures chacune, il vient coucher un samedi soir à la maison et par la suite, il viendra toutes les fins de semaine pour deux soirs. Je me souviens avoir raconté à des amies que la première fois qu'il a couché à la maison, prendre sa douche, se vêtir et déjeuner ont pris exactement 2 h 40 min, une éternité sans oublier d'ajouter que la douche fut difficile à prendre puisqu'il ne pouvait pas s'y tenir debout. Je lui ai trouvé une chaudière que j'ai renversée et son père est entré dans la douche avec lui. J'ai dû aussi me déshabiller pour aider Jean qui n'y arrivait pas tout seul et nous voilà tous les trois sous la douche ; c'est comme manipuler une marionnette lourde. Et en sortir ne fut pas une mince affaire. Une photo aurait certes gagné un prix pour les poses insolites.

Les amis viennent le voir ou le chercher et il participe à des activités avec eux tout en revenant bien fatigué. Tout progrès est très graduel mais il est clair que François cherche à établir des contacts avec eux ; il désire continuer sa vie comme avant. Évidemment c'est un choc pour lui à mesure qu'il mesure ses incapacités. Mais cette période est teintée d'espoir et il est joyeux, rieur, farceur et pas du tout impulsif comme il le deviendra plus tard. La période du séjour à l'IRM fut la plus heureuse depuis son accident. Au moment où j'écris ces lignes 12 ans plus tard, je dirais encore la même chose. La phase 2 est la phase la plus facile malgré les efforts inouïs que cela exige.

Ce fut la phase la plus spectaculaire
Il ne fallait pas perdre de vue, qu'encore hier

Tu étais dans un profond coma
Et ne bougeais PAS !

Début avril 1999 : Pâques

Les progrès sont constants et François évolue très bien, bien au-delà des espoirs de tous. L'événement important juste avant Pâques est le retrait de sa jéjunostomie en place depuis 5 mois et demi. La veille de notre départ vers Temiscaming, mon village natal où habitent encore mes parents, je l'amène à l'Hôpital du Sacré-Cœur pour ce retrait. Quelle fête ! Nous l'emmenons souper au restaurant.

Mon père a été placé en hébergement à la fin janvier et je n'avais pas vu mes parents depuis l'automne, ne pouvant me rendre pendant la période des Fêtes, François est sorti de son coma à cette période. Ma sœur n'avait pas vu François depuis son réveil et sa famille depuis l'été précédent.

Quand nous quittons l'IRM pour la maison le mercredi saint, 31 mars 1999, l'atmosphère est à la fête. Je remets des lys blancs au personnel, au physiatre et aux thérapeutes et leur ai remis un poème. Encore une fois certaines parties du poème font partie de l'introduction. Il en reste ceci :

Pâques : temps de réjouissance et de gratitude

À vous il s'est complètement abandonné
Vos efforts communs sont récompensés
François continue à évoluer
Et nous... à cheminer
A l'Institut nous le retrouvons toujours très heureux et fier
Et voyons tous les trois au bout du long tunnel :
LA LUMIÈRE !
Merci de votre très précieuse collaboration.
Joyeuses Pâques !

Une amie m'envoie ce poème, fort approprié pour nous à cette époque. L'auteur, semble-t-il, serait « inconnu ».

Un jour à la fois

Peu importe le but que l'on poursuit dans la vie,
Peu importe les efforts à déployer,
On est sûr d'arriver au sommet
Si, chaque jour, on fait son petit trajet.
Quoiqu'il arrive, il ne sert à rien de regarder au loin
Mieux vaut rassembler ses forces chaque matin
Et faire de son mieux au quotidien !

Tout au long de la route vers mon village natal, François nomme les villages et se reconnaît très bien quand on attire son attention. Il est assis à l'avant à côté de son père au volant. Ce séjour en famille est très émouvant pour tous, car François est à la fois très hypothéqué mais aussi bien éveillé, positif et relativement heureux car il est rempli d'espoir que la vie revienne comme avant. Personne n'ose trop lui rappeler que ce ne sera plus jamais pareil, de peur qu'il se décourage. Il sait que les séquelles sont nombreuses et permanentes mais au fond il croit ou ose croire que le temps « arrangera » les choses ; il dit que cela prendra deux ans pour tout récupérer. Il se dit même prêt à recommencer ses études à Polytechnique, en première année s'il le faut, pour se remettre à jour.

Nous visitons aussi mon père qui est en hébergement tout près de la maison. Papa est très ému de voir François et tout le personnel au courant de son histoire n'en revient pas de le voir en si bon état, évidemment, tout ceci est bien relatif mais quand on pense à son état il y a trois mois, l'amélioration tient quasi du

Miracle !

22ᵉ anniversaire de naissance : 14 avril 1999

Les anniversaires se succèdent mais ne se ressemblent certes pas. Il est fêté à l'Institut, puis nous soupons au restaurant avec quelques-uns de ses amis dont Christian avec qui il avait voyagé en Europe les deux derniers étés. Il se rappelle de quasi tout ce qui s'est passé cet été-là.

Nous planifions, pour le samedi suivant, un souper au restaurant grec du quartier avec ses amis. Je lui aide à dresser la liste et il en rejoint 22 par téléphone pour les inviter. Tous sont tellement contents de venir partager ces moments avec lui et nous remercient amplement de l'invitation. Dave est chargé de venir le chercher car évidemment notre place n'est pas avec eux ; il l'aidera aussi à payer la facture et lui fera signer le reçu de sa carte de crédit. Les amis se rassemblent là en prenant une bonne partie d'une des salles. François est très heureux et garde encore un excellent souvenir de cette belle soirée. Il est bien entouré et cette sortie est une façon pour nous de remercier les amis pour leur support indéfectible. C'est toute une fête !

Un jour à la fois
Tu y arriveras

Amis à l'IRM

Je dois dire que j'admire le « fan club » de notre fils ; ses amis autant que les nôtres ne cessent de s'informer, de nous soutenir tous les trois ; c'est grandement apprécié. Tout un voyage pour la famille Rousselet depuis maintenant plus de six mois. Ses amis ne lâchent pas et même au contraire depuis qu'il est plus allumé, ils sont encouragés et viennent le soutenir encore davantage. À toute heure du jour et du soir, les amis viennent le voir. L'IRM est près de l'Université de Montréal et de Polytechnique. Plusieurs d'entre eux marchent pour venir faire un tour entre les cours ou viennent avant et après les cours. Quelle chance !

Les progrès sont constants ; il faut regarder ce qu'il a acquis et non ce qu'il reste à acquérir. Pour ceux qui ne le voient pas de façon quotidienne les progrès sont très visibles et c'est une période très positive et très bonne pour le moral.

C'était le début de la « grande remontée »
On ne savait pas où cela allait te mener...

François est connu de tous ; il est certes de loin le client ayant le plus de visiteurs. On lui donne le privilège d'utiliser la table de billard au premier étage, car il sait en prendre bien soin, il y en a une à la maison. Que de parties de billard il y a eu. Il tentait tant bien que mal de jouer à partir de sa chaise roulante. Plus tard, il pouvait jouer debout en se tenant contre la table. Tous y ont eu beaucoup de plaisir. L'IRM, c'est comme un chez soi et on tente d'y recréer une atmosphère familiale et je dois dire que c'est très bien réussi. La vie avec un jeune adulte est bien active, voire tumultueuse et ce fut de même à l'IRM ; vive la vie ! Les amis étaient bien polis, appréciés et faisaient eux aussi partie de cette grande famille.

De plus, au premier étage, il y a une salle communautaire avec une télévision et divers jeux. Alors, avec les amis il joue aux cartes, aux dominos et autres jeux qui le stimulent et le rendent plus « vif d'esprit ». Ses amis contribuent grandement non seulement à sa récupération mais aussi à préserver son moral. Quand les amis viennent, ils consultent son agenda et vont retrouver François là où il se trouve : il est au boulot... c'est le cas de le dire, tout un travail ! Même le soir avant ou après les partys ou les rencontres de groupe, les amis passent faire un tour comme ils le feraient s'il était à la maison.

Les thérapeutes et les parents ont eu un rôle important pour lui aider à garder le « moral », mais sans le support indéfectible et inébranlable de ses amis, il ne se serait jamais rendu aussi loin. Comme il me l'a souvent dit, le support de ses amis lui aidait à poursuivre les thérapies qu'il nommait parfois avec son air coquin :

Les travaux forcés !

Tout en sachant très bien que tous ces efforts étaient essentiels pour sa récupération.

Cigarette

Lorsque François commence à marcher de façon autonome, il peut circuler comme il le veut, dans l'unité et aussi dans le centre ; son bracelet antifugue a été enlevé. Il peut sortir à l'extérieur de l'édifice et là il commence à fumer avec les autres clients près de la porte d'entrée. Le voilà « accroché » à cette foutue cigarette, disant que c'est une bonne façon de socialiser. Malheureusement, malgré toutes les discussions avec lui, voire les menaces, la négociation, les promesses de toutes sortes s'il cessait, François fume toujours, pas moyen de le faire cesser. Un exemple flagrant de notre « autre » François qui antérieurement était « psychologiquement allergique » à la cigarette.

École à l'IRM

Au printemps, alors qu'il commence à reprendre « du poil de la bête » il parle constamment de retourner à Polytechnique. Alors l'équipe l'envoie d'abord en classe individuelle avec la professeure de l'Institut. François est quelque peu insulté car il fait des exercices de niveau secondaire. Toutefois, elle remarque évidemment ses difficultés et travaille plusieurs concepts avec lui.

Il progresse quand même rapidement et on s'aperçoit que ce programme ne lui convient vraiment pas. Autant en mathématiques, qu'en français et en géographie, il est un peu au-dessus de ses affaires. Plus tard on s'apercevra que ce n'est pas d'apprentissage dont il s'agit, mais tout simplement des notions déjà acquises, déjà maîtrisées et qu'il se rappelle très bien, sa mémoire ne faisant pas vraiment défaut quand ce sont des notions connues. François a conservé plusieurs facultés supérieures donc tout espoir est permis.

Arrive alors une orienteure, laquelle tentera de voir où il pourrait se diriger autant du point de vue scolaire que du point de vue travail. Et là, force est de constater qu'il n'y a rien au monde pour faire démordre François de retourner à Polytechnique. Après discussion, l'équipe se dirigera ultérieurement vers du tutorat à Poly de même que du travail avec une orthopédagogue.

Il y mettra énormément d'effort et d'ardeur.

Client externe à l'IRM

Graduellement, il gagne des forces et de l'endurance ; il voit ses amis et aime de plus en plus venir à la maison. Un soir à la fin mai, alors que je suis avec lui à l'IRM, je constate qu'il passe sa soirée au téléphone avec ses amis. C'est à ce moment que je me rends compte qu'il commence de plus en plus à penser que l'Institut ce n'est plus son « chez lui » et qu'il se sent prêt à réintégrer le nid familial. En juin, il demande son congé comme client « interne » pour devenir « externe ». Quel exploit ! Il est bien heureux.

Le 3 juin, il commence son externat à temps partiel. Il fera le voyage en taxi de la maison à l'IRM soir et matin à raison d'une journée la semaine du 2 juin, deux jours la semaine du 9 juin et trois jours la semaine du 16 juin et ainsi de suite. Dès la 3ᵉ semaine, il demande à revenir à plein temps à la maison.

Et puis arriva le jour tant attendu
Patient externe tu es devenu
17 juin 1999, date fort mémorable
Huit mois et un jour après cet accident inoubliable

À son arrivée en taxi ce premier jour d'externat, il est tombé dans mes bras et m'a dit :

« ENFIN ! »

Ce mot veut... TOUT DIRE !

Bref, une autre étape à franchir, celle-ci sera la plus longue et définitivement la plus ardue de toutes.

La réadaptation continue à plein temps ; tous les matins il part de la maison en taxi pour revenir à la fin de la journée. Au retour il est complètement épuisé mais tous s'accordent à dire qu'il a beaucoup plus d'endurance et qu'il est moins affecté à ce niveau que la moyenne des clients : quelle chance ! L'amélioration chez une telle personne n'est pas dépendante uniquement de sa motivation, les séquelles y sont pour beaucoup ; la volonté de s'améliorer ne suffit pas. Je dis que c'est une question de chance !

Il veut toujours que l'on organise plus d'activités car il désire vraiment s'améliorer, toujours dans le but de retourner à Poly.

Et là vers Poly tes yeux se sont tournés
Il n'y avait pas moyen de te faire changer d'idée

Les progrès furent très visibles pendant cette période et François avait de l'espoir. Pour lui, il fallait deux ingrédients à la recette de la récupération : le travail acharné et le temps, car il s'imaginait qu'avec le temps, les facultés perdues reviendraient tout comme une fracture guérit après plus ou moins six semaines. Il s'attendait que cela soit long mais

Il ne croyait pas au plafonnement.
Heureusement !

Vacances bien méritées

Au mois de mai et juin, ma mère vient à deux reprises nous rendre visite et voir François ; ces visites sont des moments très heureux pour nous trois. François et maman sont très proches, il est son premier petit-fils et elle a eu beaucoup de contacts avec lui depuis sa naissance. Nous avons pris ces deux fins de semaine en Estrie dans des petites auberges : un vrai plaisir. François taquine ma mère et lui dit qu'il a une nouvelle « coloc », qu'elle n'est plus très jeune mais qu'elle est « pas mal fine ». Il a beaucoup de difficulté à marcher surtout à cause de ses problèmes d'équilibre mais nous lui donnons un bon coup de main. Nous faisons des balades, surtout en auto, et prenons de bons repas qu'il apprécie énormément car il est constamment affamé. Il se rappelle encore les deux villages où nous avons dormi ces fins de semaine.

À la fin juin, nous passons 12 jours à San Francisco pour le mariage d'un ami rencontré à l'époque de nos études en Californie. François est épuisé, il prend son Ritalin tout le temps car il veut vraiment participer à tout, voir les amis, aller au restaurant. Il se couche sur la banquette arrière de l'automobile pour récupérer dès qu'il le peut et quand nous arrivons quelque part, il prend son courage, se lève et finit par participer à la plupart des festivités. Encore une fois, après tant d'années il se souvient d'endroits bien précis où nous avons mangé, des personnes visitées, détails qu'autant son père et moi avons fréquemment oubliés avant qu'il ne nous les rappelle.

François a une excellente mémoire des événements et des activités que nous avons à cette époque ; sa mémoire est tout à fait surprenante. C'est un atout fort intéressant et important car souvent la mémoire des événements récents est une des séquelles d'un TCC sévère. Certaines personnes reviennent d'une activité et le soir même ne se souviennent pas d'y avoir participé. Ce n'est pas le cas de François. Heureusement.

Un gros PLUS dans la balance !

Podiatre

À l'IRM, en mai, alors que la chaleur se fait sentir, François porte souvent des sandales et à quelques reprises dans les escaliers, il cogne le gros orteil du pied droit. Il souffre d'un ongle incarné que nous traitons au sel d'Epsom et eau chaude tel que suggéré. À la suite de plusieurs consultations médicales, il se fait finalement enlever l'ongle par un chirurgien qui l'avait opéré en phase aiguë. Et là commence la ronde des infections. Les médecins semblent incapables de le traiter et à bout de ressources le physiatre suggère qu'il consulte une podiatre. Le chirurgien avait enlevé la partie centrale de l'ongle, laissant les deux parties latérales, sources du problème dans son cas. Devant nous, elle engourdit l'orteil, enlève les deux morceaux d'ongle et le tour est joué. Très rapidement, l'ongle guérit. Que de problèmes, douleur, visites, traitements auraient pu être épargnés. Comment puis-je en vouloir à ce chirurgien ? Ce médecin était un de ceux qui avait contribué à lui sauver la vie alors qu'il était en phase aiguë.

Tuteur et orthopédagogue

Au mois d'août, les progrès sont suffisants pour qu'il retourne à l'École Polytechnique avec un tuteur. Puisque ses facultés cognitives supérieures sont en partie préservées, l'équipe espère qu'il puisse étudier quelque chose un jour, si ce n'est pas le génie, discipline reconnue comme étant exigeante et difficile soit possiblement un métier professionnel. Le représentant de la SAAQ est aussi de cet avis, car si François pouvait gagner une certaine autonomie, à long terme il dépendrait moins d'eux. Je dois dire que les deux représentants de la SAAQ ont été très proactifs, très centrés sur le client tout au long des quatre années et demie de réadaptation. Quelle chance ! Quel service !

C'est ainsi que commence une période de 10 mois avec tuteur à raison de quatre heures par semaine en plus du travail avec une orthopédagogue deux heures par semaine. Il est très fidèle à ses rendez-vous et fait ses travaux quand il y parvient ; la volonté est définitivement présente. À cette époque, il semble se rappeler plusieurs notions et pouvait souvent répondre aux questions du tuteur. C'est un bon début !

Progrès de François, en phase 2, étape par étape (Annexe C)

Afin de ne pas « alourdir » ce texte avec une foule de détails, j'ai mis en annexe plusieurs petits gains afin de démontrer à quel point chaque geste, chaque apprentissage doit être réappris graduellement. Pour que cela devienne un automatisme, évidemment ces gestes doivent être répétés, répétés et encore une fois répétés et je ne pourrais pas le dire assez souvent, encore une fois répétés jusqu'à épuisement. Et encore le lendemain on recommence et recommence.

Processus i...n...t...e...r...mi...n...a...b...l...e...

François a très bien collaboré et était surtout heureux malgré l'immense travail accompli et les efforts fournis. Il avait de L'ESPOIR alors que pendant les étapes suivantes il sera confronté à la permanence de ses séquelles.

Fin de la phase 2 à l'IRM : bilan pour les intervenants de la prochaine phase

En septembre 1999, soit 11 mois après l'accident, on le sent prêt à passer au Centre de Réadaptation Constance-Lethbridge pour entamer la phase 3 de la réadaptation. Les démarches sont entreprises et un mois plus tard, il change d'institution. Ce sont des adieux déchirants car l'IRM est devenu notre foyer et j'y ai définitivement passé plus de temps qu'à la maison ; nous nous sentons vraiment « comme chez nous » : les amis de François, la parenté et nos amis étaient toujours bien accueillis. Nous sommes retournés visiter les intervenants à plusieurs reprises mais quand on se rend compte combien la prochaine étape sera difficile, exigeante et accaparante, évidemment, nous n'avons pas pu maintenir les contacts avec les intervenants autant que nous le souhaitions.

Bilan des capacités et des séquelles

Bilan des capacités

- Est maintenant relativement autonome pour ses AVQ : douche, soins d'hygiène, habillement, tout en ayant besoin de rappels fréquents.

- Gère relativement bien son agenda.

- Quitte la maison sans aide : il met son réveil, se lève, déjeune seul (je lui prépare une liste de choses à faire) et il est toujours prêt à temps pour son taxi.

- Fait toujours attention afin d'avoir ce qu'il faut sur lui et dans son sac scolaire : argent, clé de la maison, livres appropriés, horaire de la semaine.

- Passe neuf heures par semaine à Polytechnique : trois heures dans un cours et quatre heures avec un tuteur. Sous peu, il aura de l'aide d'une orthopédagogue deux heures par semaine afin de l'aider à mieux se structurer à Poly.

- Passe environ six heures de plus par semaine à Poly à socialiser et à aller à la cafétéria en attendant son père. Puisqu'il ne peut pas voyager seul, le taxi fait les transferts entre la maison et Poly ou l'IRM le matin puis entre les deux institutions pour ses rendez-vous et à la fin de la journée il revient à la maison avec son père. Il ne peut pas revenir en transport en commun vu ses problèmes de motricité et d'équilibre.

- Va à l'IRM quatre fois par semaine, afin de poursuivre sa physio car il continuera avec ses thérapeutes quand il sera transféré, l'IRM étant plus près de Poly que le CRCL. Il est TOUJOURS au rendez-vous face à l'entrée principale autant à Poly qu'à l'IRM. Son taxi ne l'attend JAMAIS pour y aller ni pour revenir.

Bilan de ses séquelles

Plan physique

- Déglutition : difficile, salive difficile à avaler, doit arrêter de parler, avaler et puis continuer à parler ; incapable de faire ces deux activités en même temps soit parler et avaler sa salive ni marcher et avaler sa salive.

- Incapable de se mettre la tête sous l'eau dans la piscine sans s'étouffer.

- Voix : rauque malgré les deux examens qui ont démontré que ses cordes vocales sont normales.

- Aucune atteinte au niveau de la vue : trois examens par un ophtalmologue démontrent qu'il voit bien mais que le cerveau n'analyse pas bien les données. Le balayage visuel est encore bien difficile et il a donc de la difficulté à repérer un élément parmi plusieurs, que ce soit un nom sur une liste, ou une personne parmi d'autres.

- Équilibre : s'améliore constamment mais bien lentement. Il trébuche souvent, tombe fréquemment et a toujours plein de blessures partout.

- Endurance physique : s'améliore aussi mais bien lentement quoique l'énergie semble plus présente que son discours le laisse entendre. Il a un horaire chargé et le respecte, voire en demande plus. Son énergie est aussi proportionnelle à sa motivation, beaucoup plus d'énergie pour aller à Poly qu'ailleurs.

- Impression constante de fatigue, moins en soirée que le matin et le jour ; à mesure que la journée avance, il prend des « forces » et le soir venu il est passablement en forme.

- Capacité pulmonaire réduite : 4,2 litres sur un total de 5. Il a longtemps plafonné à 3,3 litres ; la physio la mesure rarement pour ne pas le décourager. Il lui est encore impossible de prendre une grande respiration.

- Force : un peu plus grande du côté gauche mais il y a de moins en moins de différence (il a été paralysé du côté droit et en début de réadaptation on croyait que ce serait permanent).

- Pied droit : contrôle moteur limité quoiqu'amélioré un peu depuis l'été ; il traîne le pied droit. Les thérapeutes veulent qu'on explore en ostéopathie... À suivre.

Plan cognitif

- Fonctions cognitives supérieures assez bien préservées ; il assiste comme auditeur libre à un cours de troisième année en génie et semble comprendre un peu ce qui se passe. Il est capable de faire des calculs complexes, par contre il est souvent incapable d'organiser sa pensée. Sa capacité d'apprentissage est limitée.

- Il utilise l'ordinateur souvent : parties d'échecs, courriels, Internet.

- Il n'a pas perdu les langues apprises, ni parlées, ni écrites ; sauf que sa capacité d'écriture est lente et sa capacité de lecture est aussi encore très diminuée. Mais au point de vue compréhension il est adéquat. Souvent c'est la capacité de concentration qui fait défaut.

- Certaines fonctions plus complexes sont difficiles pour lui, telles : l'organisation, la planification, les études et l'initiative. Il est vraiment du style

« *Grand parleur, petit « faiseur »* ».

- Mémoire : sa mémoire est quand même plutôt bonne. Il se rappelle tous ses rendez-vous, les messages reçus, les activités planifiées ainsi que les activités qu'il a fait depuis les derniers six mois. Par contre, si on change un rendez-vous de jour ou d'heure, il est porté à oublier le changement et seulement se rappeler du premier rendez-vous.

- Toutefois, sa capacité d'absorption est grandement diminuée. Il fonctionne bien s'il n'en fait pas trop. Il est vite surchargé.

- Son jugement n'est pas comme avant ; il a besoin d'encadrement, d'être dirigé, aidé ; il a peu d'initiative.

Plan social

- Il se tire relativement bien d'affaire en public, avec toutes sortes de gens. Il est très jasant et se sent relativement à l'aise malgré tout. À Poly, il parle aux étudiants, professeur et au personnel très facilement.

- Il appelle beaucoup ses amis et est assez capable de s'organiser pour les sorties sauf qu'il n'a pas la capacité de faire toutes les activités avec les amis car ils sortent trop TARD le soir pour ne pas dire la nuit. Il voudrait les suivre mais en est tout à fait incapable.

- Il est conscient de certains de ses handicaps et a constamment peur d'être étiqueté comme « handicapé ».

Plan affectif

- Au début tout allait très bien ; il était toujours encouragé car il croyait être mieux pour recommencer à Poly à la fin août et être comme avant. Tranquillement la réalité s'installe et au début septembre, il a été très déprimé. Maintenant, il a toujours un grand sentiment de tristesse au fond de lui, le sentiment de frustration l'envahit souvent car il se rend compte qu'il ne sera pas sous peu inscrit à des cours à Poly. Il se dit prêt à recommencer ses deux premières années si nécessaire, mais il veut absolument devenir ingénieur. Il est hors de question pour lui, pour l'instant, de devenir autre chose qu'un ingénieur.

- Les fins de semaine sont plus difficiles que les jours de la semaine. La semaine il est plus occupé depuis qu'il va à Poly ; comme il dit « Poly c'est ma vie ! » Le samedi il a tellement peur d'être seul, il se décourage si les amis ne lui téléphonent pas, il pleure, se trouve « poche », incompétent. Plus il perçoit ses limites et ses séquelles, plus c'est difficile.

- Une expression que François utilise souvent et qui exprime bien son état affectif.

« J'ai mal au cœur. »

- Les premières fois qu'il m'a dit cela je croyais qu'il était nauséeux, mais quand il m'a dit que ce n'était pas ce qu'il voulait dire, j'ai compris.

- Il est porté à rire assez facilement au moment opportun mais de façon exagérée au niveau de la « quantité », ce qui donne comme résultat qu'il a l'air un peu survolté.

- Il ne semble pas capable de créer de nouveaux liens affectifs avec les personnes de l'unité par exemple. Il s'en tient aux connaissances antérieures uniquement.

A.V.Q.

- Plus de difficulté pour les A.V.Q. que pour les choses dites « cognitives » où il peut consulter son agenda ; plusieurs oublis pour ses soins de base. Par contre quand il a une liste de choses à faire, soit vider le lave-vaisselle, mettre la table ou faire la salade; il le fait bien.

Divers

- Au plan sexuel, il est inhibé. C'est à la fois une chance et une bien grande tristesse.

- Par contre, il semble avoir perdu une certaine capacité de « retenue ». Il est très élitiste : pour lui, les personnes qui ne détiennent pas un baccalauréat ne valent pas cher, les personnes qui ne sont pas ingénieurs non plus.

Espoir de miracles en phase 3

Il vit présentement dans l'espoir d'une récupération complète car il a cette idée fixe qu'après deux ans de réadaptation il aura retrouvé son ancien « lui-même ».

Quelle utopie !

Parfois cela prend des rêves irréalistes et inouïs
Pour pouvoir survivre à... AUJOURD'HUI
Pour ne pas avoir peur du lendemain
Ce qui lui enlèverait son entrain !

CHAPITRE 4

Phase 3 : réadaptation axée sur l'intégration sociale et professionnelle, trois ans et demi, au Centre de Réadaptation Constance-Lethbridge

✳

L a phase 3 de la réadaptation se caractérise par l'apprentissage des tâches plus complexes permettant un jour, si possible, la réinsertion sociale de la personne handicapée. L'objectif de cette phase est axé sur « l'intégration socioprofessionnelle et la maximisation de la qualité de vie du client[7] ».

On se concentre sur le développement des habiletés nécessaires afin que le client puisse réintégrer le travail ou une activité bénévole si cela est possible en plus de toutes les activités reliées à la vie autonome (AVD) soit la gestion financière, la gestion de l'agenda, l'achat des provisions, la préparation des repas, l'entretien des vêtements, l'entretien ménager etc. et évidemment la sécurité dans l'exécution de chacune de ces activités. Chez François, il a fallu miser sur ces apprentissages en phase 3.

Tout un mandat !

À l'annexe F, j'énumère une partie de ces tâches selon le critère d'autonomie, d'autonomie partielle ou manque d'autonomie pour les accomplir.

---

7 Objectif pour cette phase au Centre Constance-Lethbridge.

Le transfert en phase 3 se fit doucement
Ce milieu tu as apprivoisé assez rapidement

Octobre 1999 : transfert au Centre de Réadaptation Constance-Lethbridge

La phase 3 se révéla un réel calvaire pour nous trois. L'équipe est tout à fait exceptionnelle mais François fait face à sa nouvelle réalité, celle d'apprendre à vivre avec les nombreuses séquelles permanentes. Les multiples évaluations effectuées donneront des résultats bien peu encourageants : incapacité de poursuivre ses études, d'accomplir un travail quelconque, de participer à des activités comme bénévole.

ET J'EN PASSE !

Je n'ai eu qu'un seul fils, mais il m'a fait vivre mille et une expériences. Pas toutes, je ne suis pas grand-mère, fort heureusement. Quoique je dois avouer que j'ai pleuré le jour où j'ai compris qu'il ne fallait surtout pas que je le sois. Un autre deuil à faire.

Premier anniversaire de l'accident, 16 octobre 1999

Les anniversaires d'événements tristes sont toujours difficiles à vivre ; évidemment j'anticipe cette journée avec beaucoup d'émotion. François vit à la maison depuis maintenant quatre mois, il est plutôt morose et triste. Finalement le grand jour arrive, Jean prend congé et nous partons nous balader en Estrie. C'est agréable mais aussi difficile, il fait très beau, on tente d'admirer les beaux paysages et les villages mais nous avons le cœur bien lourd ; le poids de la vie semble peser sur nos épaules. Toutefois, la tristesse s'estompe un peu quand nous dégustons les délices de la bonne cuisine de la région. L'appétit est toujours présent chez François et il savoure les bons repas avec plaisir.

Une collègue m'envoya ce courriel.

Bonjour Denyse !

J'ai lu ton courriel hier, et tu avais visé juste ! Cela m'a arraché le cœur ! Si cela me fait cet effet, je peux imaginer facilement ce que cet anniversaire te fait vivre. J'ai lu dans ton message les mots qui traduisent ton regard si réaliste de la situation. Mais en dessous de tes mots j'ai aussi senti toutes les émotions si souvent difficiles à décrire : fierté et admiration devant le courage et la persévérance de François, un certain désarroi devant ce nouveau François, beaucoup de tristesse en regard du fait qu'il ne reviendra pas et de l'impatience face à ceux qui se plaignent le ventre plein ! D'où peut bien venir la force d'accepter que notre vie soit autre, pas du tout celle pour laquelle nous avons été préparés. Un chemin aux antipodes de celui déjà parcouru, isolé de celui de l'ensemble des personnes qui nous entourent.

Ta force intérieure est mise à rude épreuve, n'est-ce pas, dans ce constat du premier anniversaire ? Je sens comme l'espoir être rapetissé par les limites physiques, intellectuelles et la lenteur de l'évolution. Il faut probablement changer de dimension pour ne pas être coincée par les critères d'évaluation. Je crois que le François qui émergera sera force et lumière. Il ne répondra pas à l'image prévue jadis par ses parents de l'adulte attendu. Il ira sûrement au-delà mais comme ailleurs ! Difficile à expliquer ce que je pense et ressens là-dessus !

Reste que, en attendant, faire son deuil du François connu n'est pas une mince affaire !

Tu es très courageuse, Denyse, et j'admire ta persévérance, ta volonté d'agir, ton ressort devant la difficulté. Je n'oublie pas et je salue la petite fille qui pleure en dedans et qui est sûrement très déçue, fatiguée et triste ; je pense aussi à la mère déchirée devant l'enfant qui souffre. Si je pouvais consoler ces deux-là !

En toute amitié

Danielle L.

J'ai écrit des segments du poème de l'avant-propos en hommage à François et à ses thérapeutes pour la fête organisée au CRCL afin de souligner le premier anniversaire de son accident.

Éducatrice, tuteur, orthopédagogue, nommez-en
Toute une brochette d'intervenants

Ce poème sera complété trois ans plus tard pour la fête organisée par les mêmes thérapeutes pour souligner la fin de sa phase 3 alors qu'il entamera la phase 4 et qu'il déménagera dans son appartement.

Équipe de réadaptation

Dans ce nouveau centre, François rencontre l'infirmière et le médecin de l'équipe. Plusieurs examens et bilans sont effectués mais à part son TCC et les séquelles qui en découlent directement, l'examen médical est normal. Les crises convulsives sont souvent une séquelle d'un traumatisme crânien. Heureusement il n'a jamais fait de convulsions et l'électroencéphalogramme (EEG) est encore une fois tout à fait normal.

Le médecin me demande donc de transférer son dossier à son médecin de famille. Voilà qu'à la clinique près de chez nous, je dois trouver un nouveau médecin : un défi de taille. Aucun médecin ne veut avoir un client de la SAAQ, non pas à cause de la rémunération mais à cause de la paperasse à remplir. Je me rappelle être revenue à la maison en pleurant tellement c'était décourageant. Faute de n'avoir jamais consulté notre médecin de famille depuis environ 8 ans, puisqu'il n'a jamais été malade entre ses visites annuelles chez le pédiatre pour le camp d'été, il n'a plus de médecin. Finalement, j'ai trouvé une « perle » huit ans plus tard.

Au CRCL, François rencontre S. éducatrice spécialisée, A. travailleuse sociale, S. psychologue et M. ergothérapeute. Il aura aussi à travailler avec une orienteure et parfois une autre psychologue de même qu'avec des physiothérapeutes mais les trois premières resteront les piliers de l'équipe et travailleront avec lui tout au long de son très long séjour dans ce centre.

Là aussi les thérapeutes ont su relever le défi
Compétence, sollicitude font partie de leur p.i.

Le but est que François devienne le plus autonome et indépendant possible. Encore du pain sur la planche ! Lui qui ne fait que des choses très simples. Comment entrevoir qu'un jour il pourrait avoir son propre appartement ? Il ne faut surtout pas lâcher. François nous parle de ses objectifs de façon très précise : il veut habiter un jour en appartement, et surtout pas un appartement supervisé.

Automne 1999 : cours de basse électrique (guitare)

Il recommence ses cours de basse électrique à raison de 30 minutes par semaine et il est bien content. Il aime bien son nouveau professeur qui lui dit qu'il est bourré de talent ; évidemment François se sait moins habile. Il s'exerce un peu mais se trouve très « poche » ; il commence à trouver cela de plus en plus difficile et parle de cesser. Souvent l'excuse de la « grande fatigue » sert à cesser une activité qu'il trouve trop difficile. Il s'attriste de ne pas retrouver le plaisir d'antan. Il jouait beaucoup et grattait constamment sur sa basse ; jamais nous avions besoin de lui suggérer de s'exercer, c'était tout juste s'il ne couchait pas avec l'une de ses trois basses. Évidemment, il ne peut plus joindre son groupe de musiciens n'ayant vraiment pas les capacités de jouer adéquatement.

Octobre 1999 : consultation en homéopathie et acupuncture

Je connais un homéopathe aussi acupuncteur qui accepte de suivre François pour tenter de l'aider au niveau de sa fatigue entre autres. Les membres de l'équipe interdisciplinaire sont tout à fait d'accord avec cette démarche, d'autant plus qu'il a cessé le Ritalin et que l'Aricept, en plus d'avoir plusieurs effets indésirables importants, ne donne pas les effets escomptés.

Cela use, cela use,
Cela use... les souliers !

La première entrevue avec ce professionnel a lieu le 27 octobre 1999. François accepte que j'assiste à cette première rencontre afin qu'il puisse effectuer un bilan. Jamais je n'ai été témoin d'un questionnaire aussi approfondi. L'entrevue a duré plus de 2 h 30 ; les questions sont « pointues ». Il explique à François les raisons de plusieurs de ses séquelles importantes et moins importantes dont ses goûts bizarres pour les cornichons et les olives à titre d'exemple, lui qui détestait les olives. Le goût et l'odorat sont grandement altérés après un TCC.

On lui prescrit des granules homéopathiques mais pas d'acupuncture. François a toute l'énergie nécessaire pour entamer un horaire très chargé. Les membres de l'équipe notent le nom des granules, car tous furent surpris des effets bénéfiques sur François.

En vue de la prochaine visite à la fin novembre, l'homéopathe nous demande de noter les améliorations. François et nous de même notons la courbe d'amélioration très « abrupte » pour utiliser les mots de François :

– *déglutition : il ne s'étouffe presque plus et arrête beaucoup moins souvent de parler pour avaler sa salive ;*

– *endurance : amélioration très notable ; il se fatigue moins, ses journées sont plus longues et il se couche plus tard ;*

– *pied droit : commence à se « dégourdir » et l'on constate que sa cheville est un peu plus mobile.*

Les améliorations durent environ trois semaines ; la quatrième semaine, il ressent une baisse d'énergie très notable. L'homéopathe ajuste la dose. Mois après mois, vers la troisième semaine, il ressent toujours la même baisse d'énergie et après chaque ajustement il se sent mieux.

Ce traitement s'est révélé, contre tout espoir même quasi en désespoir de cause, très bénéfique.

Un essai en acupuncture n'a pas donné les résultats escomptés. Après le traitement, il ressent un « down » suffisamment important pour ne pas continuer à explorer cette alternative. Le thérapeute n'est pas convaincu des bienfaits, mais à cette époque François veut tout essayer tellement il veut prendre du mieux. Alors pour ne pas le contrarier, le traitement est tenté mais il décidera de ne pas répéter l'expérience.

Et là j'y ai trouvé
Beaucoup de subtilités
Au niveau des changements
Qui demeurent encore constants

Fin novembre 1999 : première sortie seul en transport en commun

Un des premiers buts de François est de pouvoir circuler seul.

Même ton nouveau chauffeur de taxi
De l'équipe il faisait quasi partie

Son équilibre est tellement fragile que cela nous fait tous bien peur, y compris lui-même. Alors avec son éducatrice ou avec son ergothérapeute, il circule dans les autobus et le métro pas loin du Centre ; il s'entraîne à se faufiler dans la foule afin d'éviter le plus possible de se faire heurter, voire effleurer. Finalement il participe à un souper de l'Association Québécoise des Traumatisés Crâniens (AQTC) avec son éducatrice ; ils s'y rendent en autobus et métro. Au retour, il est prévu qu'il prenne le métro seul pour revenir à la station Namur, boulevard Décarie ; nous l'y attendrons. Cela implique un transfert à la station Berri-UQAM.

Nous l'attendons donc au coin sud-ouest de la station tel que convenu. Il fait noir et froid en ce soir de novembre et je m'inquiète. Tout à coup j'aperçois mon petit frisé qui se pointe exactement au bon coin et à l'heure. Quel exploit !

> *Motricité fine, équilibre, vitesse d'exécution*
> *Déplacements dans les diverses stations*
> *De métro et active participation*
> *Aux activités. Quelle amélioration !*

À partir de ce moment, il commence à se promener en autobus dans notre quartier pour aller au centre commercial prendre un café et revenir, puis c'est vers la bibliothèque ou la piscine qu'il se dirige ; cela implique un transfert d'autobus. Quelque temps plus tard, il commence à revenir seul à la maison après ses rendez-vous au centre de réadaptation.

> *Il est vrai que lorsque je te regarde fiston*
> *Je constate une plus lente évolution.*
> *Mais je dois aussi avouer*
> *Que j'ai appris à te regarder*
> *AUTREMENT !*

Décembre 1999 : premier plan d'intervention avec l'équipe

La rencontre pour le premier plan d'intervention a lieu à la mi-décembre. Voici ce que j'ai écrit dans mon journal à ce sujet.

> *Nous avons bien apprécié les discussions lors de la rencontre avec les divers intervenants impliqués dans la réadaptation de François. Nous avons eu réponse à nos questions et entrevoyons la prochaine étape avec toute la détermination nécessaire pour aider François à cheminer vers ses objectifs. Nous sommes toutefois bien réalistes et voyons que ses capacités cognitives sont aussi très amoindries et qu'il devra s'adapter à... On ne sait au juste quoi... dans l'avenir... Nous vivons au jour le jour*

et ne regardons pas trop loin devant nous et cela devient bien
« vivable » si je peux me permettre cette expression.

Hiver 1999-2000

Il commence à participer à des activités de l'AQTC avec son éducatrice spécialisée : souper, parties de quilles ; il est occupé et content.

À Poly, il est heureux des cours ainsi que des activités avec son tuteur. Quoiqu'il traîne ses livres et son sac d'école, il étudie peu, prend peu de notes ; à un moment donné, il se rend compte qu'il a besoin de 100 % à son dernier examen pour réussir sa session. Quelle déception ! Et le voilà qui me dit :

> *« J'ai commencé en lion. Cela a failli finir en "queue de poisson". Mais ne soyez pas surpris, cela finira en lion. »*

L'espoir est encore au rendez-vous. Dure réalité ! Il me dit souvent : « Poly c'est ma vie, je préfère être un PPS (permanently paid student) que sur le BS ».

Printemps 2000, les revers de l'indépendance

Au printemps 2000, il prend donc seul les transports en commun malgré quelques incidents mineurs de parcours. Nous sommes toujours « de garde » et nous l'avons dépanné de rares fois. Dans le transport en commun, il y a beaucoup de contacts physiques avec les usagers ce qui contribue à lui faire développer son équilibre. Je n'avais jamais remarqué combien on se fait bousculer dans les moyens de transport publics.

François se promène partout en ville pour ses multiples rendez-vous et pour aller aux quilles avec les membres de l'AQTC. Au retour, il s'arrête à la station Berri-UQAM où il rencontre des vendeurs de marijuana. Cet hiver, il a commencé à consommer de la marijuana, on ne sait à quelle fréquence mais les effets sont dévastateurs, Le sujet est difficile à aborder avec lui et il ment constamment. Il est convaincu qu'il doit consommer de la bière ou de la « mari » pour augmenter sa tolérance. Impossible de le raisonner. Alors il revient à la maison parfois dans un tel état qu'il franchit difficilement le seuil de la porte tellement il est ivre ou « gelé » ; il ne lui en faut pas beaucoup pour lui enlever ses moyens. Parfois il fait un dernier bout de chemin à pied, au lieu d'attendre le prochain autobus ou de nous téléphoner. Il espère ainsi que nous serons couchés et que nous ne verrons pas ses déboires.

En mai, sa travailleuse sociale et son éducatrice spécialisée viennent nous rencontrer tous les trois à la maison. Elles désirent confronter François devant nous quant à sa consommation. Il est au courant de la teneur de cette rencontre et n'est pas fier de lui. Il ne veut pas cesser et rien ne semble pouvoir le ramener à la raison. Il dit oui et ne fait que se conformer à nos souhaits. Il dit se sentir mieux quand il ne consomme pas car après un joint ou une bière de trop, il est déprimé.

Il semble que la dépendance soit fréquente chez les personnes atteintes d'un TCC ; il est difficile d'en discuter avec lui car son jugement est tellement altéré que parfois ses arguments n'ont aucun sens. Il doit gagner de l'autonomie, toutefois quand il revient le soir à la maison, il titube et tombe partout. Il m'est arrivé d'aller à sa rencontre quand il nous téléphonait et de le voir sur le trottoir, tomber, se relever et parfois retomber. L'hiver fut très difficile !

Heureusement il s'en tient à la marijuana, mais l'effet est décuplé chez lui. Cette dépendance ne se guérira pas. Rien ne semble pouvoir en venir à bout : discussions, petits accidents, incidents divers, cure de désintoxication, thérapies pendant plus de trois ans avec une psychologue et trois rencontres avec deux psychiatres. Les diverses recommandations ne le touchent pas. Nous sommes entraînés dans un monde de mensonges, de tricheries, de même que de petits vols à l'étalage. Je sais qu'il vole du vin entre autres, peut-être pour l'échanger contre un joint. Difficile à prouver ; nous tentons de lui laisser peu d'argent comptant mais il parvient toujours à s'acheter de la drogue.

Malgré tout cela, il progresse bien et ses progrès nous aident à continuer car il a encore bien du « chemin » à parcourir si un jour il veut vivre seul en appartement. Est-ce réaliste ? Est-ce possible ?

Au début je ne pouvais que constater
Les pas de géants que tu avais effectués
Sur tous les plans tu t'améliorais plus avant
Alors que maintenant ce sont des raffinements

27 juin 2000, notre trentième anniversaire de mariage

De nombreux amis dont Véronique viennent souper. Il est bien heureux ; les jeunes se baignent et ils l'ont aidé à nager ; finalement il parvient à faire une longueur de piscine. Il est tellement content qu'il en fait 19 autres au crawl et une longueur sous l'eau. Quelle amélioration ! Tout cela évidemment pour épater la « galerie ».

Le repas est bien agréable, mais je ne peux m'empêcher de penser à notre 25e anniversaire alors que notre vie allait bien, que nous avions fêté avec ma famille. Cette fois, je suis « attachée » à la cuisinière, mon père est en hébergement, ma mère incapable de venir seule vu son état précaire ; je ressens une certaine solitude malgré toute cette activité. Je m'en promets pour mon 40e, question de fêter ! Il y a plus de 20 mois que je suis à « plein temps » dans ce processus interminable de réadaptation. J'ai le cœur gros car j'ai aussi le sentiment que François « bousille » une partie de ses progrès en consommant de la drogue et je ne vois pas d'issue.

Été 2000, premier été en phase 3

François vit toujours à la maison, un taxi vient encore le chercher pour chacune de ses activités autant au Centre de réadaptation qu'à Poly. Il est très occupé mais commence aussi à sentir que cela n'avance pas aussi vite qu'il le voudrait, et que le temps en effet n'arrange pas tout, seulement certaines choses. L'été à Poly est beaucoup plus tranquille car il n'y a que les étudiants à la Maîtrise et au Doctorat. Il est quasi « seul » à arpenter les corridors vides. De plus, il commence à en avoir « marre » de la physiothérapie ; il est fatigué et un peu découragé par la lenteur de ses progrès.

Pour comble du malheur, il est incapable de faire de la bicyclette seul car il ne peut pas coordonner à la fois son équilibre et regarder devant : un vrai « danger public ». Après de multiples chutes, il accepte à grand regret de reporter ses essais à l'an prochain.

Le tutorat à Poly cesse en été, ce qui le déçoit. Le rapport du tuteur montre qu'il ne peut absolument pas suivre des études à ce niveau. Il est incapable de faire des liens et des calculs complexes ; au début il y parvenait car il utilisait sa mémoire. Selon les études, les capacités mathématiques sont les facultés les plus rapidement perdues lors d'un traumatisme crânien. Heureusement, il a quand même conservé d'excellentes capacités de calcul mental, de notions des chiffres et même une bonne logique au niveau des mathématiques.

L'équipe lui suggère un séjour dans un camp en Estrie pour les personnes handicapées. L'accueil est fort chaleureux et à l'entrevue, il est tellement « performant » que la dame a peine à croire qu'il est aussi lourdement « handicapé ». Il répond aux questions avec brio, se présente fort bien et l'a impressionnée avec son anglais, son espagnol et aussi par ses capacités mathématiques. À quelques reprises, il l'a corrigée très rapidement et spontanément au sujet de la durée des séjours. A titre d'exemple, quand elle lui a dit qu'un séjour de 10 jours commençait un samedi pour se terminer un mardi, il l'a reprise IMMÉDIATEMENT pour dire qu'il se terminait un lundi et non un mardi.

Lui trouver un groupe approprié fut ardu : les personnes lourdement handicapées intellectuellement sont plus mobiles pour certains jeux et pour la natation mais elles peuvent regarder le même film deux soirs de suite sans s'en apercevoir. Par contre ceux qui sont lourdement handicapés physiquement sont souvent plus « allumés » mais sont incapables de faire quelqu'activité que ce soit. Il a fait deux séjours et a préféré de loin ce dernier groupe plutôt que celui des campeurs, car il pouvait discuter. C'est valorisant car ces jeunes n'ont d'yeux que pour lui. Il a plus tendance à se tenir avec le personnel, se liant même d'amitié avec un jeune étudiant, travailleur d'été, qui viendra à quelques reprises dormir à la maison lorsqu'il sera en visite à Montréal.

Pendant ce premier séjour au camp, mon père décède subitement le 11 juillet. Je pars au milieu de la nuit pour aller rejoindre ma mère, apportant avec moi tout ce qu'il faut pour les circonstances. Jean va rejoindre François ce jour-là, s'occupe de fermer la maison puis les deux hommes viennent me rejoindre le lendemain.

À cette époque, François est encore très dépendant de nous deux. Il n'aime pas ce fait, il veut être plus autonome sans y parvenir. Il est souvent découragé, pleure, menace d'en finir avec ses jours : multiples consultations, périodes de crises de plus en plus fréquentes. Il ne faut pas le laisser seul le moindre instant. Il parle de se jeter devant les voitures du métro ou sur l'autoroute Décarie à partir d'un viaduc. Quel été !

Tout à fait épuisant !
Pour ne pas dire... usant !

Automne 2000: descente aux enfers et poursuite de la réadaptation

L'automne se passe mieux que l'été, car les cours ont recommencé à Poly. L'équipe le convainc d'être auditeur libre deux matins par semaine ; il dit qu'il se remettra dans le bain et que la prochaine session il pourra s'inscrire. Sinon, il va trois fois par semaine en physio et deux jours par semaine en réadaptation : ergothérapie, psychologie et travail social.

Cela ne finit jamais !

Puis à la fin octobre, il demande de cesser la physio avec l'accord des thérapeutes. Il n'en peut plus : deux ans de physiothérapie intensive. Il en a marre ! Depuis environ six mois, il va à la piscine à l'occasion et, je l'ai déjà dit, a tenté de faire de la bicyclette.

> *Fréquemment je constate une nouveauté*
> *Qu'avant tu ne pouvais pas effectuer*
> *Et c'est là qu'on se rend compte à quel point*
> *C'est complexe un être HUMAIN*

François a eu deux épisodes de dépression assez importants. Le premier en septembre, alors qu'il voit qu'il ne peut pas s'inscrire à Polytechnique et le second à la fin octobre, après le deuxième anniversaire de son accident. Pendant tout ce temps, le chiffre « magique » de deux ans, durée habituellement maximale de réadaptation, lui servait de phare.

Il parle alors de la mort, du suicide, des façons de se donner la mort. Le 21 octobre il fait une fugue de quatre heures environ. Il se rend au centre-ville dans une agence de voyages pour acheter un billet d'avion pour Londres. Sans passeport, on lui a évidemment refusé. Il a donc retiré de l'argent de son compte en banque, a pris un taxi pour l'aéroport, fait une autre tentative d'acheter un billet d'avion pour l'Europe. Il nous a alors téléphoné disant qu'il voulait retourner à Londres et Amsterdam avant de mourir. Il nous avait laissé cette note sur son pupitre :

> *Je ne sais pas pourquoi je ne suis pas mort dans cet accident, la mort étant vraiment bien moins pire que cette vie minable qui m'accable profondément. J'ai mis énormément d'efforts et de labeur pour retrouver le « moi d'avant » mais, hélas, IL NE REVIENDRA JAMAIS. J'en suis bien triste.*
>
> *Je sais que je vais vous faire bien de la peine mais je n'en peux plus de VIVRE et je préfère de loin la mort que de poursuivre cette foutue vie ! De me laisser aller... c'est justement de m'AIMER !*
>
> *Je vous aime ! Votre fils*
>
> *François*

Quelle lucidité, quelle tristesse ! François est très serein face à la mort et il est prêt à « partir ». Il n'accepte pas sa situation et ne voit pas comment la vie peut être intéressante. Évidemment, ce n'est pas facile à accepter mais s'il décédait je crois qu'il serait soulagé de ses malheurs, une certaine forme de libération. Évidemment son texte et ses propos m'ont hantée longtemps. Encore 12 ans plus tard en relisant ces lignes, j'ai la larme à l'œil. Pour moi, la seule façon de réaliser son vœu serait de :

« Partir avec lui »... Hélas !
Je n'en ai jamais eu le courage !

Toutefois, plusieurs fois, je me suis vue étendue sur son lit à ses côtés, les bras entrelacés, tous deux intoxiqués à tout jamais.

Enfin la paix ! La sainte paix !
Mais...

Combien de fois pendant ces années ai-je pensé à Robert Latimer qui a «...» sa jeune fille lourdement handicapée. Comment un parent peut-il quotidiennement voir, vivre, participer à cette douleur humaine ? Au début décembre 2007, alors qu'on a refusé à cet homme sa liberté après avoir purgé une peine de 10 ans de prison, j'ai vécu une semaine éprouvante. Comment peut-on juger cet homme sans avoir vécu ce qu'il a vécu ?

La frustration de François est encore parfois bien grande et il ne faut pas trop le brusquer ni le presser. Lors de ces périodes dépressives, il devient très impulsif, impatient et susceptible. La vie devient infernale. Vivre avec lui au quotidien,

C'est tout simplement... l'enfer !

Évaluation des capacités de poursuivre des études ou de travailler.

Il a passé toute la dernière année à Poly avec un tuteur en génie (5-6 heures/semaine) et l'hiver avec une orthopédagogue (3 heures/semaine). De concert avec ces spécialistes, le CRCL poursuit une longue expertise, de façon intensive, avec un orienteur, une orthophoniste et une deuxième éducatrice spécialisée.

> *On ne peut pas dire qu'ils n'ont pas donné la chance au coureur !*

Tous se rendent compte que François est incapable de poursuivre des études en génie pas plus que des études de niveau collégial ou secondaire.

Sa mémoire étant bonne, il se rappelle de ses apprentissages antérieurs ; c'est ce qui le rend intéressant au niveau des discussions, car il a de bonnes connaissances générales autant au niveau des études que dans des domaines tels la philosophie, l'histoire, la géographie, les voyages. Il écoute toujours les nouvelles avec nous le soir et se tient au courant de l'actualité souvent mieux que mes étudiantes au collège ou à l'université.. J'en suis souvent surprise !

Lors de la réunion équipe-famille qui suit cette longue évaluation, on explique à François qu'aucun autre effort ni argent ne sera mis par le centre de réadaptation pour la poursuite de ses études. Cette nouvelle est dévastatrice, il est atterré. Il tient encore beaucoup à Poly et décide donc de poursuivre ses études comme auditeur libre ce qu'il fera encore plusieurs années.

Même chose du côté travail, après de multiples essais et diverses évaluations, dont un projet de 20 jours dans un atelier en électronique et électricité (sa sphère d'intérêt car il étudiait en génie électrique) il se révèle incapable d'assumer une tâche de travail même minime.

« Incapacité totale de poursuivre des études même au niveau secondaire ou à travailler sur le marché du travail de façon compétitive »

L'espoir s'est écroulé... comme un château de cartes !

Les thérapeutes l'accompagnent tour à tour au mini-centre CRCL de l'ouest de l'île qui est à un coin de rue de notre domicile pour une première expérience de bénévolat. On tente de lui faire accomplir diverses tâches simples tel qu'accueillir les clients et les diriger vers les services demandés, mais il peut à peine accomplir cette tâche pendant plus de 10 minutes. Il ne peut faire plus d'une chose à la fois. À titre d'exemple, alors qu'il dirige une personne vers le service de physiothérapie, si une autre personne lui demande où sont les toilettes, il fait une sainte colère. Trois thérapeutes font face à cette évidence.

Et les ateliers de travail « dit protégés » sont vraiment axés sur les personnes atteintes d'une déficience intellectuelle. Ce qui n'est pas non plus adapté pour lui.

Les mois qui suivent seront difficiles pour nous tous, car François est complètement découragé. L'équipe entière le suit de très près et nous aussi.

Il n'est jamais laissé seul.

Hiver 2001: ostéopathie, permis de conduire et ski

Son pied droit traîne toujours et sa démarche est toujours chancelante. Je suggère donc à l'équipe que François pourrait consulter une ostéopathe comme me l'avait déjà suggéré l'équipe de l'IRM.

La première visite d'évaluation a lieu le jeudi 25 janvier. François constate que cette personne a bien évalué ses difficultés au niveau physique. Quinze ans plus tôt, cette femme a subi un accident d'auto et a été dans le coma pendant deux jours. Elle comprend bien François. L'annexe E contient la synthèse de cette évaluation de 90 minutes.

Elle lui propose un plan de six traitements, une réévaluation puis possiblement six autres traitements. Elle lui suggère aussi certains exercices pour améliorer sa condition physique : force et démarche. Elle a été instructeur de natation et sauveteur à la piscine de Dollard-des-Ormeaux et connaît les gens que François a côtoyés pendant ses années à cette piscine, ce qui le rassure. Les exercices se feront donc en piscine.

1. marcher dans l'eau pour renforcer sa cheville;

2. nager avec une «planche» afin de faire travailler sa cheville;

3. essayer de nager seulement avec le bras et la jambe gauche pour augmenter sa force.

Elle lui prépare en plus un tableau d'exercices à effectuer hors de l'eau. Il doit, quotidiennement, inscrire dans la colonne le nombre de fois que les exercices ont été exécutés. Je suis encore une fois mise à contribution ; je lui propose de faire certains des exercices dans l'autobus ou le métro. Il collabore très bien. Cela implique donc que nous pratiquons les exercices ensemble afin qu'il les apprenne et puisse les faire seuls.

Dates	Pieds : dorsiflexion	• Marche sur les talons • Déroule le pied : talon, plante et orteils	Marche de chaque côté d'une ligne droite en regardant droit devant	Natation: • marche dans l'eau • planche	Bicyclette
26 jan					
27 jan					
28 jan					

Quelques semaines plus tard, il commence ses traitements à raison d'une fois par semaine en fin de journée, les jeudis. Puisque le traitement le fatigue, il profite du lendemain pour se reposer, son horaire étant plus allégé.

L'ostéopathe travaille sur la chute du pied droit : elle manipule graduellement les muscles raccourcis pour les encourager à s'étirer et s'allonger, après les avoir longuement réchauffés. Résultats spectaculaires après seulement trois traitements, lors des exercices passifs, il peut déjà ramener sa cheville au même angle que la cheville gauche. Il est déjà capable avec effort de maintenir sa cheville en position lorsqu'elle n'est pas aidée manuellement. C'est fort encourageant !

Elle manipule aussi sa nuque afin de dégager les tissus mous et tout cela a un effet jusqu'aux pieds. Sa démarche s'améliore de façon notable. Autant les proches que les thérapeutes voient les résultats : ils sont évidents. La manipulation des tissus mous à la base du crâne et du cou (première vertèbre cervicale) améliorera son équilibre et permettra un relâchement de la tension dans les muscles entourant les arcs vertébraux. Un des centres de l'équilibre se trouvant dans le cervelet, en améliorant la circulation et en libérant les tensions, il y a des gains notables réalisés au niveau de l'équilibre. J'en apprends à tous les jours.

Elle manipule aussi très délicatement la cicatrice de la trachéostomie qui est pleine d'adhérences. Ces manipulations affectent tellement la circulation sanguine que rapidement la coloration de la peau devient rouge, du cou jusqu'à la ligne des cheveux. Effets étonnants : déglutition facilitée, moins d'étouffements et aussi légère amélioration au niveau de la voix. Quelques rendez-vous chez cette professionnelle donnent des résultats presque spectaculaires au niveau des séquelles considérées comme définivites.

En fin de traitement, elle a travaillé sa cicatrice abdominale, afin de l'assouplir et par le fait même d'assouplir les adhérences intestinales.

Cette très longue expérience de réadaptation nous force à regarder différemment notre façon de concevoir la santé, la médecine, de même que les différentes approches moins conventionnelles. Autant en ostéopathie qu'en homéopathie, les expériences ont été fort positives avec des résultats très probants, très visibles, perçus non seulement par les proches mais aussi par l'ensemble de l'équipe thérapeutique.

Son endurance s'améliore constamment. Dernièrement il a fait une excursion à pied : il est monté et redescendu du Mont-Royal avec les gens de son centre de réadaptation. À la fin de l'après-midi, il est allé jouer aux quilles et est revenu chez nous à minuit après avoir pris 2 métros, 1 autobus et marché 45 minutes. Le lendemain, il s'est levé tôt pour aller faire une randonnée au parc d'Oka avec un groupe de l'AQTC. Jamais il n'aurait pu faire autant auparavant et surtout pas deux jours consécutifs.

Au début de février, il reçoit les documents pour le renouvellement de son permis de conduire ; incroyable ! Mais c'est un autre département de la SAAQ. L'ergothérapeute lui explique qu'il peut remplir les papiers et qu'il sera remboursé s'il ne réussit pas le test. Alors le 15 février, nous nous rendons au bureau de la SAAQ et il est enchanté d'avoir son nouveau permis. Il m'a dit en ces mots exacts : « Tu sais je ne conduirai peut-être jamais, but it's sure good for the show and tell ». (Cela fait bonne figure auprès des gens).

Pour avoir le mot juste, on peut dire qu'il l'a ! Malheureusement pour lui, heureusement pour nous et les autres, il ne peut pas réussir le test de conduite automobile quoiqu'il ait réussi au préalable les tests théoriques et pratiques sur simulateurs. Il est incapable de gérer tous les stimuli visuels lors d'un examen pratique. Quand il reçoit cette lettre l'informant que son permis de conduite automobile n'est plus valide et qu'il doit être détruit, il la lit, et évidemment pleure et hurle de rage. Nous tentons de le distraire en allant manger au restaurant ; nous avons le cœur bien lourd tous les trois, tout en sachant que la lettre est tout à fait adéquate.

Au retour à la maison, il oublie la lettre dans l'auto, je la cache dans mes papiers et il ne nous en reparlera jamais. Toutefois il ne détruit pas son permis tel que demandé, mais quelques semaines plus tard, il le perdra quand il se fera voler son portefeuille par un passant, un soir en revenant à la maison.

En février, son éducatrice vient le chercher à la maison à plusieurs reprises pour l'amener faire du ski sur la colline tout près et puis elle ose l'amener au mont Saint-Bruno où il se débrouille relativement bien. IL JUBILE et est tellement heureux ! Je vais skier plusieurs fois avec lui cet hiver-là en espérant qu'il oublie un jour de me demander d'y aller car je le trouve quand même un peu dangereux, autant pour lui que pour les autres. Je me demande constamment comment il fait pour négocier le remonte-pente mais il y parvient de façon surprenante. Les années suivantes, il n'a plus jamais parlé de skier.

Séquelles, séquelles
Il y en a toute une kyrielle :
Problèmes de mémoire, compréhension, rétention,
Jugement, initiative et organisation

Il continue à consommer lors de ses sorties et la discussion sur le sujet est bien difficile. C'est la même chose pour la cigarette.

Sa déglutition, sa coordination ainsi que la marche continuent à s'améliorer mais les changements sont très subtils. Il est encore bien gauche dans ses gestes qui demeurent saccadés, pas toujours bien contrôlés. Il n'est pas habile, sa motricité fine laisse beaucoup à désirer et cela le fâche car il s'en rend compte.

Une des séquelles difficiles à gérer reste son impulsivité, il s'emporte facilement, est « soupe au lait ». Incapable d'écouter s'il est occupé à autre chose, il répond brusquement dès qu'on lui parle même si c'est de façon bien gentille. Il est tout à fait imprévisible.

À titre exemple, l'autre jour alors qu'il était à l'ordinateur dans le bureau, je lui ai tout simplement demandé de venir souper quand il aurait terminé ; il a répondu « OK » sur un ton tellement « impatient » que j'en ai eu les larmes aux yeux.

Les intervenants du centre de réadaptation sont venus à la maison à plusieurs reprises cette dernière année pour nous aider à mieux gérer cette impulsivité, à mieux agir avec lui car il est aussi important de lui signifier que le comportement n'est pas approprié tout en ne le blessant pas : ce n'est pas du tout évident.

Printemps-été 2001

Après plusieurs séances d'entraînement avec son ergothérapeute et avec son père, il maîtrise à la fois son équilibre sur la bicyclette tout en regardant où il va. Ce n'est pas parfait mais il survit, ne se blesse pas ni ne blesse les autres. Il se promène donc partout dans le quartier et dans les parcs avoisinants, ce qui lui donne une grande impression de liberté et lui permet d'aller visiter ses amis et de se promener à sa guise.

Automne 2001, dernière chance de bénévolat : Projet Air Canada

Finalement après plusieurs tentatives, son éducatrice lui trouve un poste de bénévole chez Air Canada ; un deuxième essai puisque le premier en « atelier » d'électricité ne fut pas un succès. Une fois tous les documents de sécurité remplis, les préparatifs effectués, il se rend trois matins par semaine, pour classer des documents. Évidemment, il ne se voit pas du tout comme « commis » de bureau. Le projet dure 20 jours mais après 13 jours, un midi, il fume un « joint » devant le directeur et... se fait mettre à la porte. C'est exactement ce qu'il voulait.

Tant d'efforts ont été mis pour ce projet et pourtant ! Le milieu était bien réceptif, le travail à effectuer lui permettait d'aller à son rythme et il n'était pas dérangé par les autres personnes du bureau mais... il n'a pas collaboré !

Rien ne remplacera pour lui la profession d'ingénieur.

Automne 2001 : l'impasse.
Il faut aboutir à « quelque chose »

Le soir du 11 septembre 2001, soirée fort mémorable au niveau mondial, ma mère a fait un AVC ; dès les premiers symptômes, elle me téléphone et je lui dis d'appeler l'ambulance car je ne peux pas me rendre chez elle rapidement. Elle a conduit les 700 mètres pour se rendre au petit hôpital et a laissé sa voiture en face de l'entrée principale. Quelqu'un l'a vue et est venu à son aide. Ma mère est hospitalisée tout l'automne jusqu'à la veille de Noël dont un certain temps en réadaptation à Macamic. Il m'est arrivé de partir de la maison pour passer à son domicile dans le Témiscamingue pour prendre des choses dont elle avait besoin à la maison, aller à Macamic et le surlendemain revenir à Montréal : quasi le tour de la province car pour aller chez elle je longe la rivière des Outaouais via la transcanadienne et pour revenir de Macamic je passe par la réserve de la Vérendrye. La fatigue m'envahit à cette période de ma vie.

François veut aller vivre ailleurs, si possible en appartement. C'est son désir le plus profond. Le défi est de taille ! Comment y arrivera-t-il ? Quel autre choix a-t-on ?

> *Mais au fond celui qui n'a jamais lâché*
> *C'est François ! Tu m'as vraiment épatée*
> *Tes objectifs sont toujours très élevés*
> *C'est la seule façon pour toi de t'améliorer*

La psychologue et la travailleuse sociale croient que c'est possible ; elles sont évidemment très centrées sur ses besoins et il est clair que François ne collaborera qu'à un projet qui lui tient vraiment à cœur. Je rêve à son départ tout en m'en inquiétant grandement.

> *Quel dilemme ! Quelle dichotomie !*

Plusieurs apprentissages seront nécessaires afin de le préparer à ce grand changement. On se demande aussi si la réadaptation se poursuivra car il a dépassé d'un an la période maximale habituellement accordée. Mais il se

> *battra « bec et ongles » pour y arriver.*

Hiver 2002 : Jacques, un nouvel éducateur spécialisé.
Une bouée de sauvetage

En janvier 2002, la SAAQ lui assigne un éducateur spécialisé
indépendant, Jacques, chargé de travailler de pair avec le Centre de
Réadaptation pour :

> « a) identifier et mettre en place des mesures à long terme pour
> François et sa famille en prévision de la fin des interventions de
> réadaptation en avril 2002 car la SAAQ lui aura déjà accordé
> à cette date 18 mois de prolongation.
>
> b) voir à réaliser le grand projet de François soit de vivre de
> façon autonome donc pas au domicile des parents. »

Jacques assumera le rôle d'éducateur spécialisé une fois que les liens
seront coupés avec le CRCL.

François est bien content et Jacques vient nous rencontrer le 15 janvier.
Il verra François une fois par semaine soit à la maison, soit lors d'activités
à l'AQTC, à Poly ou au centre de réadaptation.

À quelques reprises en mars, son père alors Directeur du département
de Génie mécanique à Polytechnique, l'a vu « complètement gelé » tôt
le matin à Poly, ce qui voulait dire qu'il prenait son joint en arrivant.
Après plusieurs demandes, son père le « met dehors et le somme de
retourner à la maison » tout cela évidemment en accord avec les
thérapeutes. Alors le voilà à nouveau... sur mes bras... Quoique je sois
d'accord avec cette mesure, car je trouve que son père n'est pas assez
ferme avec lui, je vis difficilement cette présence, d'autant plus qu'il
ne revient pas dans un état « normal ».

Le prolongement de sa réadaptation doit se terminer en avril, on
a déjà largement dépassé la période de 2 ans allouée, mais à cause
de ses problèmes, le dossier demeurera encore ouvert. François veut
absolument quitter la maison, car il ne tolère plus les confrontations
au sujet de sa consommation. Dernièrement, il fume son joint quasi

quotidiennement ; il régresse, est très impulsif, impatient... Ma grand-mère aurait dit qu'il faut gagner notre ciel sur cette terre ! Eh bien j'ai gagné non seulement mon ciel mais

Le plus beau des paradis !

Printemps 2002: cure de désintoxication

Voici un extrait du bilan de Jacques, son éducateur spécialisé, après la cure de désintoxication suggérée par l'équipe.

Autant nous nous sommes tous questionnés sur les capacités de monsieur à s'impliquer dans une telle démarche thérapeutique, autant nous avons discuté de la façon de le maintenir dans une telle ressource quand il l'aura intégrée.

Le séjour de monsieur, du 18 février au 11 mars, à la maison de thérapie ne s'est pas passé sans heurt bien au contraire. Il y avait toujours des discussions sur un retour prématuré à domicile, sur des conditions à négocier. La patience et les inquiétudes des parents ont été mises à dure épreuve. Monsieur n'a pas consommé durant cette période et semblait être apprécié de ses pairs. Il a été confronté dans une démarche de croissance personnelle à laquelle il n'a pas adhéré, dans laquelle, il n'était pas prêt, voire, à un niveau que nous soupçonnions difficile à atteindre pour lui.

Comme lors de plusieurs de nos interventions, nous avons observé que monsieur réagissait de façon très changeante. Au début, il se montre peu ouvert, par la suite, il adhère pour faire plaisir et à la moindre insatisfaction, ambiguïté, il se rebute, décroche et veut quitter; il a beaucoup de difficultés à maintenir le moindre engagement. Son émotivité, son désarroi, sa difficulté à accepter sa nouvelle condition viennent supplanter toute orientation qu'il semblait avoir empruntée en toute connaissance et toute conscience.

La situation de consommation s'était rapidement détériorée et l'échec de l'obtention de son permis de conduire n'a sûrement pas aidé. Par contre, il n'avait pas cessé de consommer et même s'il savait que son abstinence était également une condition à l'obtention de son permis. En fait, les raisons pour lesquelles il continue de consommer sont diverses et n'ont souvent aucune référence à ce que nous trouvons de raisonnable ou logique. Il poursuit dans cette voie quand il se rapproche de l'endroit où le produit est disponible et également sous le coup de l'impulsivité.

Malgré l'omniprésence des parents et leur imagination à vouloir lui procurer des activités satisfaisantes, monsieur trouve le moyen de s'esquiver pour consommer. Ce qui est inquiétant, ce sont les dangers qu'il présente lorsqu'il a consommé ex: faire abuser de lui, se blesser compte tenu qu'il a déjà un équilibre précaire.

Parfois il semble comprendre qu'il devrait cesser de consommer mais son « mal être » si nous pouvons nous exprimer ainsi est tellement grand, qu'il ne peut agir autrement.

Comme le dit Jacques, ce séjour est un échec total parce que François est incapable de faire les démarches cognitive et émotive nécessaires à sa réhabilitation. Par ailleurs, il ne se joint pas au groupe en dehors des activités obligatoires. Il a apporté un volume de génie, d'une épaisseur inouïe et passe ses journées à lire son livre à un point tel que le Directeur nous a presque « fait la leçon » parce que nous lui avons dit qu'il ne pouvait pas réussir son cours de génie. Ce monsieur nous dit que François est capable de faire son cours d'ingénieur, qu'il s'y connaît, lui-même étant un ex-ingénieur. Quelle utopie ! Il en a probablement dit autant à François.

Si François a accepté d'aller dans ce centre c'est pour « acheter la paix » à la maison. Il y a fait du trouble pour se faire « foutre à la porte » et finalement il a réussi. Un bon matin, le directeur me somme d'aller le chercher tout de suite. Je téléphone à Jean car je veux qu'il vienne avec moi pour discuter avec le Directeur. Mais la discussion est impossible puisque toute information est évidemment protégée par le secret professionnel. Nous ramenons François à la maison, encore une fois il a gagné !

François est un habile manipulateur !

Difficile de tenir notre bout : si nous lui refusons l'accès à la maison quand il n'est pas sobre, il errera dans un milieu où il ne pourrait pas survivre bien longtemps à cause de ses nombreuses séquelles. Donc l'issue sera pire.

Cela serait le vouer à la mort.
François est
Imperméable à toute démarche, suggestion, proposition !

Après ce séjour, on lui conseille de suivre les rencontres de groupe à raison d'un soir par semaine. Me voilà à l'accompagner à ces rencontres à une heure de notre domicile. À son arrivée il est toujours accueilli très chaleureusement par les clients du centre qui étaient en cure en même temps que lui, les femmes lui font la bise et une belle caresse, je les sens tous très sincères. Je suis moi aussi bien accueillie. Je constate toutefois qu'il ne crée pas de liens affectifs. Il est un peu « ailleurs » et ne participe pas, il répond aux questions en disant ce que les intervenants veulent entendre. Il est très passif pendant les discussions, comme si cela ne le concernait pas. Je me rends compte que son affect est atteint pour ne pas dire éteint.

À son retour à la maison, l'enfer continue toujours, il consomme beaucoup, oublie beaucoup et la famille est à bout d'idées, voire de ressources pour l'aider.

Les activités et apprentissages se multiplient pour le préparer à sa nouvelle vie et il est très occupé car lorsqu'il est motivé les efforts sont redoublés. Nous n'avons pas le choix que d'opter pour la vie en appartement car il n'existe aucune ressource pour les personnes atteintes d'un traumatisme crânien ; il ne répond à aucun des trois critères de base soit de souffrir d'un retard mental, d'avoir des comportements violents ou d'être atteint d'un trouble psychiatrique important. Et en plus si une de ces ressources l'acceptait par exception, il n'est pas toléré qu'un client consomme ou ne respecte pas les règlements comme l'heure de retour en soirée.

Impasse totale, aucune issue possible sauf l'appartement !

Avril 2002 : encore une prolongation de la réadaptation

La réadaptation pour une personne polytraumatisée est d'une durée maximale de deux ans, et nous voilà trois ans et demi plus tard et toujours « dans le jus » avec François. Jacques a très bien résumé l'état de la situation :

Lors de notre rencontre le 18 avril dernier qui devait être la dernière révision au CRCL, avec ML de la SAAQ, un constat commun à tous les intervenants et parents présents a été établi : la fragilité du client (consommation, idées suicidaires, comportements mettant en danger son intégrité physique et psychologique etc.).

Devant l'ampleur de la problématique et la difficulté d'envisager des solutions efficaces et durables, il a été entendu que nous poursuivions notre travail de collaboration avec la SAAQ, le CRCL et les parents.

Il a été question dès lors de tenter d'explorer sur le plan psychiatrique, des indications diagnostiques et de voir s'il nous était possible d'établir des priorités sur lesquelles nous pourrions intervenir. C'est-à-dire en termes plus clairs, est-il nécessaire de nous acharner sur la problématique de la consommation si dans les faits, il nous serait révélé que monsieur n'a que d'infimes possibilités actuellement d'être en mesure de réussir par se contrôler par lui-même ?

Parallèlement, nous avons également entamé avec le CRCL et les parents, des recherches en vue de l'intégrer dans une ressource d'hébergement où il pourrait bénéficier d'une bonne évaluation de ses capacités de vivre en milieu résidentiel autonome ou sinon un milieu qui pourrait lui fournir un certain support afin qu'il développe des habiletés à se prendre en charge.

Nous avons discuté à plusieurs reprises avec les parents et nous sommes allés rencontrer M. JC à St-J. qui s'occupe et développe des ressources pour une clientèle multi-problématique. Nos contacts avec monsieur, nous avaient déjà impressionnés surtout en ce qui a trait aux personnes qui ont à la fois certains troubles neurologiques associés à une consommation de substances psychotropes.

Toutefois après exploration de ce milieu, lequel nous semble tout à fait excellent, tout en ne répondant pas aux besoins de François car la problématique des traumatisés crâniens est qu'ils ont un niveau parfois fort élevé de « conscience » de leur état. Après discussions, le directeur du Centre en question nous a déconseillé de l'y inscrire et comme François refusait d'y aller, qu'il n'y serait pas resté et il se ferait encore une fois

« Foutre » à la porte !

Pendant toute cette phase, par contre, je dois dire que François redouble d'efforts en ergothérapie pour apprendre ses tâches et à la maison, quand il est sobre, nous travaillons beaucoup aux tâches domestiques ensemble.

Franchement je dois aujourd'hui avouer
Que jamais je n'aurais pu anticiper
Tous les efforts acharnés
Que ce recouvrement a exigé

Au fond, je comprends un peu son comportement. Comme me disent plusieurs amies, si nous étions dans ses souliers, on se « gèlerait » la conscience aussi puisque la vie serait pour nous trop pénible à subir.

Été 2002 : consultation psychiatrique, projet de traduction et chute de ma mère

François commence à se détacher de son domicile actuel et veut continuellement « être sur la rue ». S'il n'était pas aussi bien encadré il serait certes comme les « errants » du centre-ville. Il en a tout à fait le profil.

Nous aurions aimé qu'il retourne au camp Normand Léveillé pour avoir un petit répit mais après les discussions avec la directrice du centre et les thérapeutes du CRCL, nous comprenons que ce camp ne répond pas aux besoins de François. Il n'est pas suffisamment handicapé pour être campeur et pas suffisamment bien pour avoir un rôle quelconque.

Cet été il rencontre à deux reprises un psychiatre au Centre Dollard-Cormier, par l'entremise de son parrain qui a longtemps été membre du Conseil d'administration de la Maison Jean Lapointe. Cette excellente évaluation confirmera l'état de la situation.

> *François est incapable de faire la démarche pour une cure de désintoxication tant qu'il n'apprendra pas à trouver plaisir dans la vie, autre que celui d'être sous l'effet de l'alcool ou de la marijuana. Cette démarche lui appartient et on ne peut le « forcer » à y adhérer.*

Trouver plaisir dans la vie ! Pas évident pour lui quand il nous parle fréquemment de suicide, de mort, de « foutue vie de moron ». Malgré tous les efforts que nous mettons pour tenter de lui rendre la vie agréable, de faire des sorties, d'inviter des amis, il ne semble pas se rappeler ces bons moments. Oui, il rit à gorge déployée par moments mais il ne semble pas retenir ces faits dans sa mémoire.

Tous t'ont aidé à cheminer
Pour t'apprendre à apprivoiser
Ce nouveau François que tu es devenu
Qui autant pour toi que pour nous est un inconnu

François a accepté de se rendre au CRCL pour faire de la traduction de textes du français à l'anglais. Il travaille dans un local avec d'autres membres du personnel. Les intervenantes sont très surprises : il est ponctuel et assidu au travail, il n'est pas dérangé par le va et vient des personnes dans le local et le travail fourni est de qualité. On doit lui rappeler de prendre des pauses, d'aller manger. Nous aurions bien aimé que ce bénévolat se poursuive mais François n'a pas voulu y donner suite disant que « ce n'est pas utile ». Fin de la discussion, fort malheureusement.

À la fin juillet, je vais chercher ma mère et elle passe quelques semaines avec nous ; ce sera sa dernière visite. Un soir, alors qu'elle est seule avec François, elle tombe sur le patio et se fracture le bassin. À notre retour, comme elle est incapable de bouger, je dois appeler l'ambulance qui la transporte à l'hôpital au centre-ville. Une fois le diagnostic confirmé, on m'informe que le transport en ambulance pour la ramener chez elle ne pourra pas se faire avant plusieurs jours. Alors elle attend dans le corridor de l'urgence ; après quatre jours nous sommes toutes les deux épuisées : à 85 ans la résistance n'est plus ce qu'elle a été. Je demande donc qu'on lui installe une sonde et nous la ramènerons en auto à l'hôpital de son village. Je téléphone donc à Jean pour lui demander de nous conduire car je suis trop fatiguée pour faire le trajet. Les infirmières emmitouflent maman dans une couverture et l'assoient dans la voiture et nous partons. Jean a préparé nos valises et prend place derrière le volant. Maman me dit, la larme à l'œil « C'est la dernière fois que je viens à Montréal et je ne peux même pas entrer voir l'intérieur de ta maison une dernière fois. »

Nous la ramenons sans heurt ; elle sera hospitalisée pendant six semaines puis j'irai l'installer dans le pavillon de soins à long terme, puis ultérieurement en hébergement.

Plus l'automne approche, plus François est fébrile et veut vraiment nous quitter. Je le comprends très bien. La vie est difficile pour nous tous.

> *Je ressens beaucoup de tristesse et d'émoi*
> *Quand je pense à celui qui ne reviendra pas*
> *Et souvent un grand désarroi*
> *Devant ce nouveau François*

Je ne ressens pas de peine à penser qu'il nous quittera sous peu, de l'inquiétude oui, mais de la peine

> *ABSOLUMENT PAS ! Il nous a... à « l'usure » !*

L'équipe est très présente et tout le monde s'affaire à lui donner le coup de main nécessaire pour l'atteinte de cet ultime objectif.

> *Acceptation du vécu*
> *Deuil de celui qui n'est plus*
> *Il ne faut pas essayer de comprendre*
> *Il en reste encore trop à entreprendre*

Progrès de François, en phase 3, étape par étape (Annexe D)

Afin d'abréger le texte, les progrès de François pendant cette phase de réadaptation sont repris en détail dans l'annexe D.

Automne 2002 : passage de la phase 3 à la phase 4 de la réadapatation.

Finalement le 10 septembre, il obtient l'accord de l'équipe du CRCL pour la recherche d'un logement. Les deux ergothérapeutes sont sur les

« épines », avec raison. L'équipe a demandé l'expertise d'une troisième ergothérapeute et celle-ci émet elle aussi plusieurs réserves.

Les prochains six mois, François sera encore sous les soins du CRCL tout en travaillant étroitement avec Jacques pour entamer la 4e phase de la réadaptation appelée « maintien des acquis ». C'est avec très grande fierté que François entreprend cette étape.

Les manches tu dois encore retrousser
Et encore, travailler, travailler et travailler
Beaucoup de boulot déjà accompli
Mais il reste encore de très grands défis !

CHAPITRE 5

Phase 4 : maintien des acquis

Septembre 2002 : préparation au déménagement

Le 17 septembre 2002, avec Jacques, nous partons à la recherche d'un appartement. Il a fait le déblayage dans les petites annonces ; il y a peu d'options à cette époque de l'année. Notre choix s'est arrêté sur deux appartements, un à Pierrefonds, sur le bord de la rivière des Prairies : un joli 3 ½, spacieux avec balcon privé situé dans un parc mais loin de la vie mouvementée. Puis à Lachine un petit 3 1/2 avec balcon communiquant avec l'extérieur par un escalier ; un immeuble de piètre qualité mais bien situé tout près d'une rue passante.

En entrant dans ce second appartement, François nous annonce qu'il opte pour ce logement. Sans que l'on puisse vérifier quoi que ce soit, il dit au concierge qu'il le prend et nous partons à son bureau signer le bail. Je dois avouer qu'il a très bien choisi. À quelques pas de son logis, il y a plusieurs autobus qui passent, un petit centre commercial tout près, la bibliothèque municipale et plusieurs petits restos : un carrefour très vivant et pour lui c'est important. Dès qu'il signe son bail, le concierge lui remet ses clés. Il jubile. Quelle fierté ! Nous décidons tous les trois qu'il apportera graduellement ses effets personnels et que le 1ᵉʳ octobre, jour officiel du début de son bail, il y couchera pour la première fois. Cela lui permettra de s'acclimater à son nouvel environnement et tout doucement, pendant deux semaines, il préparera son nouveau milieu.

Enfin des moments de joie dans cette maison !

Ces 13 prochains jours sont occupés autant par le déménagement par étapes que par les petits achats à effectuer. Presque tous les jours, en allant ou en revenant de Poly ou de sa réadaptation il va faire un tour dans ses nouveaux quartiers. C'est une expérience positive, il est très fier de quitter la maison et de vivre seul.

Pendant cette période préparatoire il nous surprend sur plusieurs plans, à titre d'exemple, il parvient à faire brancher le téléphone et le câble, à ouvrir un compte chez Hydro-Québec et faire les démarches pour l'assurance habitation. Évidemment il lui faut de l'aide et parfois certaines directives, surtout en ce qui a trait à l'assurance, mais il parvient par la suite à obtenir les services désirés. Il fait partie de cette génération de jeunes qui sont très à l'aise avec cette façon de faire.

Premier octobre 2002 : enfin chez lui

Le 30 septembre, date mémorable du dernier souper en famille : une soirée mêlée de joie et d'une certaine tristesse. De joie à voir qu'après toutes ces années d'efforts François est parvenu à atteindre son but, joie à partager avec lui son enthousiasme et sa fierté. Puis une certaine tristesse en voyant que le rejeton quitte le nid à 25 ans et demi, pas qu'il ne soit pas grand temps mais la maison me semblera... bien vide.

Le 1er octobre, il va à ses cours à Poly puis se dirige vers son appartement. Il est heureux. Il nous téléphone pour nous dire qu'il est arrivé, que tout va bien et qu'il doit préparer son souper.

Alleluia ! Alleluia ! Alleluia !

Automne 2002 et printemps 2003

Jacques le suit de près, nous de même, et il va encore au CRCL rencontrer la psychologue et la travailleuse sociale, il est donc bien encadré. Toutefois, il est aussi un peu réfractaire à recevoir de l'aide se rappelant bien l'époque où il était plus autonome.

Il demeure qu'il est toujours difficile pour lui d'avoir des initiatives, de se mettre en marche donc souvent quand on lui rappelle des choses à faire il ment. À titre d'exemple, avant de partir pour le congé de Noël, je lui ai rappelé de vider son frigo : lait, nourriture fraîche qui ne se congelait pas, etc. Au retour, les choses étaient encore là, la liste sur la table ; mais ce n'était pas fait. Cet aspect de sa dynamique rend l'aide pour la gestion de ses tâches plus difficile. On tente de ne pas lui demander si c'est fait mais plutôt de lui dire « n'oublie pas... ». Parfois il se mêle dans ses mensonges et se contredit dans la même journée voire dans la même conversation. Ce n'est pas facile de se faire « aider » quand on a 25 ans. Nous apprenons, nous les parents, comment l'approcher.

Au début, deux ergothérapeutes du CRCL sont venus à quelques reprises le voir à son domicile et les deux ont émis leurs réserves respectives quant à sa sécurité, sa capacité de prendre soin de son appartement, de lui-même, surtout au niveau de l'alimentation.

Une des premières choses qu'il a fait quand il est arrivé chez lui a été d'acheter de la bière au dépanneur et évidemment de « fumer son joint », dans le parc près de chez lui. Nous avions toujours la crainte qu'il soit évincé de son logement pour comportement inacceptable mais cela n'arrivera jamais. Au contraire, à son départ, le concierge et le propriétaire lui ont dit qu'il était un locataire exemplaire ; son loyer était payé à temps, le chèque ne rebondissait pas et il était relativement tranquille.

Tant que les services d'aide à domicile ne sont pas mis en place et que les rôles ne sont pas bien déterminés, ce sont les parents qui assument la très grande partie du rôle d'aide au niveau des diverses tâches à faire et surtout aux nombreux rappels nécessaires pour qu'il s'organise. Jacques le voit une fois par semaine mais pas toujours à son logis. J'y vais tous les dimanches et une à deux autres fois dans la semaine pour faire le ménage, lui aider à faire le lavage, regarder ce qu'il y a dans le réfrigérateur, m'occuper de la nourriture bref, je m'occupe des principales tâches ménagères jusqu'à ce qu'une aide vienne deux heures toutes les deux semaines à partir de février.

C'est nettement insuffisant ce qui veut dire que j'effectue la majeure partie des autres tâches domestiques. Son père s'occupe avec lui des finances et des réparations des choses qui brisent : manette de télévision, ventilateur, etc. Plusieurs heures par semaine sont nécessaires : la liste des tâches est longue ; c'est fatigant mais au moins quand nous arrivons chez nous, nous pouvons nous détendre et ne pas toujours être sur le « qui-vive ». François nous a

Usé jusqu'au bout de la... corde !

Printemps 2003 : fin de la réadaptation, régime de protection et décès de ma mère

Enfin, l'équipe du CRCL sent qu'il est temps de couper les liens et que l'encadrement soit maintenant fourni uniquement par Jacques son éducateur ainsi que par ses parents. Quatre ans et demi soit plus de deux fois le temps maximal normalement alloué ; quelle générosité du système ! On a tenté le « tout pour le tout », si François peut vivre seul avec aide en appartement, il est non seulement plus heureux mais aussi moins « taxant » pour le système. Une personne en perte d'autonomie importante vivant dans un centre quelconque coûte une vraie petite fortune.

Avant de clore le dossier pour le CRCL, il reste une question épineuse. Doit-on mettre en place un régime de protection ? François avait signé il y a plusieurs années une procuration pour que je puisse gérer ses affaires en cas d'incapacité ou d'absence alors qu'il voyageait ou travaillait en Europe. L'évaluation exhaustive effectuée par les thérapeutes a révélé que François a renouvelé cette procuration. De plus, il ne dilapide pas ses revenus de la SAAQ ou de ses placements. Il s'est fortement opposé à cette possible perte de contrôle au niveau de ses finances en prouvant, malgré ses difficultés, qu'il paye ses comptes régulièrement et boucle son budget, même qu'il réalise des économies. Il a également démontré avoir pris certaines décisions importantes en lien avec ses besoins et sa santé de même que sa capacité à consulter ses parents ou des intervenants pour avoir leur avis et leur aide au besoin.

Nous avons étudié toutes les possibilités et finalement opté pour qu'il n'y ait pas de « tutelle » car avec un tel régime, ce n'est pas évident non plus : rapports à rédiger, comptes à rendre, demandes au régime pour certains achats, preuves des dépenses effectuées, recherches pour les reçus, etc. Processus d'autant plus difficile qu'une personne cérébro-lésée n'est pas des plus organisées. Tant qu'un des deux parents sera capable de lui donner un coup de main et que François démontrera que ses capacités et les moyens en place seront suffisants pour lui aider dans la gestion de sa personne et de ses biens, on respecte sa demande. Il faudra toutefois, dans un avenir rapproché, prévoir pour l'avenir quand nous ne serons plus aptes à lui aider pour sa gestion financière et l'organisation au quotidien.

En avril 2003, soit juste avant son 26ᵉ anniversaire, nous rencontrons pour la dernière fois l'équipe de réadaptation : moments intenses. Les thérapeutes organisent une petite fête en son honneur au Centre, lui remettent un diplôme et nous apportons des petites gâteries pour les remercier. C'est la fête ! La remise du diplôme ! enfin !

> *Tout au long du parcours il y a des gens*
> *Que l'on rencontre et qui font la différence*
> *Qui nous donnent la force de continuer*
> *Et de vivre au jour le jour sans trop espérer*
> *Jamais vous n'avez perdu espoir ou lâché*
> *Et constamment vous nous avez encouragés*
> *Et aujourd'hui beaucoup plus qu'hier*
> *Au bout du tunnel jaillit un peu de LUMIERE !*

Sans cette équipe extraordinaire, nous n'aurions certes pas pu nous en sortir ! Cette phase est tout à fait essentielle au processus de réadaptation ; pour de multiples raisons elle s'est avérée aussi très pénible mais nous avons finalement pu aider François à atteindre son objectif.

Pendant cette étape cruciale, ma mère est mourante et chacun notre tour Jean ou moi allons à Temiscaming pour être près d'elle. En mai elle nous quitte bien paisiblement.

Nous continuons à aider fiston presque quotidiennement : ses besoins sont à la fois immenses et minimes. Immenses en ce sens qu'il a besoin d'aide à plusieurs niveaux si on le regarde avec nos critères et minimes en ce sens qu'il est peu exigeant. Toutefois, il est important de garder un minimum de standard au niveau de l'hygiène, de l'alimentation et de la propreté de son appartement. Tout au long de ce parcours j'ai compris qu'il y a plusieurs façons de regarder, d'évaluer une situation. Le simple fait de vivre en couple nous apprend bien qu'il y a TOUJOURS deux côtés à une même médaille.

Je dois apprendre à te regarder différemment
Et ne pas te comparer avec AVANT
Séquelles, séquelles, séquelles
Il y en a toute une kyrielle
Il faut alors changer de dimension
Pour ne pas être coincés par les critères d'évaluation

Été 2003

Son premier été hors du foyer familial. Il va beaucoup aux divers festivals de la saison : Jazz, Juste pour rire et se prépare mentalement pour le retour à Poly comme étudiant libre cet automne. Il s'est fait lui-même un horaire de cours à Poly à partir du site Internet. Il est sur le mode « Back to School » et cela lui convient très bien. Heureusement !

Automne 2003

Voilà déjà un an que fiston est en logement, supposément autonome c'est-à-dire qu'il a quitté le foyer familial. Il est motivé et malgré les embûches il a réussi son objectif.

Nous devons nous assurer qu'il demeure occupé sinon il devient « errant » dans la rue, se couche très tard et vit la nuit. Le fait qu'il continue à fréquenter Poly aide à le tenir occupé mais par ailleurs, cela contribue à entretenir le schème de « l'ancien » François et ne l'aide pas à poursuivre d'autres buts.

Année 2004 : création d'une fiducie et premières vacances sans lui

Et la saga se poursuit, François change un peu et je commence à comprendre que ce n'est pas toujours pour s'améliorer puisque les acquis sont fort difficiles à maintenir et que l'ancien « lui » disparaît tout doucement et cède de plus en plus la place au nouveau.

S'il ne parvient pas à maintenir ses acquis, nous devrons regarder la possibilité d'un foyer supervisé ce qui n'existe pas pour ce type de clientèle mais possiblement un jour quelque chose se développera en ce sens. Son désir toutefois demeure de vivre dans son appartement. Nous l'encourageons aussi dans ce sens.

La problématique de la cigarette, de la consommation d'alcool et de marijuana se poursuit, on ne peut dire à quel rythme car en parler c'est faire face à des mensonges.

Nous continuons notre aide et nos suivis corsés auprès de François et son éducateur de même. Toutefois nous savons qu'une personne souffrant d'un traumatisme crânien très sévère a besoin d'aide et de conseils pour arriver à bien gérer les services, à organiser les horaires et à prévoir ses besoins au niveau des services. A la fin de la période de réadaptation, il avait été convenu que nous serions les responsables de ce suivi auprès de François. Nous ne sommes pas éternels : on se doit de trouver des remplaçants.

Au printemps, nous consultons un notaire pour refaire notre testament et créer une fiducie afin de voir aux besoins de François lorsque nous ne serons plus aptes à le faire. Cette planification s'est bien faite ; il faut toutefois considérer qu'il y a une foule de détails à considérer, des listes de besoins à dresser, des personnes responsables à nommer, des coûts à prévoir pour la personne qui sera engagée pour aider François. Mais une fois la fiducie établie, cela se gèrera bien. François fait partie des trois fiduciaires donc aura son mot à dire quant à ses besoins et il est clairement indiqué que ses besoins sont prioritaires, que l'argent doit être utilisé pour son confort, pour répondre à ses besoins, pour le gâter et non pour faire des profits.

Nous sommes bien satisfaits de cet arrangement car en créant cette fiducie, nous nous assurons que quelqu'un soit très bien rémunéré pour « organiser » et être responsable des services à lui rendre. Cette personne a des comptes à rendre aux fiduciaires seulement et ensemble les fiduciaires évaluent la situation pour apporter les modifications nécessaires aux services rendus selon l'évolution de François. Contrairement au régime de protection, la fiducie ne comprend que trois personnes (dont François) qui ont « pignon sur rue » si je peux dire alors qu'avec un régime de protection on s'embarque dans une bureaucratie plus imposante.

Important à considérer !
Pas très compliqué à organiser.

Pendant cette année, je constate peu de changements dans sa condition et ses besoins ; nous notons toutefois que certains acquis se perdent graduellement et que certains automatismes tels que prendre sa douche ne sont déjà plus ancrés dans ses habitudes. Nous devons donc nous remettre au travail pour acquérir à nouveau ces automatismes.

Nous sommes maintenant convaincus qu'il va rester seul en logement, car il n'y a pas d'autres solutions de rechange pour lui. Nous devons donc mieux organiser les services au cas où il nous arriverait quelque chose et aussi voir à mieux le loger de sorte qu'il soit dans un meilleur milieu.

Je constate que la salubrité de son milieu laisse à désirer ; il y a des coquerelles en quantité, l'entretien de l'appartement n'est pas fait : murs fissurés, fuites d'eau du plafond, coulisses sur les murs du salon et de la chambre, fenêtres et salle de bains en mauvais état et en plus malgré tout ce que je fais, le logement n'est pas propre.

En mai, Jean et moi partons ensemble pour un séjour de trois semaines au Pérou ; ce sont les premières vacances en couple sans François depuis 6 ans. Il va sans dire que ce sont des moments inoubliables.

Année 2006 : Jean fait un infarctus avec arrêt cardio-respiratoire

En juin 2006, Jean fait un infarctus très sévère avec un arrêt cardio-respiratoire en arrivant à l'urgence de l'hôpital, « dans les bras d'un médecin ». Quelle chance dans sa malchance ! Son heure n'était pas arrivée. Aucun signe précurseur. Un malaise aux deux bras et mâchoires, comme il dit souvent, moins pire qu'une migraine mais il sent que c'est au niveau cardiaque. Il est dans l'immense parc à deux rues de chez nous. Il compose le 911 et au même moment il entend la sirène des pompiers et quelques instants après l'ambulance. À son arrivée à l'hôpital, alors que le médecin lui pose des questions, il fait un arrêt cardio-respiratoire. Pour lui il s'est tout simplement assoupi et s'en excuse auprès du médecin lors de son réveil.

Il est immédiatement transféré à l'Hôpital Royal Victoria pour la pose d'un « stent ». À mon retour à la maison, j'apprends la nouvelle par le biais du répondeur téléphonique. J'avise François qui arrive à la chambre avant moi. L'infirmière nous explique le blocage à 100 % de l'artère interventriculaire. Pourtant il n'a aucune des conditions de risque : pas de diabète, pas d'hypertension, pas d'obésité ni d'hypercholestérolémie même le contraire, à la retraite avec une pension suffisante pour subvenir à ses besoins. À l'item, stress, François informe l'infirmière qu'il est la cause du stress de son père. Incroyable ! Toutefois au retour, alors que je le dépose près de chez lui en automobile, on jase avant qu'il en sorte.

– Tu as dit à l'infirmière que tu étais la cause du stress de papa, tu sais, on a failli le perdre cet après-midi.

– Je le sais.

– Que peux-tu faire pour lui causer moins de stress ?

– Cesser de fumer de la mari.

– As-tu l'intention de le faire ?

– Pas vraiment.

Sur le plan cognitif, il comprend bien des choses mais il semble toujours y avoir une « brisure » entre le volet cognitif et le volet affectif.

En octobre, quatre mois plus tard, les tests révèleront que le « stent » est obstrué et il devra avoir une angioplastie pour deux autres stents à l'Institut de Cardiologie de Montréal. Jean y passera 24 heures. François ne semble pas du tout inquiet de l'état de son père et ne s'informe pas de son état. Un trait bien caractéristique chez lui, il est centré sur son « nombril », incapable de se soucier des autres. Je comprends, il lui faut toute son énergie pour juste « exister ».

Année 2007 : achat d'un loft

Un grand changement s'effectue au printemps alors que nous trouvons un superbe loft situé dans un édifice patrimonial, une ancienne tannerie très bien rénovée près du Marché Atwater. C'est une grande aire ouverte, plafonds d'une hauteur de 4,3 m (14 pieds), mur de brique, cuisine moderne, belle salle de bains, planchers de bois franc. Bref, quelque chose de bien où il pourra vivre longtemps et être plus que confortable. Le logement est situé au rez-de-chaussée et donne sur une cour intérieure avec jardin ; seulement deux autres logements ont accès à cette cour. L'édifice est très sécuritaire, juste à côté du canal Lachine et de la piste cyclable.

Pour lui, c'est plus proche du centre-ville, ce qu'il désire ardemment ; c'est à moins de 10 minutes de marche du métro où se croisent deux lignes. Pour nous le voyage se fait très bien car nous avons accès autant par le boulevard Décarie et l'autoroute centre-ville que par l'autoroute 20. Son père va régulièrement voir sa famille sur la Rive-Sud et passe donc très près lors de ses déplacements, ce qui lui permet des arrêts pour une multitude de raisons en plus des simples visites : banque, épicerie, aide pour le lavage, réparation des petites choses et la liste se poursuit.

Il passe donc chez le notaire le 19 mars 2007 ; il est très fier lorsque celui-ci lui remet les clés.

Enfin ! Son chez lui !

Nous entamons les démarches pour faire l'aménagement même si ce ne fut habité que neuf mois. Il choisit les couleurs avec une de mes amies, nous engageons le concierge de l'édifice pour la peinture et le nettoyage. Pendant neuf semaines, François va surveiller les travaux et s'habituer tranquillement à son nouveau quartier, beaucoup plus tranquille que celui de Lachine. Étant plus loin des lieux publics, les risques de se faire suivre et d'y inviter des inconnus et individus indésirables sont moins grands. Il a le don de se faire des « amis » qui en réalité ne le sont pas.

Une fois les travaux terminés, nous commençons encore une fois le déménagement progressif afin qu'il s'acclimate à son nouvel environnement. Quelques petits achats à faire et le tour est joué.

Le 19 mai, il s'installe pour de bon et ne retourne plus coucher à son appartement quoiqu'il reste encore des choses à déménager ; le bail se termine à la fin juin.

Le concierge du loft s'occupe aussi de quelques personnes en perte d'autonomie. C'est un homme cultivé, raffiné et très intéressant ; François trouve qu'il peut discuter de plein de sujets avec lui. Il est donc engagé pour venir une fois par semaine faire l'entretien du loft et il le fait de façon fort minutieuse : Jeannot est bien méticuleux. Ainsi, en plus du ménage, il s'occupe de son petit jardin extérieur, voit à ce que le lavage soit fait, change les draps, regarde ce qu'il y a dans le réfrigérateur, jase avec François et nous avise s'il y a des problèmes. Jeannot est aidé d'un jeune homme, James, avec qui François aime bien discuter.

François est maintenant très fier de son environnement et fait très attention à ses biens ; il ne laisse pas grand-chose traîner. Nous avons constaté une nette amélioration au niveau de l'entretien de son linge, car il a une nouvelle laveuse à ouverture frontale laquelle utilise du savon « E » qu'il croit « écologique ». Le miracle s'est produit et maintenant il achète et utilise du savon pour ses lavages. Bravo ! Que ce fut long !

Il prend soin de sa cuisine aussi, essuie bien ses comptoirs, bref, il a redoublé les efforts en ce sens.

Ce nouvel environnement contribue à améliorer sa fierté. Un grand pas vers une autonomie partielle !

Quel défi !
Une réussite malgré les difficultés de parcours
Une réussite contre toute attente !
Bravo François !

CHAPITRE 6

Impacts d'un TCC sévère sur la personne et ses proches ainsi que les forces déployées pour surmonter ces difficultés

On ne peut parler de traumatisme crânien sévère avec coma prolongé sans parler des nombreuses séquelles importantes. Évidemment il y a des points communs chez ces personnes mais la complexité du cerveau humain laisse entrevoir les énormes différences au niveau des atteintes d'un individu à l'autre. Et il ne faut surtout pas oublier que la personne n'a pas la maîtrise, ni ne choisit ses séquelles : la récupération ne dépend pas que de la volonté.

Je me suis amusée à rédiger un « abécédaire » des séquelles et des impacts du TCC sévère chez François et ses proches ; comme je lui dis souvent quand je le taquine, « tu ne fais rien à moitié ».

Séquelles et impacts

A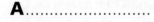

« Affect » *au neutre. En jargon de psychologie, on parle d'affect pour nommer la capacité d'attachement, de former des liens affectifs. François est incapable de créer des liens avec des personnes qu'il ne connaissait pas avant son accident. De plus, il ne semble pas vraiment capable de ressentir des émotions par rapport à ce que les autres autour de lui peuvent vivre même des personnes qui lui sont chères. Il est « déconnecté » émotivement.*

Lorsque Jean a fait un arrêt cardio-respiratoire il ne démontrait aucune émotivité face à la perte possible de son père.

« Améliorations inconstantes ». *Des hauts, des bas et des plateaux caractérisent la réadaptation. Malheureusement, on ne peut pas avoir que des améliorations.*

« Au bout de mon jus ». *Phrase qu'il m'a dite à l'hiver 1999 alors qu'il en était à sa deuxième semaine en réadaptation à l'IRM. C'est une phrase qu'il répétait à l'occasion quand il était « à bout ».*

« Attention ». *Sa capacité de fixer son activité mentale sur quelque chose est grandement diminuée; on ne peut capter son attention trop longtemps.*

« Autodestruction ». *Lorsque François a entamé la phase 3 de réadaptation, il est devenu plus autonome dans ses déplacements et a rapidement trouvé les vendeurs de marijuana et les pubs. Il semble qu'une partie de lui travaille à s'améliorer et une partie à se détruire: quelle dichotomie!*

« Automatismes perdus ». *Il a dû quasi tout réapprendre au niveau des automatismes parfois si simples pour une personne normale comme les soins d'hygiène. Certains de ces automatismes sont fragiles car dès qu'il est moins stimulé, il régresse et il faut faire de multiples rappels.*

B ....

« Balayage visuel ». *Il a encore de la difficulté à repérer quelque chose ou quelqu'un parmi une multitude de choses ou une foule de personnes. S'il doit rencontrer une personne dans une foule, trouver un item sur un pupitre ou sur une table, il ne peut pas, même si c'est devant lui. Oui, son œil voit mais le cerveau ne capte pas le message visuel.*

« Bâtons dans les roues ». *Plusieurs fois au cours de sa réadaptation, surtout en phase 3 et par la suite, François semble « saper » son évolution en ne se conformant pas à ce qu'il doit faire pour s'améliorer: consommation de marijuana, d'alcool, renvoi du centre de désintoxication, renvoi de son travail comme bénévole chez Air Canada. Il n'arrive pas à se conformer,* même pour des choses qu'il a accepté volontairement souvent pour «acheter temporairement la paix».

«Bêtises». Ses manques de jugement font qu'il se met souvent les pieds dans les plats ou fait des choses tout à fait absurdes. Quelques exemples en plus de ceux à l'annexe F.

– Il va aux «Happy Hours» dans les bars et au lieu de commander une bière pour en avoir deux (ce qui est déjà une de trop), il en commande deux, pour aboutir à en prendre 4. Alors quand il tente de se lever de sa chaise il trébuche et tombe, étant tout à fait incapable de marcher. Quelqu'un fait venir l'ambulance pour le conduire à l'urgence d'un hôpital du centre-ville. Là, il est vu au triage, mis sur une civière et finalement quand il «a cuvé son vin» et qu'il se sent mieux, il part souvent sans voir le médecin. On doit parfois retourner chercher sa carte d'assurance-maladie car il ne la récupère pas avant son départ.

– Il va en bicyclette rue Saint-Denis, une rue bien passante et assez pentue, au lieu de rester sur la piste cyclable près du canal Lachine et du Vieux-Port où la piste est large et en terrain plat.

– Dans les endroits publics, tels les restaurants, le métro, il se mêle des conversations des gens et passe ses remarques.

– Il fait entrer dans son appartement des inconnus (il ne connaît pas leur nom, ni adresse ou téléphone; ils sont connus par un surnom) sous le prétexte de partager une bière. Il se fait voler son rasoir, de l'argent, pour s'en apercevoir lorsque ces gens sont partis. Il donne toutefois son numéro de téléphone à ces inconnus.

– Il accepte en échange de la marijuana des vêtements usagés, souvent sales et toujours trop grands pour lui.

C......................

«Cent fois sur le métier». Expression qui décrit très bien combien il est long de tout réapprendre, cent fois il faut recommencer, répéter, réitérer et refaire un geste pour qu'il devienne relativement acquis et encore une fois lorsqu'on pense que c'est acquis, et bien pendant qu'il en acquiert un autre, il perd celui qu'il venait tout juste d'acquérir et c'est tout à recommencer. Toutefois cette seconde fois l'apprentissage ne sera pas aussi long. Parfois on a l'impression qu'il n'y a que tant de place dans le cerveau et que s'il fait un nouvel apprentissage, le précédent semble affecté. Puis à la longue, alors qu'il vit seul et est moins stimulé, les automatismes deviennent encore bien fragiles.

« Cheap date ». Excusez le terme dans la langue de Shakespeare, mais souvent je répète à François que cela ne coûte pas cher de l'enivrer. Il ne supporte pas la boisson comme avant et n'accepte certes pas ce fait facilement. Il a même eu pendant très longtemps la « théorie » qu'il fallait prendre de la bière afin d'améliorer sa tolérance.

« Chicanes ». Il faut l'avouer qu'en phase 3, nous avons eu avec et à cause de François de nombreuses chicanes par rapport à sa consommation.

« Chutes ». Combien de fois est-il tombé alors qu'il était sobre; alors on peut s'imaginer quand il ne l'est pas. Je ne peux les compter mais François est constamment blessé à la figure, les bras et les jambes sans parler des dents cassées, des yeux au « beurre noir ». Parfois on en rit pour ne pas en pleurer et je le taquine en lui disant qu'il « a encore une fois embrassé le trottoir ». Son équilibre toujours précaire semble se détériorer avec le temps parce qu'il ne fait plus de physiothérapie et qu'il consomme encore bière et marijuana.

« Cicatrices ». Oui, des cicatrices de part et d'autres. Chez François, la panoplie de séquelles et chez ses parents, surtout, de gérer son impulsivité. De plus, parce que j'ai été plus impliquée avec lui pendant toute la durée de la réadaptation, je dis que cela laisse des cicatrices dans notre relation.

« Cleptomanie ». À la suite de son accident, François a volé à plusieurs reprises et il ne semble avoir aucun remord, aucune conscience du tort fait au propriétaire de l'établissement. Il sait évidemment que ce n'est pas bien puisqu'il le fait en cachette. Il est très difficile de se promener dans des magasins avec lui car on doit toujours le surveiller.

– À l'épicerie, il cache une bouteille de vin dans son manteau et une fois les courses payées, il la sort, sans se cacher, et la met dans un des sacs devant tout le monde.

– À la pharmacie, il vole un paquet de gomme et ouvre le paquet pour s'en prendre une; puisqu'il est gauche et lent, évidemment il se fait *prendre et là il fait une colère quand un employé le prend en «flagrant délit». Bref, les gens reprennent les objets volés et n'en font pas de cas constatant qu'ils ont affaire à un... malade.*

– Parfois, pendant les courses, il met un petit item dans nos sacs sous prétexte que nous avons payé assez cher pour ce que nous avons acheté, donc on se doit d'avoir un «cadeau» que nous rapportons.

Son éducateur spécialisé doit constamment le surveiller lorsqu'ils font les courses ensemble.

«Colères». *On dit souvent dans le langage courant qu'il a la «mèche courte», qu'il est «soupe au lait». Il est tout à fait méconnaissable, pouvant se fâcher un instant et rire l'autre. Il perd le contrôle rapidement et facilement dès qu'il est frustré et la frustration vient subitement dès qu'il doit agir car il est «gauche» et lent. De plus, lorsqu'il a consommé, il est encore beaucoup plus irritable.*

«Consultations». *Une liste interminable. François a eu plus de 1,200 rendez-vous et a consulté envrion 70 professionnels. Voir l'annexe B.*

D......................

«Déceptions». *Difficile pour fiston d'accepter les séquelles... ces déceptions sont nombreuses tout au long de sa réadaptation.*

«Déconnexion des émotions». *On dirait que François n'est pas émotif ou du moins n'est pas en lien avec ses émotions. Les moments où il semble avoir un lien avec son monde émotif, il est déprimé de son état et pleure.*

«Déni». *Il est tellement difficile d'accepter toutes les séquelles que François fait encore un peu de déni: «je pourrai un jour devenir ingénieur», «je suis moins lésé que les autres de l'AQTC». Le déni est un mécanisme «de protection», mécanisme utilisé quand la réalité fait trop «mal». Depuis quelques années, il sait qu'il ne pourra jamais devenir ingénieur; son deuil n'est toutefois pas encore fait.*

«Découragement». *Au début, François avait l'impression qu'après deux ans, il aurait retrouvé sa vie d'autrefois. Une fois cette période passée, il a subi plusieurs périodes de grand découragement, de dépression: les idées suicidaires étaient fréquentes et on ne pouvait JAMAIS LE LAISSER*

SEUL. Les rendez-vous se juxtaposaient afin qu'une personne ne le laisse sans que l'autre soit arrivée.

« Dégringolade ». Quelle dégringolade quand il a réalisé qu'il ne reviendrait jamais comme auparavant!

« Dépendance ». Alcool, marijuana et cigarette. Il est totalement incapable de ne pas consommer malgré les effets parfois dévastateurs.

« Dépression ». Sentiment constant de grande tristesse quand il constate qu'il ne progresse plus et surtout quand il a compris qu'il ne reviendra jamais comme avant. Tant qu'il a eu de l'espoir cela allait relativement bien puis ce fut la grande « déprime ».

« Déprogrammé ». Il a perdu ses automatismes, tout comme si la programmation n'était plus au rendez-vous.

« Désespoir ». Que de cris de désespoir il nous a lancés depuis ce réveil! Il a pleuré, crié de rage, hurlé. Ce qui est le plus difficile pour un parent ce n'est pas le trauma crânien avec ses séquelles comme tel mais de constamment voir son fils triste, insatisfait de la vie et foncièrement malheureux.

« Désinhibition ». Une des séquelles les plus difficiles, voire gênantes à gérer. Nous sommes privilégiés car en public François est poli et respectueux et inhibé au plan sexuel. Parfois il a le rire facile mais il n'est habituellement pas déplacé, sauf lorsqu'il se mêle aux conversations des inconnus ou qu'il se fâche et perd le contrôle.

« Désorganisation ». Il a de la difficulté à percevoir son fonctionnement actuel, à se fixer des objectifs, à résoudre des problèmes et surtout à évaluer les situations. Il a une vision bien personnelle de la vie.

« Deuil ». Liste interminable de deuils à faire. Alors qu'il est encore à vivre ses deuils, il a de la difficulté à voir ses acquis. On dit souvent quand on parle du processus de deuil que nous n'acceptons pas l'événement qui est arrivé mais que nous apprenons à vivre avec les conséquences de cet événement. François n'a pas encore fait le deuil de ses pertes et il commence à peine à « vivre » avec les conséquences.

Quant à moi, je dois faire le deuil de mon fils en étant constamment confrontée à un nouveau fils que souvent je ne reconnais pas. Quand *on perd un être cher, l'image reste belle, voire améliorée, idéalisée. Mais quand on perd son fils et qu'il vit encore, sous une forme très changée, la belle image de notre fils devient très embrouillée. Bien dommage!*

E ....

«Égocentrisme». *Il est reconnu que les personnes atteintes d'un TCC sévère sont très centrées sur leur propres besoins et ne peuvent ressentir ce que les autres vivent ni faire preuve d'altruisme. Cela décrit très bien comment est François, peu sensible à la réalité et aux besoins des autres.*

«Élitisme». *Depuis son accident, on peut dire qu'il est désinhibé au niveau de l'élitisme. À titre d'exemple, les personnes qui n'ont pas de baccalauréat sont des «bons à rien», les gens handicapés de même. Cela est gênant car il ne se prive pas pour le crier haut et fort et nous sommes incapables de le faire raisonner sur ce point.*

«Épuisement et épuisant». *Si plus loin je parle de fatigue, je suis polie car le mot est: épuisement tellement important que parfois c'était à se demander comment il pouvait avancer. Au début tout ce qu'il voulait faire c'était de DORMIR. François a subi les effets secondaires du coma avec un épuisement inouï au début de son réveil. Par la suite, avec l'aide du Ritalin et des granules homéopathiques, il a maîtrisé cette séquelle de façon surprenante. Je dirais que pour les proches aussi, c'est tout à fait épuisant que de le suivre de près pendant ce très long voyage.*

«Équilibre précaire». *Son équilibre fait encore défaut et dès qu'il se fait bousculer en public, qu'il est sous influence de l'alcool ou de la marijuana il tombe et se fait plein de petites blessures. Heureusement, à date, il n'a eu qu'une seule fracture à la clavicule suite à une chute en bicyclette, mais nous sommes constamment surpris qu'il ne se soit pas fracturé de membres.*

«Errance». *J'ai souvent dit que s'il n'était pas si bien encadré, François serait comme les «errants» du centre-ville à se promener sans but avec sa bouteille de bière et son joint. Il aime bien son logis mais n'y passe pas tellement de temps car il s'y sent seul. Quand il est dans la «rue» il a l'impression qu'il est avec les autres, qu'il n'est pas seul; il dit qu'il fait du social. «Faire du social» pour lui c'est regarder ce qui se passe et pas* nécessairement y participer. Il adore les Festivals d'été à Montréal car là il se promène et regarde les gens et a l'impression de participer à la vie. Et surtout, il se promène le soir quand il fait noir plutôt que le jour.

«Étouffements». Une des séquelles très désagréables, inconfortables et dérangeantes les premières années était son problème de déglutition. Il s'étouffait constamment, les aliments solides et les liquides faisaient «fausse route». Maintenant il s'étouffe rarement, mais le processus de déglutition reste fragile.

«Euphorie». François a l'humeur très changeante: il peut passer du rire aux cris de façon quasi instantanée et surtout sans avertissement... un impact d'un TCC sévère.

F ....

«Fatigue et fatigabilité». Certes François a éprouvé de la fatigue tout au long de sa réadaptation non seulement à cause de son au coma mais aussi à cause de l'immense effort fourni pour récupérer. Les parents étaient eux aussi littéralement «à terre». Maintenant, il est aussi mentalement fatigué en ce sens qu'il ne peut pas prendre plusieurs stimuli à la fois car cela le fait littéralement «éclater».

«Folies». Quelques exemples:

– Il fait sécher le linge de vaisselle sur les éléments de la cuisiinière.

– Lors de rencontres en famille, il est toujours le premier à vider son verre et à en reprendre.

– Au niveau de son habillement, il manque souvent de jugement: des shorts et un chandail lorsqu'il fait froid, pas de manteau. Il consulte Météo Media à la télévision mais cela ne signifie pas qu'il agisse en conséquence.

– Il prête de l'argent à des inconnus qu'il appelle des amis. Ces derniers le remboursent avec de vieux vêtements, sales et toujours trop grands pour lui.

– Il fait de la bicyclette sous l'influence de la marijuana, tombe; l'ambulance arrive, il demande aux ambulanciers d'attacher sa bicyclette à la clôture, *va à l'urgence: fracture de la clavicule. Il revient tant bien que mal chez lui au milieu de la nuit.*

– Il donne sa clé de filière à une fille de son immeuble pour lui démontrer qu'il lui fait confiance. Elle lui vole sa marijuana. Il va la trouver à son logement, la menace, elle fait venir la police. Quand les agents se présentent chez lui, il leur dit tout simplement: «Elle m'a volé mon "pot"». Ils sont partis.

L'annexe F décrit d'autres incidents qui entrent dans cette rubrique.

«Frustration». *François est constamment frustré par sa lenteur, par la rapidité des autres autour de lui, par ses incapacités, par ses mouvements brusques et gauches, par le manque de contrôle de sa motricité fine et par ses multiples séquelles. Il est à la fois très lucide face à son état et souvent irréaliste.*

«Fugue». *Une seule, mais combien inquiétante, surtout qu'elle est accompagnée d'une lettre d'adieu. Quoiqu'il ne fasse pas de fugues comme tel, fréquemment, lorsqu'il consomme, il ferme son téléphone cellulaire afin qu'on ne puisse pas le rejoindre; quelque peu inquiétant.*

G...........................

«Gouffre sans fin». *Tel était son état à l'IRM quand on lui a permis de manger. Cette phase a duré quelques mois et puis tout s'est stabilisé. Son poids actuel est inférieur au poids santé. Il a évidemment de la difficulté à cuisiner et utilise l'argent prévu pour les restaurants pour autre chose. Quand il vient à la maison, il s'empiffre de façon quasi incroyable.*

«Grand parleur, petit faiseur». *Beaucoup plus de mots, de paroles, de promesses que d'actions.*

H...........................

«Hallucinations» *secondaires à son problème de consommation de marijuana alliée évidemment à son TCC. Depuis quelques années, François a des hallucinations axées principalement sur l'eau et les voleurs. Il croit que le système d'eau de son loft n'est pas branché à l'aqueduc de la ville donc évite d'utiliser sa toilette, sa douche, son évier de cuisine. En plus,* *il croit que des gens viennent parfois le voler la nuit et aussi faire des expériences sur lui pendant qu'il dort.*

« Hyperréflexie ». *Après son réveil, François avait les gestes saccadés et une hyperréflexie très apparente ce qui lui donnait un air assez « spécial ». Au fur et à mesure que sa coordination s'est améliorée, ce phénomène a laissé place à des gestes plus lents mais encore incoordonnés, surtout au niveau de la démarche.*

I ....

Impuissance ». *Sentiment d'impuissance devant l'ampleur des séquelles et aussi devant l'ampleur du travail à accomplir pour faire des gains parfois très minimes, très subtils.*

Aussi sur le plan sexuel, il souffre d'une atteinte importante, ce n'est pas peu dire.

« Impulsivité ». *De façon tout à fait inattendue, il se fâche, se met à hurler, à dire des bêtises. Il est souvent imprévisible.*

« Incapacités ». *Ici, un « s » est plus qu'approprié, même il en faudrait plusieurs, voire une page pleine au bout du mot tellement la liste est longue. François est conscient de ses incapacités et de ses pertes.*

« Infériorité ». *François a beaucoup de difficulté à accepter ses pertes au niveau cognitif. Il fréquente donc des personnes très handicapées pour se sentir valorisé.*

« Influence ». *François est facilement influençable. En anglais, on dirait « He's a YES MAN ».*

« Intolérance ». *Intolérance pour les personnes handicapées, les personnes atteintes d'un TCC; il les trouve incompétentes, faibles. Il est intolérant vis-à-vis de toute personne qui a une difficulté physique ou mentale tout en étant lui-même très hypothéqué.*

« Isolement social ». *Pour être honnête je ne dirais pas que François est isolé de ses amis. Évidemment, ils ont maintenant 33-34 ans, travaillent, ont une famille mais ils se rencontrent encore à l'occasion et se donnent régulièrement des nouvelles. Par contre, François ne fait aucun effort pour nouer des relations avec des nouvelles personnes et surtout pas des* personnes atteintes d'un TCC. Il se sent « mal adapté », rejeté socialement et différent; par crainte de ne pas être accepté, d'être jugé, il s'isole.

J..........................

« Jugement ou plutôt manque de jugement ». Le jugement est une faculté très fragile et souvent très affectée suite à un TCC.

Un exemple: Lors d'une de mes visites, il vient me rencontrer à l'ascenseur. En approchant, j'ai l'impression qu'il y a des drapeaux étendus par terre dans le corridor. J'aperçois son lavage étendu sur le tapis. Manquant de place, il l'a étendu sur le vieux tapis sale.

Une autre fois nous devons faire des petits travaux à son loft. À notre arrivée, il est parti. Quelques instants plus tard il arrive, tout essoufflé avec deux sacs d'épicerie percés: 1 dans lequel il y a 3 sacs de lait, l'autre avec des denrées en plus de 3 bouteilles de bière dans les bras. Il me demande des sacs pour aller récupérer ce qu'il a perdu en chemin. Je l'accompagne et sur la route nous ne retrouvons pas les denrées perdues sauf que nous récupérons la caisse de bière qui est dans la neige. Comment a-t-il pu penser marcher la distance de trois coins de rues avec une caisse de 24 bières, 3 sacs de lait et un autre sac d'épicerie?

K..........................

« Kyrielle ». Telles les paroles de Gustave Flaubert, François ne « tarde pas à connaître la kyrielle de ses noirceurs ».

L ....

« Lenteur ». Lenteur à agir, lenteur à réagir. Il est d'une lenteur telle qu'il serait incapable de travailler même dans un endroit « protégé ».

M..........................

« Maigreur ». Très difficile depuis qu'il a quitté la maison de maintenir chez François un poids santé. Il est maigre car son alimentation est problématique. Difficile pour lui de cuisiner, difficile pour lui d'accepter de manger les petits plats mijotés que je lui prépare car il se sent ainsi « dépendant ». Il me dit souvent, « je suis indépendant mais pas autonome »;

il est aussi difficile pour lui de manger dans les restaurants car cela semble le confronter à sa solitude.

« Mal de l'âme, mal-être et mal d'être ». *Depuis son accident, sauf pendant son séjour à l'IRM, François a un mal de vivre qui crève le cœur.*

« Menteur ». *Il est souvent comme un jeune enfant qui se sent jugé, blâmé si on le questionne. Alors il ment beaucoup. Récemment lors d'une visite au médecin de famille, il lui a raconté 3 choses différentes en ce qui concerne sa consommation, et ce, dans un entretien d'environ 1h15. Le lendemain il a aussi donné des informations différentes au psychiatre. Lorsque celui-ci l'a confronté, François s'est fâché et le médecin n'a pu poursuivre la discussion.*

Récemment, il m'a dit qu'une de ses amies était décédée du cancer; nous étions bouleversés. Il m'a raconté qu'il avait parlé à sa mère et que cette dernière lui aurait annoncé la nouvelle. Le lendemain soir, il nous annonce qu'il allait voir cette amie à l'hôpital car elle était hospitalisée pour traiter son cancer.

« Moron » *est le terme que François utilise pour se décrire; il est évident qu'il n'aime pas la personne qu'il est devenu.*

N.........................

« Négation ». *Il nie fréquemment la présence de certains problèmes; une façon de se protéger.*

O.........................

« Obsèques ». *Combien de fois en phase aigüe l'ai-je cru sur son lit de mort? Je me suis retrouvée à plusieurs reprises à préparer ses funérailles afin de m'assurer de lui rendre un hommage à sa juste valeur, sachant très bien que s'il décédait je ne serais pas trop en mesure de penser clairement.*

« Organisation ou plutôt désorganisation ». *Il y a des choses qui sont bien difficiles et qui semblent parfois si simples. L'équipe et les parents ont dû travailler d'arrache-pied avec lui pour l'aider à ce niveau afin qu'il développe des automatismes qui lui ont permis un jour de vivre seul. Quand on crée un automatisme cela peut toujours aller mais les choses qui ne sont pas répétitives sont plus difficile à acquérir.*

«Outrecuidance». *Il lui est difficile de reconnaître que les autres ont parfois raison; il a donc de la difficulté à accepter leur aide et il nous est parfois difficile de lui faire accepter des choses pourtant simples, des choses de «gros bon sens».*

P . . . .

«Paranoïa». *Depuis le début de la phase 3, François n'est pas porté à faire confiance facilement et se méfie des gens, même des thérapeutes. Par contre, il devient «ami» avec des inconnus et les laisse venir chez lui. Depuis qu'il vit dans son loft au rez-de-chaussée d'un petit complexe, il se sent en sécurité à cause de la grille et des caméras de surveillance mais il met ses chaussures devant les portes du jardin, de l'armoire à balai et de l'entrée afin d'entendre si quelqu'un vient la nuit.*

Souvent il nous téléphone pour nous dire qu'il s'est fait voler telle ou telle chose qu'il a en fait égarée ou qu'il s'est fait voler de l'argent. Depuis qu'il habite dans son loft, personne n'est entré et il n'a rien «perdu» à l'intérieur qu'il n'a pas retrouvé. Son cellulaire est aussi un objet qu'il croit souvent avoir perdu ou s'être fait voler.

«Pertes». *Les plus signfcatives pour lui:*

– *Incapacité de poursuivre ses études à Poly donc à devenir ingénieur*
– *Incapacité de travailler*
– *Incapacité de trouver un «passe-temps» qui l'intéresse, le motive*
– *Incapacité à trouver un but à sa vie, à trouver qu'il a un rôle à jouer sur cette terre*
– *Incapacité de créer des liens d'amitié*
– *Incapacité de conduire une automobile*
– *Incapacité de voyager seul comme il le faisait antérieurement.*
– *Diminution de ses capacités physiques, intellectuelles, cognitives, motrices, sexuelles, etc.*

«Perte de contrôle». *Ses sautes d'humeur sont plus fréquentes ces dernières années sans doute en raison du deuil inachevé de ses pertes, de son insatisfaction par rapport à la vie et des séquelles de sa consommation.*

«Perte d'espoir». *Pas facile de travailler, travailler et encore travailler et ne pas toujours avoir les résultats escomptés.*

«Pilule difficile à avaler». *Autant au sens propre du mot qu'au sens figuré, cette expression est tout à fait juste. Il m'a souvent dit qu'il avait du mal à «digérer» les séquelles de cet accident. En plus, ses problèmes de déglutition sont toujours présents.*

«Poule et œuf». *Je dis souvent que son problème de consommation en est un de «la poule et de l'œuf» car il consomme pour oublier puis la dépression survient, la réalité le frappe de plein fouet donc il veut à nouveau consommer pour oublier.*

Q.....................

«Querelles». *Que d'innombrables querelles entre lui et nous. Nous vivons bien avec le fait qu'il soit traumatisé crânien, mais nous avons de la difficulté à le voir s'autodétruire. Il nous semble qu'il a du potentiel pour autre chose que de l'errance mais...*

R.....................

«Radin». *Il économise son argent et ses biens. Son cousin est venu passer une demi-journée avec lui récemment. À l'heure du souper, il prend une bière dans le réfrigérateur et dit que c'est la dernière. Il ne lui offre même pas de la partager. Plus tard, quand ce dernier le quitte, il lui avoue en avoir d'autres au frigo mais qu'il veut les économiser: de quoi se faire des amis!*

«Rendez-vous». *Plus de 1200 rendez-vous impliquant tous des déplacements à l'extérieur. Tout un exploit!*

«Répétition, répétition et encore une fois répétition» *pour tout réapprendre et que cela devienne relativement automatique ou tout simplement qu'il accepte de le faire.*

«Rêves» *ou plutôt absence de rêves et de projets d'avenir.*

S.....................

«Souffrance». *Que de souffrance par rapport à ses pertes, par rapport à ce qu'il est devenu, par rapport à ses deuils!*

T.........................

«Tests, tests et encore des tests». *Une panoplie d'évaluations très diversifiées. (Annexe B).*

«Thérapeutes». *Que la liste est longue là aussi. Cette équipe où chacun(e) a son domaine d'expertise, son apport très significatif pour une réadaptation aussi complexe. (Annexe B).*

«Tristesse». *François est envahi par un «fond de tristesse». Cela semble l'empêcher d'avoir du plaisir, comme s'il se sentait coupable d'en avoir et il ne semble pas garder en mémoire les bons moments. Il a un peu perdu cette habileté de s'émerveiller, de rire, de s'amuser et de jouir des quelques bons moments de la vie.*

«Troubles de la coordination motrice». *François après son réveil avait des troubles importants de coordination motrice: démarche très chancelante, coordination œil-main déficiente, gestes saccadés, etc. Ce trouble s'est amélioré après des années de physiothérapie et traitements ostéopathiques mais cela demeure encore bien fragile.*

«Troubles de perception». *La réalité de François et sa perception de cette dernière sont fort différentes de la nôtre.*

U.........................

«Underground». *Je peux dire que François a fréquenté l'underground avec son monde de la drogue, heureusement que le monde de la marijuana n'est pas très malin. Mais c'est toutefois un monde qui fonctionne dans l'illégalité et dans l'anonymat. Tout ceci crée évidemment un milieu de mensonges et de cachettes.*

«Urgences». *En plus des multiples urgences causées par sa condition médicale en phase aigüe lors de son hospitalisation à l'Hôpital du Sacré-Cœur il y a eu de multiples urgences lors de ses périodes dépressives alors qu'il était suicidaire et qu'il ne fallait pas le laisser seul. En plus de ses chutes lorsqu'il consomme et que l'ambulance le récupère. Encore dernièrement, lors d'un vol, il a été projeté au sol, a perdu connaissance et a subi une petite commotion cérébrale. Et que dire de toutes les petites urgences de la vie quotidienne.*

«Usure». *François nous a usés jusqu'au bout de notre… corde et même plus: il y en a assez long pour que l'on se… pende.*

V ....

«Vision affectée». *Le cerveau est incapable d'analyser les images, ce qui donne l'impression qu'il ne voit pas bien.*

«Vitesse de l'éclair». *Il est tout à fait imprévisible dans ses sautes d'humeur.*

W ....

«Wagon». *De locomotive qu'il était avant son accident, il est devenu un peu comme un wagon qui se laisse tirer ou plutôt traîner par le quotidien, par la vie, un wagon de queue.*

X ....

«Xénophobe». *Ce n'est pas en regard des étrangers qu'il est intolérant, il a été élevé dans un milieu très multiethnique mais il considère comme ayant une moindre valeur à ses yeux, les personnes n'ayant pas de diplôme universitaire et les personnes handicapées.*

Y ....

«Yo-yo». *Telle est sa personnalité, tantôt de bonne humeur, tantôt triste, il oscille tel un yoyo qui monte et descend et surtout il a tendance à rester en bas si on ne lui donne pas un petit coup pour remonter.*

Z ....

«Zizanie». *Il est bien connu que les enfants n'unissent certes pas toujours les parents mais je peux dire que de suivre pas à pas une réadaptation extensive avec un fils si atteint, si impulsif qui ne reviendra jamais comme avant, a certes mis beaucoup de stress dans notre vie de famille. Nous nous en réchappons!*

De même, j'ai rédigé un abécédaire des forces et qualités démontrées par François et parfois par notre famille pendant sa réadaptation. Si la vie met parfois devant nous des moments difficiles à vivre, il est clair que l'être humain est capable de s'y adapter et de déployer des forces parfois insoupçonnées pour réagir et faire face à ce que la vie nous réserve.

Forces

A........................

« Acceptation inconditionnelle d'autrui ». *Plus facile à dire qu'à faire; non seulement faut-il accepter le nouveau François, mais il vient constamment heurter nos valeurs et nos espoirs par son impulsivité, sa consommation de bière et de marijuana et par cette caractéristique qu'il a de tout « saper ».*

« Accompagnement ». *En tant que parent ou proche, on ne peut qu'accompagner, encourager; malheureusement, on ne peut porter à la place de l'autre ce lourd fardeau.*

« Adaptation ». *Quelle adaptation tu nous as demandé mon fils! Toi aussi a dû t'adapter à l'inacceptable.*

« Ambition ». *Si tu n'avais pas été aussi ambitieux, tu ne te serais jamais rendu aussi loin. Tes objectifs étaient élevés et c'était pour toi la seule façon de pouvoir évoluer, de gagner le terrain perdu, de récupérer certaines fonctions et habiletés.*

« Autonomie ». *François veut faire ses choses sans aide et il ne se sent pas désemparé facilement, donc à ses yeux, il est autonome. Dernièrement, il m'a dit: «Je suis indépendant mais pas autonome.»*

« Assiduité ». *François a respecté ses rendez-vous, sauf à quelques exceptions habituellement liées à un changement de date ou d'heure; il se présentait souvent à la première date ou heure donnée, car cela était fixé dans sa mémoire. Jamais la fatigue, le manque d'amélioration ou de motivation ne l'ont privé de ses rendez-vous. Bravo! François tu mérites certes la médaille d'or!*

B ....

« Baisse pas les bras ». *Oui, oui je le sais, cela prend un « ne » devant le verbe baisser. François n'a jamais baissé les bras devant les efforts d'une telle réadaptation.*

« Bouclier ». *Je dis souvent qu'il a fallu à François une épaisse cuirasse pour parvenir à ses fins; il a la « couenne dure »; heureusement!*

C ....

« Calme ». *Lorsque l'on vit une telle situation, on apprend à rester calme, à ne pas s'énerver pour un rien et à vivre un jour à la fois; pas toujours facile.*

« Capacité d'absorption » *inouïe pour jour après jour participer à toutes ses thérapies.*

« Collaboration ». *De toutes parts! Les membres de l'équipe interdisciplinaire, la famille et le client: une équipe qui doit collaborer afin de parvenir à un résultat probant: pas une mince affaire!*

« Combat ». *Chaque jour, François a combattu les séquelles afin de parvenir à son ultime but, vivre seul en logement.*

« Complicance ». *Une médaille d'or à cette rubrique !*

« Conciliation ». *Ce mot... veut tout dire!*

« Courage ». *Quand on pense à la situation, plusieurs amies me disent souvent qu'elles aussi auraient penché vers l'alcool ou la drogue pour tout oublier. Il a fait preuve de courage et a relevé des défis de grande taille.*

« Croissance personnelle ». *Il faut tirer profit de chaque occasion qui se présente. Cette réadapation nous a certes donné l'occasion de croître chacun à notre façon.*

D ....

« Détermination ». *Rien n'est acquis sans une détermination à toute épreuve.*

« Don de soi ». *Toute cette expérience demande aux parents un « don de soi continuel ». Normal direz-vous, en effet, je suis d'accord. Sauf que*

François vient constamment nous confronter avec sa consommation, son non-conformisme, son entêtement, ses colères, le tout ponctué de ses multiples séquelles.

«Dosage». Tout au long de la réadaptation il faut doser: quand demander, quand exiger, quand laisser aller, quand reculer...

E ....

«Efforts». Tout à fait incroyables, voire surhumains. Autant pour François que pour ses proches, l'équipe de réadaptation et son éducateur spécialisé... que d'efforts déployés!

«Équipe». La réadaptation, processus multifocal, est un travail d'équipe où chaque intervenant est essentiel et complémentaire aux autres. Nous avons été privilégiés d'avoir rencontré deux équipes incroyables!

F ....

«Fidélité». Remarquable qu'il aille à tous ses rendez-vous durant toutes ces années.

«Fierté». Malgré tous ses handicaps, François reste quand même fier, fier de sa récupération, fier de son logement, fier d'être «autonome».

«Force». Quelle force! pour survivre à cette interminable réadaptation.

G.......................

«Go with the flow». Se laisser porter par le courant. On ne peut changer ce qui ne se change pas, donc on n'accepte pas nécessairement mais on s'adapte et on apprend à vivre avec la situation. Tel que l'avait bien dit Nicolas Boileau il faut avoir la sagesse d'accepter ce qu'on ne peut changer.

«Guerrier». Tel le plus vaillant des guerriers, François s'est battu pour combattre les séquelles.

H.......................

«Hardiesse». Bravoure, courage et détermination sont de mise.

«Harmonisation». Tout orchestrer, concilier, coordonner, organiser, équilibrer les interventions: un travail d'équipe incroyable.

«Hourra». *Bravo François, malgré tous ces accrocs, tu as défié tous les pronostics, même les plus sombres, les uns après les autres à chacune des étapes de la réadaptation, preuve que les choses pourraient être pires.*

«Humour». *Il en faut toute une dose!*

I ....

«Incalculables, incommensurables, inconcevables, infinis, inimaginables» *les efforts exigés par la cette réadaptation.*

«Initiative». *Que d'essais pour tenter de trouver des solutions aux diverses problématiques.*

J ....

«Joies». *Cette capacité de trouver dans chaque petite amélioration, chaque geste nouveau, chaque accomplissement une immense satisfaction surtout quand tu étais en phase 2. Pendant la majeure partie de la phase 2 à l'IRM, tu as été enjoué, positif, rieur, farceur parfois très drôle: un «rayon de soleil».*

K ....

«Karma». *Quelles forces inouïes ont été déployées pour survivre à ce très difficile karma.*

L ....

«Leçon de vie». *Quelle leçon de vie en effet!*

«Lucidité». *François est très lucide par rapport à sa situation et ses séquelles.*

«Luttes». *Luttes constantes pour combattre les innombrables séquelles, pour surmonter les défis.*

«Lunettes». *Je dis souvent qu'il faut changer de lunettes pour regarder notre François et accepter de le voir si différent de ce qu'il était, de regarder à travers ses «lunettes» et non les nôtres. Chacun sa vision, hélas parfois fort différentes!*

M........................

« Marathon ». C'est le mot qui me vient à l'idée quand je pense à la lettre M. Quel marathon pour François que ce travail acharné et assidu pour tenter de retrouver le François d'autrefois. La présence de la famille pendant toute cette réadaptation relève aussi du marathon.

« Moteur ». Il faut tout un « moteur » pour déployer l'énergie exigée du client tout au long de cette interminable réadaptation.

« Motivation ». Toujours s'améliorer, toujours viser plus haut, c'est la seule façon de vraiment remonter la pente.

N........................

« Négociation ». Nous, les parents, sommes devenus experts négociateurs car François est habile manipulateur.

« Nuances » Tout doit être nuancé, réévalué avec des critères différents, sous des aspects différents et avec des attentes différentes.

O........................

« Occupations ». La réadaptation occupe plus qu'à plein temps. Je crois que François aurait pu dire pendant cette période « Ma mère est assez occupée qu'elle n'a pas le temps de travailler »; ce n'est pas tout à fait vrai, plutôt un temps partiel et une absence lors de la phase aigüe.

« Olympiques ». Si les olympiens méritent une médaille pour leurs vaillants efforts, François mériterait une médaille de PLATINE pour ses efforts, sa ténacité, son courage et sa détermination et je dirais aussi son entêtement qui n'a pas toujours été négatif.

P........................

« Patience ». Patient tu l'as été car les progrès ne venaient pas aussi vite que tu le désirais et encore tu essayais à nouveau jusqu'à ce que tu réussisses. Répétition, répétition et encore une fois répétition d'une foule de petites gestes et de détails afin que ces apprentissages deviennent des automatismes. Et moi de dire, tu as certes « taxé » notre patience; mais nous avons survécu et sommes définitivement plus patients qu'avant.

«Perception». Les aidants naturels doivent aussi changer de perception par rapport à la personne atteinte et à ses valeurs. On se rend compte que parfois les choses les plus anodines relèvent de l'exploit pour la personne atteinte, c'est tout comme escalader l'Everest. Lorsque l'on fait une promenade dans le parc, à titre d'exemple, tout à coup il s'arrête et me dit: «Écoute le chant des oiseaux.» Ses sens sont plus aiguisés et il perçoit plein de petites choses dont nous sommes à peine conscients.

«Persévérance». Quelle leçon de persévérance. François a parfois le don de s'émerveiller facilement.

Q........................

«Quota». Il a certes dépassé son quota de rendez-vous comme le démontre bien l'annexe B.

«Questionnement». Toujours tu en demandes plus, tu veux savoir pourquoi, comment? Cette caractéristique t'a certes aidé à progresser.

«Quotient intellectuel». François a un potentiel encore inexploré mais sa capacité d'apprendre est grandement diminuée. Il a toutefois conservé plusieurs facultés cognitives supérieures dont la capacité de conceptualisation et d'abstraction qui est au 90e percentile de la population. Il est surprenant parfois de constater les concepts qu'il comprend bien.

R........................

«Recherche de solutions, de compromis, de comportements à adopter, de réponses». Tout un apprentissage pour les aidants naturels que de composer avec une personne ainsi atteinte. Il n'est pas facile de savoir comment agir avec lui, comment le motiver, l'intéresser, s'adapter et survivre.

«Renoncements». François a dû renoncer à ses ambitions, à ses rêves et apprendre à vivre avec ses séquelles et les divers pronostics. Je peux dire que 12 ans plus tard, il est encore bien triste quand il parle de son rêve irréalisable de devenir ingénieur. Quant à nous, les parents, nous avons dû apprendre à renoncer à nos attentes.

«Répétitions». *Quel mot significatif pour les personnes qui doivent réapprendre les gestes qui étaient auparavant des automatismes. Jamais je ne pourrai assez le dire.*

«Résilience». *Quelle résilience en effet!*

S ....

«Sagesse». *Oui sagesse d'apprendre à ne pas fuir l'inévitable, à apprivoiser l'inconnu et à apprendre à vivre avec cette kyrielle de séquelles.*

«Sauvegarde». *Comment chacun peut-il sauvegarder son équilibre personnel dans toute cette saga familiale? Évidemment tout est bien relatif mais chacun de nous a trouvé le moyen de continuer à vivre le quotidien en évitant au maximum de se heurter les uns les autres. Pas toujours facile, surtout quand nous sommes tous les trois ensemble: un équilibre parfois encore fort précaire.*

«Sérénité» *de part et d'autre à apprendre à vivre avec la situation.*

«Stimulation». *Je ne peux dire où nous avons puisé la force pour constamment stimuler François mais je n'ai jamais baissé les bras ni lâché car il faut énormément de stimulation pour non seulement s'améliorer mais aussi pour maintenir les acquis.*

«Stratégies». *L'équipe et les parents ont déployé toutes les stratégies possibles afin d'aider François à combattre ses problèmes de consommation.*

T ....

«Ténacité». *Oui, à en être têtu mais quand on regarde le côté positif, cette caractéristique t'a été d'une aide immense, car tu n'acceptais pas un «non» comme possibilité.*

U ....

«Unicité». *Chaque personne atteinte d'un trauma cranio-cérébral réagit différemment, a des séquelles différentes et est unique dans sa façon d'être. Cette unicité rend ce cheminement fort intéressant mais exigeant, comme il est souvent dit aux nouveaux parents, leur nouveau-né n'est pas arrivé dans ce monde avec un livre de mode d'emploi dans les mains. Il faut apprendre à le connaître au fur et à mesure de son évolution,* de son développement et grandir avec lui. Il en est de même en cours de réadaptation, il faut constamment s'adapter au fils en constante évolution et surtout au fils souvent imprévisible.

V ....

« Volonté ». De réussir, de s'améliorer. Mon père me disait souvent que lorsque j'avais quelque chose dans la tête, je ne l'avais pas dans les pieds. Je dois dire « Bon chien tient de race ». François a démontré à la fois une volonté de s'améliorer et malheureusement aussi une volonté de « saper » ses apprentissages; une dichotomie fort complexe.

W ....

« Watt ». Combien en a-t-il généré lors de toutes ses heures en physiothérapie à faire fonctionner tous les appareils à partir du traditionnel tapis roulant jusqu'aux divers appareils pour l'équilibre et la force?

X ....

« X (École Polytechnique de Paris, fondée par Napoléon) ». François, 12 ans plus tard, rêve toujours d'obtenir son diplôme d'ingénieur.

Y ....

« Yin et yang ». Pendant toute la réadaptation François a dû puiser dans son immense bagage de forces personnelles.

Z ....

« Zèle ». S'il n'avait pas eu la passion pour la profession d'ingénieur et cette ambition d'avoir son diplôme à tout prix, il n'aurait jamais autant bûché pour tenter de récupérer… l'IRRÉCUPÉRABLE. Ne perdant jamais espoir, son ambition l'a mené très loin. Il a défié les pronostics tout au long de sa réadaptation.

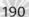

En 2002, la travailleuse sociale du CRCL m'a demandé si je voulais bien répondre à certaines questions puisqu'elle avait une conférence à préparer sur les impacts d'un TCC sur la famille. J'ai acquiescé et lui ai envoyé ce texte. Lorsque je l'ai relu au moment de rédiger ce récit, j'ai décidé de ne pas en modifier le contenu puisqu'il reflète ma pensée et mes émotions quatre ans après l'accident.

Conséquences d'un TCC sur la famille

1. Principales conséquences de l'accident pour moi et ma famille

a) Conséquences sur mon émotivité et mes sentiments

Conséquences immédiates lors de la phase aigüe :

- *Choc à l'annonce de la nouvelle; l'adrénaline m'envahit. Je ne peux croire ce qui est arrivé à François, je dois me « pincer » pour ne pas penser que c'est un rêve.*

- *Désarroi en voyant mon fils aux soins intensifs même si comme infirmière j'y ai déjà travaillé; je n'arrive pas à croire que mon enfant se retrouve là. Je peux m'attendre à y voir un jour mes parents, mon époux, ma soeur, mes amis, mais certes PAS MON FILS.*

- *Sentiment d'impuissance vis-à-vis la situation de François. Nous sommes tiraillés émotivement entre le fait de poursuivre les traitements quasi à TOUT PRIX et le fait que nous croyons que François ne voudrait pas que l'on poursuive les traitements s'il était capable de se prononcer. Nous ne sommes pas dans un état émotif pour prendre des décisions importantes. Toutefois, les médecins ne discuteront pas de notre demande de cessation des traitements avant la 6e semaine. ils nous disent que légalement et moralement ils doivent dans la phase aigüe, faire tout ce qui est possible pour sauver François.*

- *Inquiétude inouïe quand aux conséquences désastreuses qui peuvent arriver, les séquelles importantes et permanentes et la qualité de vie ultérieure pour François.*

- *Épuisement, épuisement; interminables heures à attendre. Quoi? Le réveil? la mort? Les minutes et les heures passent au pas de tortue, la vie me semble interminable!*

- *Sentiment de solitude extrême malgré les visites, les appels des amis et de nos familles car je passais mes journées à son chevet. Mon mari venait le soir mais quand il y avait des choses à faire, des décisions à prendre, des consentements à signer j'étais TOUJOURS seule. De plus, pendant ces 10 semaines, j'étais aussi seule à son chevet sauf lorsque ma soeur, ma mère et quelques visiteurs m'ont soutenue.*

- *Impossible de rêver, de se cacher derrière des sentiments de déni, car la réalité me «fouette» constamment en pleine figure; les soins intensifs avec toute sa panoplie d'appareillage me confrontent quotidiennement à la RÉALITÉ.*

Conséquences lors de la période de réveil

- *Là l'espoir m'a envahie et ce furent des moments joyeux malgré tout le travail que j'ai fait pour stimuler François au maximum, car sa période de réveil a coïncidé avec les congés des Fêtes. Quand on vit cet espoir on est un peu comme droguée et on pense sans vraiment y croire que tout va revenir comme avant même si au fond de soi-même on sait qu'il y aura de multiples séquelles, je vis un peu comme dans un rêve. Je me fais croire que les séquelles ne seront pas si importantes, que François sera une exception à la règle. Puisque déjà on nous parle de possibilité d'hébergement, je me dis: «Ils ont fait erreur» et encore une fois, fiston va défier les prédictions les plus sombres.*

Conséquences pendant la phase 2

- *Période la plus «rose» depuis l'accident et par la suite aussi car c'est une période où tout espoir est permis. Toute la famille est très entourée car François est client à plein temps en réadaptation; ce n'est pas l'hôpital. Quand on vit dans l'espoir, tout va pour le mieux dans la famille et les progrès sont souvent bien notables.*

- *Le pire impact est de voir les objectifs trop élevés de son fils et de se rendre à l'évidence qu'il ne pourra pas les atteindre. Et là, la peur m'a à nouveau envahie, pour ne pas dire la TERREUR m'a submergée car je sais très bien qu'il va dégringoler la côte, je ne sais quand, ni à quelle vitesse mais j'anticipe déjà que cela sera terrible.*

- *La fatigue aussi commence à être omniprésente car cela fait plusieurs mois d'hospitalisation (8) où je suis fort impliquée et présente quotidiennement à son chevet à l'exception d'une seule journée.*

- *Très décevant de voir mon fils revenir à la maison les premières fois et demander de retourner à l'IRM car il se sent trop épuisé. Décevant car j'anticipais ce retour avec beaucoup d'espoir et l'imaginais tellement heureux de revenir chez lui.*

- *Le retour définitif à la maison après huit mois est une journée de FÊTE; heureusement qu'à ce moment-là je ne sais pas dans quoi la famille s'embarque et ce que l'avenir nous réserve.*

- *Après son congé comme client interne, je suis soulagée d'être enfin seule en famille après avoir eu des professionnels à la douzaine autour de nous, mais je suis aussi épuisée. Les besoins et les réactions d'une personne atteinte d'un TCC n'aident pas au repos: beaucoup d'aide et de support ont été, sont et seront encore constamment nécessaires.*

- *Ce qui use le plus c'est la lenteur, l'impulsivité de François.*

- *Tout cela crée beaucoup de pression sur la vie de couple, car on s'accuse constamment de ne pas faire le bon geste, de ne pas dire la bonne parole avec le bon ton de voix; on ne sait pas quoi faire, comment réagir et on apprend au fur et à mesure que les progrès se réalisent. Tout comme un nouveau-né, la personne atteinte d'un TCC sévère ne revient pas à la maison avec un mode d'emploi pour nous dire comment procéder; il y a beaucoup d'essais et d'erreurs. Plus on tente de stimuler, plus on risque de pousser trop loin mais on sait qu'il faut de la stimulation pour susciter l'amélioration. Tout un dilemme!*

Conséquences pendant la phase 3

- *C'est la pire période depuis son réveil car le retour à la vie quotidienne n'est pas ce que nous avions anticipé: les séquelles se font de plus en* plus envahissantes car François tente de revenir comme il était avant l'accident, et cela ne fonctionne pas. Tant qu'il était à l'IRM il vivait d'espoir, mais une fois revenu à la maison, cela ne va pas du tout comme il l'anticipait. La réalité le frappe de plein fouet.

• Très difficile pour les parents; il est ÉPUISANT ! Les espoirs s'amincissent, la réalité s'installe. Quelle dure réalité ! Le stress familial est à son paroxysme !

• Le pire impact de cette phase, c'est de voir les rêves de son fils s'envoler les uns après les autres et principalement son rêve de devenir ingénieur. Pour lui c'est tellement important. De le voir, nier, lutter, tenter, essayer, se faire démontrer que ce n'est pas possible et refuser d'accepter ce verdict; c'est très déchirant pour nous.

• Les écarts dans le couple se creusent; nous ne sommes pas sur la même longueur d'onde.

• L'épuisement, la perte d'énergie, l'épuisement des ressources.

• La déception de voir qu'il n'y a pas de réponse magique; je voudrais tellement que les thérapeutes nous apportent la recette tant attendue. Mais je sais bien que cela n'existe pas.

• Les exigences de vivre avec quelqu'un d'impulsif, qui a un ton de voix comme si j'étais une marâtre, cela m'épuise d'autant plus que c'est moi l'aidante naturelle la plus impliquée. C'est moi qui ai diminué ma charge de travail pour m'occuper de François.

• L'impression constante du sentiment d'IMPUISSANCE autant chez François que chez les parents.

En général

Le deuil du fils que j'avais avant l'accident est un processus interminablement long. Il n'est pas encore évident pour moi de faire face quotidiennement à un fils que je ne reconnais pas toujours; j'ai encore de la difficulté avec tout cela. Faire le deuil d'un fils ne se fait pas en quelques mois et encore moins lorsque l'on ne peut pas se permettre de le faire en toute sérénité, car je suis quotidiennement confrontée à un deuxième fils non seulement fort différent du premier mais très « épuisant ». Il est à la fois changeant, imprévisible et en évolution continuelle.. Difficile de reconnaître, voire *parfois de l'aimer car c'est un peu un « étranger » dans ma maison. C'est quelqu'un d'autre dans le corps du premier. Même sur le plan physique il n'est plus le même.*

b) Conséquences sur la vie familiale

Tout est centré sur la personne atteinte d'un TCC; c'est normal mais cela implique que pour la vie de famille on peut dire « Oubliez... impossible ! ». Non seulement pour un certain temps, mais pour longtemps. Pendant les huit premiers mois, je me suis rendue quotidiennement à son chevet sauf pour une journée. Les fins de semaine, nous séparons les journées en deux afin d'avoir chacun un peu de répit. Heureusement qu'il n'y avait pas d'autres enfants dont nous devions prendre soin. Puis lors de son retour à domicile, c'est le fils qui « use » les parents.

La perte d'un enfant qui est plus ou moins remplacé par un autre semblable et différent est un inconnu à apprivoiser; chaque parent est poussé aux limites de sa tolérance et l'inévitable arrive : chicanes pour des peccadilles, déplacement de l'aggressivité et de la déception vers l'autre conjoint. La mort est plus facile à accepter, car on vit avec l'image positive même glorifiée de son enfant, mais là, la réalité quotidienne vient ternir cette belle image, vient fausser le tableau et par le fait même entraver le processus de deuil.

On tente de trouver du plaisir à faire des activités ensemble mais tout le monde fait semblant; la famille n'est plus ce qu'elle était. Elle est à tout jamais métamorphosée mais pas nécessairement comme la chenille qui devient un beau papillon, plutôt dans le sens contraire. Terrible à dire ou à écrire devrais-je dire, mais c'est la réalité.

2. Grandes inquiétudes personnelles

Dès le début, je trouvais que la mort était plus supportable pour François que ce TCC. Je pense encore la même chose en ce dimanche matin presque quatre ans plus tard, alors que j'écris ces lignes en voyant mon fils se lever et SOUPIRER comme il le fait tous les jours. La vie est pénible pour lui, juste d'être là semble difficile, voire insupportable. Ce n'est pas « vivable » pour un parent de voir son enfant aussi malheureux.

Une fois que l'on sait que son fils va survivre, les inquiétudes foisonnent aux portes de l'imagination :

• Séquelles, séquelles, séquelles et encore une interminable liste de séquelles et lesquelles ?

• Que fera-t-il de sa vie ? Rien de productif... c'est acceptable mais pourra-t-il avoir sa part de bien-être ?

• Comment se débrouillera-t-il quand on n'y sera plus ?

• Quelle qualité de vie aura-t-il ? Et là je parle de ses standards et non des miens. Même en le regardant avec une autre paire de « lunettes » il faut s'assurer qu'il ait un certain bien-être moral, sinon tous ses efforts ne valent pas le coup !

3. Apprentissages les plus significatifs

Les plus grands apprentissages que j'ai faits sont les suivants :

• On n'a jamais la maîtrise de la vie, ni du destin et même sur des choses que l'on croit vraiment contrôler. Une vérité de La Palice, une réalité que l'on sait comme adulte mais qu'on ne comprend pas parfaitement tant qu'il ne nous arrive pas une épreuve de cette ampleur.

• Il faut que son enfant fasse lui-même ses apprentissages car on ne peut les faire pour lui. C'est toujours vrai et je dirais encore plus vrai que jamais.

• Apprendre à vivre et connaître un NOUVEAU fils n'est pas évident car on ne le reconnaît pas : le premier est en grande partie mort, le deuxième est bien vivant en partie mais son âme est pour ainsi dire quasi morte ; il a le mal de vivre et je dois apprendre quotidiennement à vivre avec cela.

• Le don de soi apporte beaucoup quand on voit les progrès, les rares sourires, mais il faut tellement d'énergie pour tout lui donner cela.

• Une personne atteinte d'un TCC est plus lente, s'arrête pour regarder des choses que l'on ne voit même pas, que l'on n'entend pas et qui sont souvent très belles tel le chant des oiseaux lorsqu'on marche dehors ou encore le chat qui ronronne.

- *Des petites choses font parfois grand plaisir; on lui apporte un nouveau tube de dentifrice et on a l'impression qu'on lui a donné la lune.*

- *On doit apprendre à vivre avec les choses que l'on ne peut pas changer. Comme on dit en anglais «go with the flow»... se laisser porter par le courant, car il est plus fort que nous.*

4. Pertinence et importance d'impliquer la famille

Définitivement, surtout si le client vit à domicile avec un ou des membres de la famille, cela devient essentiel car ce sont les membres de la famille qui doivent appliquer les interventions suggérées par les professionnels. La famille vit le quotidien et ce dernier est fort différent des rencontres dans un bureau. Lors des diverses rencontres, la personne atteinte d'un TCC est le plus souvent seule avec un thérapeute dans une atmosphère calme. Ce n'est pas la vie de tous les jours. Il s'agit de la mettre dans un contexte de la vie quotidienne pour voir à quel point cette personne change, a de la difficulté à agir, à réagir, est impulsive, etc.

Les thérapeutes donnent une vision du TCC et la famille une autre. Les deux visions sont importantes car elles sont complémentaires. Les parents sont parfois trop pessimistes et les thérapeutes parfois trop optimistes; des deux côtés, un espoir trop grand de même qu'un sentiment d'impuissance en résultent parfois.

Une personne qui subit un TCC et qui est seule ne peut certes faire tout ce cheminement et finit par aboutir dans un centre quelconque car même après 4 ans de réadaptation, François a présentement et aura toujours besoin de beaucoup d'aide et d'encadrement pour vivre seul.

5. Vision personnelle du problème de la toxicomanie et TCC

Une sainte horreur! On accepte un accident, un TCC aussi, mais la combinaison TCC et toxicomanie, n'est pas «vivable»; un CALVAIRE tout simplement. On a l'impression qu'il en a assez sur le dos sans cela en plus, tout en comprenant fort bien que la toxicomanie est une arme à deux tranchants; il oublie temporairement ses problèmes et après il les ressent encore plus vivement, ce qui l'incite à consommer encore une fois. Cela devient donc un cercle vicieux.

Cette double problématique nous a littéralement achevés; mon mari a tenté de faire la sourde oreille (pas complètement mais il voulait à tout prix avoir la paix); il est porté à faire du déni, à faire «semblant» que le problème n'existe pas, voire à nier l'état de François devant les thérapeutes. Quant à moi, ce n'est peut-être pas mieux mais je me suis battue comme une «diablesse dans l'eau bénite» pour ne pas que mon fils sombre dans ce problème et devienne un «errant et toxicomane en plus». Évidemment je n'ai pas réussi; je ne dis pas que j'ai fait mieux ou pire, mais je me suis débattue pour l'empêcher de sombrer car ce chemin est trop dangereux et surtout trop SOUFFRANT. Je sais pertinemment que je n'ai que TRÈS PEU de pouvoir sur son problème de consommation, MAIS ABANDONNER CETTE LUTTE SERAIT POUR MOI AUSSI PIRE QUE DE ME PROSTITUER.

Cette décision m'a coûté cher dans ma relation avec mon mari; c'est le prix que j'ai dû payer. Quoique cela me fasse de la peine d'une part, je crois encore que j'ai fait la meilleure chose dans les circonstances et j'ai encore un peu d'espoir que François bien lentement chemine encore un peu mais aussi je me rends compte que TOUT DÉPEND DE LUI. Je sais au fond de mon cœur que la bataille n'est pas gagnée, AU CONTRAIRE... où aboutira-t-il? Tout cela est tellement inquiétant!

*Son père a adopté une autre approche, laquelle est certes plus humaniste et moins contrôlante. Il évite toute confrontation à un point tel que cela en est parfois... aberrant! Toutefois **AUCUNE** des deux approches ne semble appropriée, car au fond c'est notre fils qui doit faire ses démarches, qui doit cheminer.*

● ● ●

Alors que je relis ces lignes à l'automne 2010, j'ajouterais que quelques années plus tard, la problématique est toujours la même, donc permanente. Ses cellules cérébrales sont certes de plus en plus fragiles, abîmées. Les effets de la consommation ont amené des problèmes d'ordre psychotique ponctués d'hallucinations, de paranoïa, d'idées fixes très farfelues. Les épisodes de perte de contact avec la réalité sont toujours les mêmes donc quelque peu prévisibles; il n'est donc pas dangereux pour autrui ni pour lui-même.

Il est de plus en plus difficile de le faire «raisonner» sur certains sujets. L'été dernier il a encore été avisé par le psychiatre que s'il ne cessait pas sa consommation, il aurait de plus en plus d'hallucinations et qu'il aurait peur. Peu de changement et je dois avouer avec grande peine qu'

HÉLAS! La bataille semble perdue!

TCC et toxicomanie

Au printemps 2003, la travailleuse sociale me demandait de compléter mes réponses. Encore une fois, il s'agit du texte intégral.

1. Quels sont, selon vous, les impacts de la toxicomanie sur François, vous (sa famille), sa réadaptation et son avenir?

François

- *Retard de progression de façon bien notable car sa mémoire est très affectée quand il n'est pas sobre; il ne se rappelle pas beaucoup de choses et je dois lui faire constamment des rappels. De plus il est plus impulsif, plus désorganisé, moins motivé, beaucoup moins concentré et surtout plus DÉPRIMÉ, raison qui le porte à consommer de nouveau. Un éternel cercle vicieux! Un gouffre sans fin!*

- *Il a plus de difficulté à accomplir ses tâches quotidiennes quand il a pris un joint, à titre d'exemple, faire ses comptes, son agenda, ses soins d'hygiène, etc. Il en est conscient et par le fait même devient plus rapidement frustré en constatant ces déficiences, ce qui aggrave possiblement sa consommation; c'est le cas de la poule et de l'œuf on ne sait ce qui vient avant et ce qui vient après.*

- *Diminution de ses contacts sociaux, car ses amis lui ont dit à plusieurs reprises qu'ils ne veulent pas le voir ivre; certains ne l'invitent plus quand ils se rencontrent à cause de cela, mais rien ne semble le toucher ni l'arrêter, il continue. Je ne peux dire si c'est parce qu'il ne fait pas de* lien de cause à effet ou qu'il n'est pas affecté par leur discours, mais je peux dire qu'il ne *VEUT ABSOLUMENT PAS CESSER.*

- *Impact important sur sa compréhension, son apprentissage, son équilibre, sa mémoire, son jugement, sa démarche, son affectivité etc. Plus il consommera, plus il y aura d'effets sur son psychisme. Il est bien reconnu que des problèmes d'ordre psychiatrique surviennent fréquemment à la suite de la consommation et encore plus fréquemment chez les personnes atteintes d'un TCC.*

- *Pour résumer, il travaille à se réadapter et s'améliorer d'une part et se met les deux pieds dans les plats d'une autre part. IL EST PARFOIS SON PIRE ENNEMI.*

Famille

- *Cela se résume en quelques mots: déceptions, chicanes, négociations constantes, tentatives de faire des consensus sur la façon d'agir avec François. Nous ne nous entendons pas nécessairement sur la façon de faire; il est souvent quasi impossible de faire consensus sur la façon d'agir avec lui, car nous ne pouvons pas toujours en discuter intelligemment ensemble. Pour ma part, j'ai décidé d'y mettre le maximum et je ne peux en faire plus; je ne dis pas que c'est mieux mais JAMAIS, je ne ferai comme si le problème n'existe pas et j'arrête aussi de me culpabiliser quant au fait que je n'ai pas la même approche que mon mari. Toutefois je me dis que depuis cet accident, la vie de famille est «invivable» lorsque François est avec nous. L'enfer! Dès que François entre dans la maison, la dynamique change! Il semble mettre de la zizanie partout.*

- *Cela déstabilise la famille car on ne sait plus comment agir, réagir et on se voit même dans l'obligation de l'accepter, même s'il ne le faut pas; il n'est pas sans le savoir. Comment peut-on mettre à la porte notre fils handicapé et hypothéqué qui consomme, alors qu'aucun centre n'accepte une personne atteinte de TCC si elle consomme. Si on lui ferme la porte, où ira-t-il? Facile pour les professionnels de dire qu'il ne faut pas accepter sa consommation mais quand il se présente chez nous tard le soir, intoxiqué, on le retourne? où? Et par la suite être responsables, voire accusés de sa mort? Maintenant qu'il vit seul, s'il se présente chez nous intoxiqué, on a toujours la possibilité de le retourner chez lui.*

Puisqu'il s'est rendu à la maison il pourra certainement se rendre chez lui car son état ne sera pas pire qu'à son arrivée, mais lorsqu'il habitait chez nous, difficile à faire en effet. Une preuve vivante qu'il y a parfois un grand écart entre la théorie et la pratique.

- *La consommation a empoisonné notre vie avec notre fils depuis son accident de même que sa propre vie. Il a «bousillé» sa réadaptation en partie à cause de cela, car il aurait pu encore s'améliorer s'il n'avait pas eu cette problématique. Il continue constamment à «brûler les neurones déjà endommagés» comme je lui dis. Il est fait «fort». S'il n'avait pas consommé, il aurait eu moins de problèmes de comportement, moins de dépression.*

Réadaptation

J'ai l'impression que l'on travaille en sens inverse, parce que l'on fait la réadaptation avant de régler le problème de consommation. Ce n'est pas un blâme que je lance mais une simple constatation et je sais que nous n'avons pas le choix de poursuivre car la consommation n'arrêtera pas rapidement, peut-être jamais. Pas évident pour les thérapeutes d'entretenir leur espoir. Alors on se doit de tenter le tout pour réadapter le client. Y a-t-il de l'espoir ? Je vous trouve bien courageux de continuer. Jean et moi sommes d'accord que les deux problèmes doivent être traités de front ; cela forme un tout indissociable et on ne peut absolument pas les traiter séparément. Il est clair qu'avec la réadaptation il est définitivement beaucoup mieux que si on l'avait cessée car il a eu le support nécessaire pour faire face à ses pertes.

Il est clair toutefois que s'il n'avait pas consommé...

Avenir

Lorsque l'on pense ne plus avoir d'avenir, eh bien, il ne reste que le plaisir de la consommation. Et François est toujours incapable de faire face au quotidien ou à l'avenir, alors il tente de noyer son chagrin. Mais on voit un peu de lueur au bout du tunnel ; il a de bons bouts et il progresse encore même si parfois il recule. Qui aurait pensé il y a un peu plus de 4 ans qu'il pourrait un jour vivre seul ?

2. Qu'est-ce que la combinaison TCC et toxicomanie amène comme préoccupation pour des parents ?

• Ce n'est pas le TCC qui est difficile à accepter mais la combinaison des deux, car j'ai l'impression qu'il rejette toute aide, toute tentative positive, qu'il met, jusqu'à un certain point, les bâtons dans les roues.

• Impossibilité de discuter logiquement avec notre fils, car il n'a pas de jugement, pas de parole ; il est menteur. Alors on reste en surface et on fait semblant : le jeu du chat et de la souris.

• Immense inquiétude quant à son avenir, sa capacité d'être un jour indépendant quand nous serons incapables de lui apporter l'aide dont il a besoin. Oui, il y a des intervenants, mais tous les détails de la vie ne sont pas négligeables. Qui l'aidera ? Et on constate déjà une certaine dégradation par rapport à certains acquis. Qu'est-ce que ce sera dans 10, 20 ans ?

3. Quelles sont les alternatives que vous avez comme parents et quelle est la différence, selon vous, avec les alternatives qui s'offrent aux parents dont le jeune consomme, mais qui n'a pas eu de TCC ?

• Les parents n'ont pas d'alternatives ; ils subissent car on ne peut pas lui imposer nos idées ni nos lois dans la maison ; quoique l'on dise, il fait à sa tête et on ne peut le mettre dehors car il a un TCC sévère : une arme à deux tranchants ! Donc on se dit que nous prendrons une telle ligne de conduite, telle celle de lui refuser l'accès au domicile s'il n'est pas sobre. Évidemment on ne pouvait pas la mettre en pratique lorsqu'il vivait chez nous car il se serait retrouvé dans la rue. Fort frustrant, décevant et peu de lumière au bout du tunnel. Et la personne atteinte du TCC n'est pas sans s'apercevoir qu'elle a tout le pouvoir, tout le loisir de faire à sa tête. Quand François nous regarde et rit, il y a de quoi vouloir l'écrabouiller. On a beau comprendre qu'il est atteint, voire très atteint, il nous a à « l'usure ».

• Impossibilité de discuter avec le client qui a eu un TCC, aucune logique possible, il ne tient pas sa parole, son sens moral est affecté. Il n'est aucunement préoccupé par le tort qu'il se fait à lui-même ou à sa famille; il est très centré sur son plaisir et sur « l'ici et maintenant ».

• En y repensant, probablement que la différence pour les parents n'est pas si grande car les parents d'un enfant normal ne peuvent pas mettre leur enfant dehors. Toutefois, ils peuvent tenter de convaincre leur enfant d'aller sinon en cure de désintoxication au moins en consultation ou en suivi avec des thérapeutes; ce jeune a la capacité de comprendre, de cheminer plus qu'une personne atteinte d'un TCC.

4. Quel aurait été l'impact d'arrêter la réadaptation en raison du problème de consommation?

Désespoir! Catastrophe!

Il m'apparaît très clairement que si la réadaptation avait cessé à cause de la consommation François serait encore pire, voire possiblement mort. Combien de fois a-t-il menacé de se « suicider » devant le métro ou sur le boulevard Décarie en se jetant d'un viaduc. Plusieurs fois François nous a dit que la mort était préférable à cette « foutue vie »! Espérons que dans un avenir rapproché les neurologues et les traumatologues auront les moyens de prédire, de façon plus précise, le pronostic des personnes ayant subi un traumatisme cranio-encéphalique très sévère.

Souvent au début de son hospitalisation, les médecins me disaient qu'il y a 10 ans, François n'aurait pas survécu à l'accident, que les progrès de la médecine avaient permis ce recouvrement. Et comment prévoir l'avenir quand on est responsable de traiter un polytraumatisé sévère de 21 ans?

La SAAQ met elle aussi des sommes faramineuses voire astronomiques pour réadapter les clients dans le coma. Évidemment, une fois réchappés, plus on engage de fonds dans le traitement et la prévention, plus on a la chance qu'à long terme cela rapporte. C'est bien logique et je leur en suis ÉTERNELLEMENT RECONNAISSANTE, CAR ILS ONT MIS LES BOUCHÉES TRIPLES ET BIEN PLUS!

CHAPITRE 7

Avenir ! C'est la chronicité !

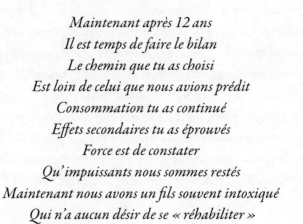

Maintenant après 12 ans
Il est temps de faire le bilan
Le chemin que tu as choisi
Est loin de celui que nous avions prédit
Consommation tu as continué
Effets secondaires tu as éprouvés
Force est de constater
Qu'impuissants nous sommes restés
Maintenant nous avons un fils souvent intoxiqué
Qui n'a aucun désir de se « réhabiliter »
Confrontations, confrontations et encore confrontations
Sont le lot de nos rencontres et réunions
Cet accident a tout fait éclater
Et s'est permis de venir perturber
L'avenir que fiston, tu t'étais tracé
Et pourtant si bien préparé

Que lui réserve justement l'avenir ?

Ce que te réserves l'avenir ?
L'inconnu fait toujours peur, il ne faut pas le fuir !

Il ne faut certes pas trop y penser, mais comme tout parent ayant un enfant handicapé qui de plus consomme, l'inquiétude fait partie de nos préoccupations majeures quant à son avenir.

Parfois la vie nous trace un tel chemin
Que nous avons très peur du lendemain
Comment s'y faire et s'y retrouver
La réponse il ne faut pas trop la chercher

Plus le temps passe, plus l'ancien François disparaît pour laisser la place à un nouveau qui nous semble de plus en plus atteint sur les plans physique, émotif et intellectuel. Au début, le passé étant très proche, il s'y accrochait et à cette époque il y a 6 ou 7 ans, il nous semblait certes différent mais nous pouvions retrouver des traces relativement importantes de l'ancien « lui ». À mesure que les années passent, ses schèmes, ses souvenirs s'estompent chez lui, chez nous de même, pour laisser place à une personne tout à fait différente. Une fois les gains majeurs acquis, il y a eu un plateau pour un certain temps, puis a suivi une régression, probablement causée en grande partie par le manque de stimulation, son manque de motivation et certes la consommation. Nous sommes dans rendus à l'étape de la CHRONICITÉ !

C'est à la fois rassurant et... inquiétant !

Certes son caractère de base reste présent mais certains acquis sont plus fragiles alors que d'autres sont bien ancrés dans ses habitudes. Tout comme chez une personne âgée, il a ses habitudes, son horaire et il est très important de ne pas bousculer ses plans sinon il devient un peu anxieux et il a de la difficulté à gérer les situations. Avec ce rythme de croisière, il trouve un certain réconfort et surtout une grande sécurité. Nous sommes conscients qu'il a perdu sa capacité d'adaptation aux changements et nous agissons en conséquence.

Quand on parle justement de chronicité, on fait référence à la personne qui s'adapte selon ses moyens et la perspective de son état. Cette personne interprète ses expériences selon sa vision et fait des choix toujours selon ses priorités et ses valeurs. Pas toujours facile d'accompagner quelqu'un dans ce cheminement car il nous est souvent difficile de comprendre son parcours et d'accepter ses décisions. François a 33 ans et il ne changera pas ou très peu. Il nous faut accepter ou du moins apprendre à vivre avec cette façon de faire et de voir la vie.

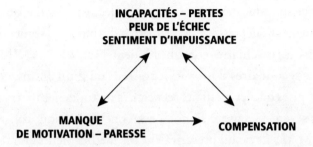

Un des principaux problèmes est qu'il ne peut s'activer pour se prendre en main ; il doit être plus occupé au niveau de l'esprit, s'il en est capable ; pas nécessairement avec ses amis mais faire quelque chose d'autre que d'errer, de consommer et de s'ennuyer. Il doit être « organisé » car avec un horaire régulier, il semble plus en sécurité. Toutefois, c'est difficile pour son éducateur et pour nous, car il refuse nos suggestions et on a beau se « fendre l'âme », on ne parvient pas à l'intéresser à quoi que ce soit.

Grande question : la paresse et le manque de motivation sont-elles des données indépendantes du sentiment d'impuissance et de la dépendance ? Pas facile à dire, sauf qu'il est clair qu'il ne fait pas de liens de cause à effet. À titre d'exemple, il se plaint qu'il est seul, qu'il s'ennuie mais si on a de la visite surprise un soir de semaine et qu'on lui téléphone pour l'inviter à souper, il ne vient pas, ce n'est pas le bon soir. Si nous ou son éducateur spécialisé lui suggérons une activité, parfois il dit oui, le plus souvent non et s'il accepte il ne se présente pas nécessairement. Il nous dit qu'il a oublié, qu'il croyait que cela se passait une autre journée, bref, il semble parfois être son pire ennemi !

Son besoin de caféine (stimulant) de même que sa difficulté à s'activer nous a amenés à penser que possiblement le Ritalin pourrait lui être utile. Toutefois après discussions avec les thérapeutes et médecins, il semble que non. Il faut aussi penser qu'il faudrait aussi avoir sa collaboration pour qu'il suive les prescriptions ; ce qui est loin d'être acquis.

Il oscille constamment entre un état de rage, de colère et un état dépressif en plus de subir des hallucinations. Nous avons cru, de même que son éducateur et même son médecin de famille, qu'un léger médicament antidépresseur, un régulateur des humeurs serait bénéfique. Toutefois, les psychiatres consultés étaient TOUS UNANIMES que les effets secondaires d'un antidépresseur ou d'un antipsychotique seraient pires que les bienfaits recherchés surtout chez un traumatisé crânien sévère. Ces professionnels nous ont dit à chaque consultation que JAMAIS ils ne lui prescriraient ces médicaments en raison des problèmes de coordination locomotrice, des tics et des tremblements que ces médicaments entraînent.

De toute façon, il refuse catégoriquement de prendre toute médication, car il ne veut pas prendre de produits chimiques, seulement des produits naturels... ha !... tels les produits dérivés de la fermentation, de la transformation du tabac ou de la marijuana ! Il n'y a rien à y faire... Cela aussi est inquiétant. Et si jamais il consentait à prendre des médicaments, quels effets auront-ils alliés à l'alcool ou à la marijuana ?

Une arme à deux tranchants !

En plus de ces difficultés à large spectre, la vie au quotidien exige aussi de lui des efforts où parfois il est incapable d'un « coping » acceptable. Il a été évalué en fin de réadaptation comme ayant de grands besoins d'aide, ce qui est tout à fait exact. Mais il faut penser que nous ne sommes pas éternels et qu'il faudra continuer à mettre plus des services en place pour nous remplacer ! Nous, ses parents, assumons un suivi pour bien des détails en plus du support de son éducateur et des hommes d'entretien. Il aura besoin de plus de suivi et d'aide quand nous ne serons plus aptes.

Les fiduciaires auront du boulot
Cela ne sera pas de tout repos !

Il est très important pour une personne cérébro-lésée de maintenir autant que possible la stimulation car elle en a besoin pour maintenir les acquis obtenus par la réadaptation ; très difficile car François ne collabore pas toujours. De même, le maintien à domicile est valorisant pour la personne atteinte car cela contribue à maintenir son intégrité autant physique que psychologique.

Une autre inquiétude et sujet délicat à discuter avec lui, vu les séquelles à ce niveau, est qu'il devrait subir une vasectomie afin qu'il n'y ait pas de conséquences désastreuses si jamais il avait recours à des médicaments pour traiter la dysfonction érectile. Présentement, il est encore incapable d'avoir une discussion à ce sujet ; il a sa prescription pour consulter un urologue mais rien ne bouge. Son père en a discuté quelques fois avec lui et nous devons poursuivre ces discussions.

L'annexe F décrit en détails les multiples besoins chez François, huit ans après son départ du gîte familial, une liste interminable et qui est appelée à changer à mesure que fiston perd des acquis ou souffre des effets secondaires de la consommation.

D'autre part, François est très lucide à certains moments et il a des discussions fort intéressantes avec nous et aussi avec son éducateur spécialisé. Voici ce qu'il a écrit à son père dans sa carte de Fête des Pères il y a 2 ans :

> *À l'exemple exceptionnel sur lequel me baser pour faire de moi un « cher désirable », je te souhaite une bonne fête des pères !*

Et celle de l'an dernier, je ne peux dire pourquoi mais il l'a écrite en anglais ; pourtant JAMAIS nous parlons en anglais à la maison.

> *Another Father's day comes and I don't know where to place myself, as of others' point of view, but I'm greatly thankful, you've always been there as a great reference point and Mum too !*

Force est de constater qu'il y a encore de l'espoir et qu'il ne faut surtout pas « baisser pavillon ».

Tu as un potentiel encore inexploré
Seul l'effort te le fera exploiter

Potentiel, en effet ! Mais comment l'exploiter ? Malgré toute l'aide reçue pendant cette longue réadaptation, François n'a pas encore trouvé sa « niche » si je peux dire ; il n'a pas de but, ni de rôle dans notre société en grande partie à cause de sa « fermeture ». Il s'exprime bien, a un bon vocabulaire, se rappelle d'une foule de détails, à titre d'exemple, qu'il occupait la chambre # 118 à l'IRM à l'hiver 1999, le nom des intervenants à cette époque, le numéro de téléphone des intervenants au CRCL. Incroyable ! Par contre, ses limites sont aussi bien réelles.

Maintenant, plus d'une décennie plus tard
Je dois avouer, il y a encore de l'espoir
Alors poursuis ton chemin
Et regarde toujours plus loin
Tu pourrais émerger force et lumière !
Différent de l'image prévue hier
Tu pourrais aller bien au-delà
Alors, surtout, continue et ne lâche pas !

Je dois avouer que récemment, François semble en général un peu plus serein, plus calme et plus souvent sobre lorsqu'il vient à la maison ; il est de bonne humeur quand on lui téléphone plus tard dans la journée. Son sens de l'humour semble réapparaître bien tranquillement. Nos vacances de Noël au chalet chez ma sœur ont été les meilleures depuis des années. Hourra ! la lumière en effet pourrait briller au bout du tunnel ! François ! l'avenir est dans tes mains ! pas dans les nôtres !

Mais tout cela est tellement... Fragile ! Précaire !

Adieu...............couvée !
D'où peut venir la force d'accepter
Ce chemin aux antipodes des prévisions
Où l'espoir est rapetissé par les limites de l'évolution

Alors que nous venons récemment de souligner le douzième anniversaire de sa nouvelle vie, la douleur demeure bien vive car nous sommes tous les trois constamment confrontés à la réalité des nombreuses séquelles !

Contrairement à la mort, où l'image de la personne fixée dans la mémoire en est une à son meilleur, la nôtre en est une qui est loin de cela ! C'est notre réalité !

Toutefois, je commence à atteindre la sérénité
Et la sagesse qu'il faut pour accepter
Cette immense perte...

CHAPITRE 8

Témoignage de François

Lorsque j'ai dit à François que j'avais écrit un récit sur ce très long voyage depuis son accident, il m'a dit : « Si tu écris à mon sujet, il faudrait bien que je le lise. »

Chose surprenante pendant le congé des Fêtes, il a finalement lu les 140 premières pages du récit ! Il avait le document chez lui depuis un certain temps ; il l'a apporté afin de le lire en voiture pendant l'aller-retour au chalet à sept heures de route de Montréal. Un ancien schème revient car il lisait toujours en automobile avant son accident ; il tente toujours de le faire mais habituellement n'avance pas à grand-chose, mais cette fois il avait une certaine motivation.

Malheureusement, il n'a pas pu me donner beaucoup de feedback sur le contenu, sauf de dire des choses très générales, telles : « Je ne me rappelle pas ce que je voulais te dire », « Il y a plein d'erreurs. » Lorsque je lui ai demandé de me les citer pour que je puisse les corriger, il en a été incapable et pourtant, à plusieurs reprises je lui ai redemandé. Il est par contre content d'être cité comme « héros » si je peux dire car il se rend bien compte qu'il a défié les pronostics plus d'une fois et cela le rend bien fier.

Lorsque je lui ai dit que Dr Tinawi avait accepté d'écrire la préface du livre, il m'a dit : « Moi aussi j'ai des choses à dire. »

Son père s'est donc « chargé » de recueillir ses propos en mon absence. Ils en ont discuté à plusieurs reprises, Jean prenait des notes et la fois suivante, ils en discutaient à nouveau. François a parfois eu de la difficulté à verbaliser sa pensée, Jean a parfois formulé son idée et a vérifié auprès de lui si c'était bien ce qu'il voulait dire.

Voici le texte intégral en réponse à la déclaration de son père, lequel a organisé le contenu sous ces 4 sous-titres. François a eu les idées et les mots mais n'est pas capable d'organiser le texte.

Caractéristiques de ma nouvelle vie

Orgueil et fierté, ma vie... en a pris un coup

- *Je ne crois pas être un nouveau François; seulement un François amoché, seul, fatigué.*
- *J'ai beaucoup moins d'interactions avec le monde, avec la vie.*
- *Je sens que la société me rejette. Il est possible que ce soit simplement mon incapacité à suivre le rythme qui génère ce sentiment. Mais puisque cette impression me vient de partout et de tous, il y a certainement là un fond de vérité.*
- *Lorsqu'il y a des activités avec d'autres traumatisés crâniens je ne les trouve pas captivantes. En fait, je décide presque d'avance que ce ne sera pas satisfaisant puisque c'est une activité avec des « amoindris ».*
- *J'aimerais retrouver la satisfaction et la fierté que j'avais jadis quand je me voyais plutôt meilleur que les autres, c'est ce qui me motivait, cette reconnaissance par les autres.*
- *Moi, je me vois comme plus très bon et je peux difficilement imaginer les autres me voir différemment, ce qui n'est pas très encourageant.*
- *Mes handicaps physiques me dérangent bien un peu mais la perte de mes capacités intellectuelles me peine excessivement.*

Réadaptation

- *J'ai eu un bon niveau de satisfaction lors de la réadaptation car je m'améliorais plutôt vite ce qui « impressionnait les intervenants ».*
- *Aussi je croyais que ce n'était qu'une question de temps pour que je retrouve mes capacités, et cela suffisait à me satisfaire; il y avait (c'est malheureusement au passé) de l'espoir.*

• *Mais lentement les choses se sont mises à plafonner…, beaucoup trop tôt.*

Personnalité très autonome, élitiste, orgueilleuse

• *Malgré tout ce qui m'est arrivé, ma personnalité n'a pas tellement changé; je suis demeuré le vieux François qui ne s'en remet qu'à lui-même.*

• *Ce que disent les autres changent bien rarement l'idée que je me suis déjà faite; les autres ne savent pas tout, eux.*

• *L'idée de m'accepter tel que je suis maintenant me frustre et me fait porter mon attention ailleurs.*

• *Il me faut penser à autre chose, quelque chose de facile, d'agréable, prendre un café, une bière, de la mari. Regarder la vie des autres au bar, errer sur la rue.*

• *Sortir avec mon ami Jack (nom fictif) un traumatisé on ne peut plus « con » mais plutôt heureux. Au moins lui, il m'appelle, il recherche ma compagnie.*

Réalité ; pas de passion, pas d'énergie

• *La réalité est sans doute bien meilleure que ce que je perçois (j'espère).*

• *Je ne manque d'aucun bien matériel.*

• *Plein de gens m'aident.*

• *Je n'ai pas à aller travailler tous les jours pour un patron.*

• *Je n'ai pas de responsabilités.*

• *Mais tous ces côtés positifs ne m'accrochent pas; il me manque la perception de la valeur de moi-même, un sens à ma vie.*

• *Il me faudrait une passion mais malheureusement je ne la trouve pas facilement, cela prend de l'énergie et du travail, la capacité…*

CONCLUSION

Témoignage de Jacques Lamontagne

Jacques, son éducateur spécialisé, depuis maintenant neuf ans est constamment témoin du « mal d'être » chez François. Je lui ai laissé les derniers mots, en guise de conclusion, il résume bien la situation ; son texte est très touchant !

LA MÈRE, celle qui témoigne et QUI VEILLE...

«Deuil » d'un fils prodige,
Lui-même ne se reconnaît aucun vestige.
Il n'est pas nécessaire de lui rappeler,
Tous les jours, à s'observer, il voit « ce qui s'est passé ».
Peur d'avoir l'air de ce qu'il a l'air,
Déficient ou en état d'ébriété,
Quand il n'attire pas la pitié,
Il se résigne à vivre en solitaire.
À court de moyens, il crie
Lorsqu'il pense que l'on ne l'a pas compris.
Comment l'amener à adopter de bons comportements,
Essayant d'être quelqu'un tout en se fondant
dans l'environnement.
Lui, se considère comme un rejet de la société
Il a perdu ses points de repères, sa personnalité,
Il se qualifie de Moron,
À qui on ne donnera jamais raison.
L'aider, malgré qu'il soit désorganisé et souvent démotivé,

Oscillant entre la rigidité et parfois une grande lucidité.
Intervenir en souhaitant une joyeuse renaissance,
Tout en établissant une relation de confiance.
Réussir à garder suffisamment de distance,
En étant confronté à tant de souffrance.
Mais, toujours sont présents les parents,
Malgré l'apparition d'événements désespérants.
Le père supportant, cherchant des points communs
avec François, l'ancien
Lui offrant même un statut particulier
chez les Polytechniciens.
La mère, elle, puise son courage en son fils,
dans ce qui l'émerveille,
Peu importe l'âge de son enfant
ou qu'il se soit endormi au volant,
Elle est celle qui témoigne et QUI VEILLE.
MERCI DENYSE !

JACQUES LAMONTAGNE

Merci Jacques ! Tu es non seulement son éducateur spécialisé, mais son ange gardien depuis presque une décennie. Tu es celui qui l'accepte de façon inconditionnelle, toujours présent, toujours compréhensif et toujours empathique ! Et... toujours là !

Un rôle fort difficile lorsqu'on est constamment confronté comme tu dis si bien à

« une très grande souffrance ! »

REMERCIEMENTS

Marcel Broquet

Marcel Broquet, mon éditeur, qui a osé croire et avoir espoir au bien fondé d'un tel projet ! Quel courage !

Lui qui a publié plus de 1 600 livres, tous plus beaux et meilleurs les uns que les autres, a risqué « le tout pour le tout » en publiant ce récit hors de son « créneau » habituel. Nous sommes bien loin de la Collection Signature sur les artistes peintres québécois, des livres sur la flore et la faune du Québec, de la littérature et des livres de la très renommée Clinique Mayo ; tout simplement, celui d'une mère qui décrit le parcours de son fils accidenté et cérébro-lésé.

Toutefois, il a cru, en publiant ce livre, que les professionnels et les étudiants des disciplines des sciences de la santé ainsi que le public concerné comprendraient mieux les impacts d'un traumatisme cranio-cérébral sur la personne et ses proches, sachant très bien que c'est une problématique de plus en plus courante dans la société.

Merci pour ton support, ta compétence et tes encouragements, du brouillon jusqu'au manuscrit complété. Et surtout, merci d'avoir osé publier ce récit.

Roger Belle-Isle, infographiste, merci pour votre créativité, votre professionnalisme et votre collaboration.

Olivier Lasser, concepteur graphique, pour la beauté de la couverture. Merci!

Andrée Lavoie

Andrée, mon amie depuis plus de 40 ans, m'a fait sortir ce livre du « placard ». Il y a deux anx, je lui avait confié à l'occasion du 10e anniversaire de l'accident de François, avoir écrit le récit de cette aventure à partir de mes notes, rapports et courriels, puis fermé « à tout jamais » ce fichier sur mon ordinateur. Elle a osé me demander de l'ouvrir et de le regarder à nouveau ! Je n'étais pas prête à le faire... elle a insisté ! Et surtout, elle a suscité l'intérêt et convaincu l'éditeur de s'intéresser au témoignage du vécu de son amie, mère de François.

En tant que réviseure, elle a su enrichir le texte par sa recherche du mot juste, son excellente analyse du contenu et ses suggestions fort judicieuses. Je t'en suis fort reconnaissante.

Jean

Merci d'être « encore là »... pas évident de vivre ce que nous avons vécu. Évidemment nous avons été tous les deux déchirés par cette grande perte, épuisés et très sollicités pendant cette interminable réadaptation puis maintenant par l'aspect chronique de la situation. J'ai volontairement peu parlé de toi dans ce récit puisque tu n'es pas celui à étaler tes sentiments et ton vécu ni en privé et encore moins sur la place publique. Pour moi, écrire fut une thérapie tout comme l'équitation.

Tu es un père exceptionnel pour François !

Dr Simon Tinawi

Physiatre réputé, professeur, chef d'équipe exceptionnel, modèle de compassion et d'implication sociale auprès des personnes atteintes de traumatisme crânio-encéphalique, c'est un immense privilège que vous ayez accepté d'écrire la préface de ce récit ! Je suis honorée et vous en suis très reconnaissante.

Jacques Lamontagne, éducateur spécialisé

Ce n'est pas souvent Jacques que je te dis merci pour toutes ces années sans jamais te décourager, sans jamais lâcher. Tu es toujours là, semaine après semaine après neuf ans, à tenter toi aussi de réussir l'impossible, à récupérer l'irrécupérable.

Il n'est pas facile de travailler avec François qui est à la fois lucide, impulsif, souvent inconséquent mais aussi parfois très drôle et subtil dans ses discussions. Tu as été près de lui dans ses moments les plus sombres et la noirceur des ténèbres est certes très difficile à supporter.

Tu es constamment confronté à la « grande souffrance » de François et je sais que la limite entre l'empathie et la sympathie est bien fragile ; ce n'est pas facile pour toi de vivre cela de semaine en semaine depuis toutes ces années.

Merci de m'avoir permis d'utiliser tes textes au chapitre 4 et grand merci pour le témoignage fort émouvant inséré en guise de conclusion.

Merci aussi de m'avoir incitée à écrire et d'avoir insisté quand je ne donnais pas suite à ta suggestion ; j'ai pris du temps à répondre à l'appel, je devais être prête à « ouvrir » cette page du livre de ma vie.

Parents et amis

Souvent lors de moments difficiles dans la vie, on se demande comment on va survivre, comment on va se rendre au lendemain. C'est là que l'on comprend l'importance du soutien de la famille et aussi le vrai sens et toute la valeur de l'amitié

> *Tout au long de ce périple fort difficile*
> *Votre support a été TRÈS utile*
> *Sollicitude, réconfort et encouragement*
> *Vous avez fourni largement*
> *Jamais vous n'avez perdu espoir ou lâché*
> *Et constamment vous nous avez encouragés*
> *Merci d'avoir été là pour nous trois !*
> *Merci de nous avoir supportés pendant ce long voyage !*

À ma sœur Lorraine, mon cousin André et ses enfants, Louise, ainsi que la famille de Jean, il est vrai que les liens « de sang » sont tissés serré dans les moments difficiles de la vie.

Pour les amis de peur d'en oublier, je ne vous nommerai pas mais vous saurez vous reconnaître : amis de longue date, amis plus récents, collègues de travail, copines d'écurie, tous ont été à l'écoute et nous ont réconfortés chacun à sa façon pendant les périodes les plus sombres de ce grand voyage.

SAAQ

Dire combien la SAAQ, par le biais de M. Marco et M. Serge, fut compréhensive, présente, aidante, il n'y a pas de mots pour exprimer toute notre gratitude envers cet organisme qui nous a offert un service tout à fait EXCEPTIONNEL. Dès le lendemain de l'accident, une travailleuse sociale a été mandatée pour nous aider à passer la phase critique et dès le début de la réadaptation active, ses représentants ont collaboré, acquiescé à toutes les demandes des intervenants et je dirais qu'ils ont même été largement au-delà de leurs demandes. Ces personnes ont été proactives et très proclient. La route a été pavée par les agents de la SAAQ afin de faciliter les transferts, les démarches, les diverses évaluations ainsi que TOUS les services. Sans eux nous aurions été « au bout de notre rouleau » ! Toujours le bien du client prime dans leurs décisions, toujours ils ont été là. Tout un service, tout un suivi, tout un support ! MILLE FOIS : MERCI !

Personnel de l'Hôpital du Sacré-Cœur

Les soins reçus pendant les trois mois qui ont suivi l'accident furent tout à fait exceptionnels. Merci aux urgentologues, intensivistes, traumatologues, neurochirugiens et autres professionnels de la santé qui se sont toujours préoccupés de son bien-être au quotidien. Ces intervenants ont pris soin de tous les petits détails que nécessite un si grand malade et méritent une médaille car l'espoir n'était certes pas au rendez-vous à cette époque. Ils se sont assurés que si réveil il y avait, François serait prêt à entamer sa réadaptation en étant le moins hypothéqué possible.

À Diane, infirmière en neurologie, merci pour ton implication lors de notre demande de « cessation des traitements », je t'en suis fort reconnaissante.

Équipe de l'Institut de réadaptation de Montréal

Quelle équipe interdisciplinaire extraordinaire. Cette période de neuf mois fut la plus heureuse de toute cette réadaptation mais quel travail, quel acharnement !

Au Dr Simon Tinawi, vous avez été source de réconfort dès la première rencontre à l'Hôpital du Sacré-Cœur, et ce, pendant toute la phase 2. Un modèle de compétence, de professionnalisme, de compassion et de sollicitude.

Liette et Christine vous avez été des piliers de cette équipe et une source de support inouï pour nous trois.

À tout le personnel de l'IRM, sachez que nous aurions aimé vous visiter plus souvent suite au transfert de François, la phase suivante a été épuisante, éreintante, déprimante, « usante » et notre énergie n'était pas toujours au rendez-vous après cette première année qui avait certes été, elle aussi, fort éprouvante et exigeante.

Thérapeutes du Centre de réadaptation Constance-Lethbridge

Là aussi, une équipe qui a réussi l'impossible et a même supporté toutes les périodes de crises subies par la famille après les grandes dépressions chez François, sa dépendance à l'alcool, sa toxicomanie, ses menaces de suicide, etc. Ces personnes ont été d'un support et d'une sollicitude tout à fait exceptionnels.

Spécialement Andréanne, Suzanne T, Suzanne D et Martin qui avez pendant toutes ces années été présents ; vous avez été source de compassion et sans vous il est clair que nous n'aurions pu traverser certaines étapes difficiles dont celles où François était « suicidaire ».

À Andréanne, merci de m'avoir incitée et encouragée à mettre de l'ordre dans mes notes et à écrire ce récit. Votre feedback et votre disponibilité lorsque je révisais le texte ont été très appréciés.

Pierre Mitchell, directeur général, et les intervenants du siège social de l'AQTC, section Montréal

Merci M. Mitchell de l'ouverture dont vous avez fait preuve quand je vous ai parlé de mon récit. Vous avez littéralement déroulé le « tapis rouge ». Visionnaire passionné par la cause, vous travaillez sans relâche afin d'aider les personnes atteintes d'un TCC et leurs proches à mieux-vivre leur quotidien. Collaborer avec vous a été pour moi un réel plaisir !

À vous, intervenants qui côtoyez François de façon hebdomadaire depuis maintenant plus de 11 ans, je vous « lève mon chapeau », car je sais qu'il est réfractaire à participer aux activités et à côtoyer d'autres personnes atteintes même s'il est lui-même un « cas » très sévère. Pas facile à gérer, à comprendre ni à accepter ou aider.

François adopte souvent des comportements défendus, inacceptables afin de se faire « foutre » à la porte et ainsi ne pas être associé aux autres « handicapés ». J'espère qu'un jour il atteindra la sagesse et la sérénité pour comprendre et apprécier la qualité des services rendus.

Jeannot et James, ses hommes d'entretien ménager

Non seulement vous offrez un service très important, mais vous êtes aussi à l'écoute comme des thérapeutes. Merci de votre compréhension et de votre patience.

Henriette Pesant

C'est en lisant, 10 ans après l'accident de François, votre livre, *André, Traumatisé crânien, 10 ans plus tard*, que j'ai décidé d'écrire ce récit. J'avais été fortement incitée antérieurement par Jacques l'éducateur de François, Andréanne et Suzanne T du CRCL, mais je ne donnais pas suite aux suggestions. Merci Mme Pesant de m'avoir donné le « coup de pouce » qu'il me fallait lors de nos échanges par courriel ou téléphone.

Voici un extrait de son courriel du 23 juillet 2008.

> *Je me réjouis du fait que le goût de l'écriture commence à vous tenailler...*
>
> *...une femme courageuse et qui aura peut-être l'audace de mettre sur papier des moments de sa vie...*

Baïart, mon cheval ainsi que Cimeron, Aramis et les autres

Dire le nombre de fois je suis allée te monter mon cher Baïart et pleurer à chaudes larmes pendant nos randonnées dans le bois, eh bien je n'aurais pas assez des doigts de 100 mains. Toujours à l'écoute ! Toujours attentif et toujours très présent. Tu as vraiment pris soin de moi !

Et pour mes autres complices : Cimeron, Aramis, Sheherazade, Chester, Mindy, Red, Raz, Sham et Pax, vous m'avez apporté sollicitude. Si je n'avais pas eu les chevaux dans ma vie, je ne m'en serais certainement pas aussi bien sortie. Souvent c'étaient les seuls instants de plaisir dans la semaine. Je quittais la maison en pleurant et revenais dans le même état mais le temps avec vous était du pur bonheur ! Pas seulement une escapade et une fuite de la réalité mais un baume pour l'âme et comme on dit souvent en « franglais », vous les animaux êtes très bien « groundés » Vous êtes des thérapeutes hors pair !

GLOSSAIRE

Dans le jargon de la réadaptation :

Phase 1 phase aiguë en centre hospitalier, c'est l'étape de la survie.

Phase 2 phase de réadaptation fonctionnelle intensive où le client vit à plein temps au centre de réadaptation pour ultérieurement devenir client externe ; cette phase est consacrée à l'apprentissage des A.V.Q. et A.V.D lorsque c'est possible.

Phase 3 phase d'intégration sociale, phase de soutien pour faciliter l'intégration socioprofessionnelle et la maximisation de la qualité de vie du client.

Phase 4 maintien des acquis.

Afin d'alléger le texte, plusieurs termes ont été utilisés de façon abrégée.

A.Q.T.C. Association québécoise des traumatisés crâniens.

A.V.D. Activités de la vie domestique : l'apprentissage des tâches permettant si possible de vivre de façon relativement autonome, telles l'entretien minimal de ses vêtements, de son logis, préparer les repas, faire l'épicerie, utiliser le téléphone, gérer l'argent, faire ces activités de façon sécuritaire, etc.

A.V.Q. Activités de la vie quotidienne de base : entrer et sortir du lit, utiliser la toilette, faire les soins d'hygiène, manger, communiquer, se faire comprendre, circuler dans son milieu de vie etc.

CRCL Centre de réadaptation Constance-Lethbridge, boul. de Maisonneuve Ouest, Montréal.

Échelle de coma de Glasgow

Échelle pour évaluer l'état de conscience ; s'étend de 3 (coma profond ou mort) à 15 (personne consciente) à partir des 3 critères suivants :

Ouverture des yeux	Réponse verbale	Réponse motrice
1. nulle	1. nulle	1. nulle
2. à la douleur	2. incompréhensible	2. extension stéréotypée (rigidité décérébrée)
3. à la demande	3. inappropriée	3. flexion stéréotypée (rigidité de décortication)
4. spontanée	4. confuse	4. retrait à la douleur
	5. normale	5. localise la douleur
		6. obéit aux ordres

Gastrostomie   Ouverture chirurgicale de l'estomac afin de créer une stomie (orifice) abouchée à la paroi abdominale à l'aide d'un cathéter afin de permettre l'alimentation par sonde.

Jéjunostomie   Ouverture chirurgicale du jéjunum, deuxième portion de l'intestin grêle, afin de créer une stomie (orifice) abouchée à la paroi abdominale à l'aide d'un cathéter afin de permettre l'alimentation par sonde.

IRM   Institut de Réadaptation de Montréal, rue Darlington, Montréal. Depuis 2008, en raison de sa fusion avec le centre Lindsay on le nomme IRGLM soit Institut de Réadaptation Gingras-Lindsay, Montréal.

Physiatre   Médecin spécialisé en réadaptation. Le terme physiatre est toutefois utilisé par les professionnels couramment quand on parle de réadaptation quoique cela ne soit pas un mot accepté dans la langue de Molière.

P.I.   Plan d'intervention de l'équipe interdisciplinaire ; le plan est unifié suite à la concertation des divers professionnels impliqués auprès du client. Les p.i ont lieu tous les mois à l'IRM et à tous les 3 mois au CRCL.

Poly École Polytechnique de Montréal, Faculté de génie de l'Université de Montréal.

TCC ou tcc Traumatisme cranio-cérébral ou craniocérébral maintenant aussi appelé traumatisme cranio-encéphalique.

Tronc cérébral Jonction de la boîte crânienne avec la colonne vertébrale ; les nerfs crâniens émanent du tronc cérébral.

Trachéostomie Ouverture des voies respiratoires supérieures (trachée) à la peau afin de faciliter la respiration.

LECTURES COMPLÉMENTAIRES

Ce récit raconte l'histoire de François et de sa famille et ne prétend pas couvrir le sujet en profondeur.

Il existe une foule d'écrits (volumes, articles, projets de recherche, sites Internet) sur le sujet.

Brochure

- SAAQ, *Le traumatisme cranio-cérébral*, Brochure à l'intention des familles et des personnes atteintes, 75 pages.

    Disponible en format papier ou par le biais du site Internet de la SAAQ en format pdf que l'on peut imprimer.

    Excellent document de synthèse décrivant ce qu'est le traumatisme, les séquelles les plus fréquentes, les moyens d'intervention et l'équipe, etc.

Sites Internet

- Association québécoise des traumatisés crâniens
  www.aqtc.ca

- Centre de Réadaptation Constance-Lethbridge
  www.constance-lethbridge.qc.ca

- Continuum de services en traumatologie
  www.fecst.gouv.qc.ca

- Hôpital du Sacré-Cœur de Montréal
  www.hscm.ca
  Onglet : Soins et services, voir : neurologie, traumatologie

- Institut de Réadaptation Gingras-Lindsay de Montréal
  (auparavant Institut de Réadaptation de Montréal : IRM)
  www.irglm.qc.ca

- Regroupement des associations des personnes traumatisées
  cranio-cérébrales du Québec
  www.raptccq.com

- Société automobile du Québec
  www.saaq.gouv.qc.ca
  Onglet : victime d'accident

ANNEXE A

Demande de cessation des traitements, six semaines post-accident

Vendredi le 27 novembre 1998

Objet : *Prise de position sur la poursuite des traitements pour François Rousselet*

Aux : *Responsables des soins de François Rousselet*

Mesdames et messieurs,

La présente est pour vous informer de notre état d'esprit, de nos valeurs et de notre position en ce qui a trait aux soins donnés à notre fils François Rousselet de même que pour donner suite à notre demande de cessation des traitements en date du jour de l'accident, soit il y a 6 semaines.

*Victime d'un traumatisme crânien très sévère suite à un accident d'automobile, François a été dans le coma profond pendant trois semaines. Peu à peu, par la suite, il s'est « réveillé » si on peut dire : ses yeux sont ouverts, sa tête, son bras droit et ses jambes bougent un peu. À date, ses gestes semblent liés beaucoup plus à des malaises, à de l'inconfort voire de la douleur et de la détresse au niveau respiratoire qu'à des réactions volontaires et délibérées : **il n'a toujours pas repris conscience après 6 semaines.** Il lui arrive fréquemment d'être agité (dans les limites de ses capacités), d'être visiblement inconfortable à cause d'on ne sait trop quoi ? Il s'agit de le voir* pendant qu'on le succionne pour comprendre qu'il est parfois extrêmement mal.

*Qu'arrivera-t-il à François ? Le réveil s'est fait sans retour à la conscience, les progrès sont très minimes pour ne pas dire quasi inexistants... Tout ce tableau semble pointer vers un bien mauvais pronostic... Les médecins spécialistes eux-mêmes ne peuvent nous fournir aucune statistique si ce n'est « **qu'on ne sait jamais** », « **qu'il faut attendre et voir** »... Voir quoi ? Attendre quoi ?*

*Malgré l'excellence des soins prodigués par tous les membres de l'équipe multidisciplinaire lors de son séjour à l'Hôpital du Sacré-Coeur, la guérison neurologique est incertaine, voire **improbable**... Alors que fait-on ?*

Notre fils, nous l'avons perdu en cette nuit du 16 octobre dernier; nous en sommes bien conscients. Il ne reviendra jamais à son état d'antan c'est bien évident pour nous, même si nous aimerions croire autrement et penser que tout ceci n'est qu'un cauchemar. Qu'est-ce qui l'attend ? Quelle qualité de vie pourra-t-il avoir ? Et les séquelles ? Une vie végétative ?

*Sachant que les miracles ne sont pas d'ordre courant, il faut se poser à nouveau la question suivante : François a besoin de quoi ? Pour nous il est clair **qu'il ne doit absolument plus souffrir et que nous devons le laisser partir dignement et le plus doucement possible si tel est son sort, et non s'acharner et encore s'acharner**. Nous sommes conscients que l'équipe de soins a travaillé d'arrache-pied pour maintenir François en vie et lui donner toutes ses chances de récupération. Mais lorsque le client ne semble pas récupérer et que l'on parle d'hébergement, force est de constater qu'une qualité de vie minimalement acceptable ne semble plus possible; **on se doit de regarder** les choses autrement... **Le maintien de la vie à tout prix n'est plus une priorité à ce point: la paix et le confort priment**. Alors on procède comment ? On fait quoi ? Où se* *situe la limite entre traitement raisonnable et acharnement? Certes que nous n'avons pas la réponse mais des questions on s'en pose depuis le jour de cet accident. Nous en avons discuté longuement avec le neurochirurgien traitant ce jour-là et avons demandé dès le début une «cessation des traitements et surtout pas d'acharnement». Depuis cette journée, les médecins traitants ont « **évité** » de discuter avec nous lors de leurs visites au chevet de François. Nous comprenons que le but ultime de la médecine est de «sauver la vie» mais à quel prix?, parfois il faut «laisser partir».*

*La question il faut qu'on se la pose tous: autant les membres de l'équipe multidisciplinaire que nous ses parents; **non seulement se la poser mais nous nous devons d'y répondre** et de prendre les décisions qui s'imposent. L'absence de certitude absolue quant au pronostic n'est pas une raison suffisante pour nous exempter de prendre les meilleures décisions pour François.*

À ce stade-ci, seul son confort demeure important pour nous, même si assurer ce confort signifie une diminution de sa longévité. En effet, la qualité de vie à laquelle il fait face présentement ne justifie, pour nous, aucunement une prolongation des traitements auxquels il est présentement soumis.

Nous avons beaucoup discuté avec les infirmières soignantes de nos préoccupations, toutefois il s'avère que ce sont les médecins traitants qui ont la responsabilité ultime du patient donc le pouvoir décisionnel. Nous demandons une rencontre afin de dresser une ligne de conduite pour les soins à donner à François, dans l'éventualité de complications prévisibles et non prévisibles.

Nous vous sommes très reconnaissants de l'excellente qualité des soins prodigués par l'ensemble de l'équipe; pour nous, ce n'est pas un échec car tout a été humainement fait pour lui sauver la vie et toutes les chances lui ont été données pour qu'il récupère le mieux possible de cet accident, mais le sort en a voulu autrement... Nous en sommes terriblement attristés et défaits; **nous avons perdu ce que nous avions de plus précieux : notre fils unique.** *Personne ne doit se sentir coupable : tous ont fait plus que leur possible pour lui : rien n'a été épargné... c'est cela la vie... malheureusement on ne peut tout contrôler...*

Nous vous sommes extrêmement reconnaissants pour les immenses efforts déployés pour « sauver », François; toute la « chance a été donnée au « coureur ».

Bien à vous

Denyse Théberge-Rousselet
Jean Rousselet

ANNEXE B

Liste des professionnels impliqués et des divers rendez-vous de François pendant la réadaptation

Liste des professionnels

Un jour, je me suis mise à compter le nombre de personnes impliquées dans ce dossier. Je croyais en compter une trentaine, erreur ! Dire que ces personnes nous ont aidés c'est peu dire, elles ont été piliers, conseillers et il est tout à fait évident que sans chacune d'elles, ce recouvrement n'aurait pas été possible.

Outre la panoplie d'intervenants et des médecins spécialistes (au moins 20) des 4 unités de soins où il a été hospitalisé pendant 3 mois, du personnel des Centres de réadaptation de Montréal (9 mois) et Constance-Lethbridge (3 ans et demi) ainsi que celui de l'AQTC, j'ai pu compter **70 professionnels ou intervenants** qui ont été impliqués avec François.

Tout à fait inouï ! Et dire qu'il était toujours au rendez-vous ! Chapeau François ! Quel courage !

Alors voici une énumération de ces divers professionnels :

Hôpital du Sacré-Cœur (7 en plus des médecins spécialistes)
Le personnel de l'urgence, des soins intensifs, des soins intermédiaires en traumatologie, des soins intermédiaires en neurologie et de l'unité de neurologie.

Médecins spécialistes : urgentologues, neurologues, neurochirurgiens, intensivistes, traumatologues, dentiste, chirurgien plastique, chirurgien buccal et ophtalmologue.

1 travailleuse sociale

2 physiothérapeutes

2 ergothérapeutes

1 orthophoniste

Dr Tinawi physiatre attaché à l'IRM

Conseillers de la SAAQ (3)

3 conseillers

Institut de Réadaptation de Montréal (12)

Le personnel de l'unité des traumatisés crâniens et des divers services.

1 travailleuse sociale

2 éducatrices spécialisées

2 ergothérapeutes

1 physiothérapeute

1 orthophoniste

1 neuropsychologue

1 institutrice

1 orienteur

1 diététiste

1 gardien de soir

Polytechnique (4)

2 tuteurs

1 orienteur

1 orthopédagogue

Centre privé de physiothérapie (2)

2 physiothérapeutes

Centre de réadaptation Constance-Lethbridge (12)

1 médecin et 1 infirmière pour le bilan de santé

1 travailleuse sociale

2 éducatrices spécialisées

2 psychologues

2 ergothérapeutes

1 orienteur

1 orthophoniste

1 neuropsychologue

AQTC (2)

2 intervenants psycho-sociaux

Réinsertion sociale (1)

1 éducateur spécialisé à long terme depuis janvier 2002 (toujours présent auprès de François maintenant à raison de 2 visites par semaine)

Centre de désintoxication et suivi (6)

Divers thérapeutes : au moins 3

Suivi : 1 psychothérapeute et 2 intervenants

Psychiatrie : Centre Albert Prévost, Hôpital Douglas et Centre Dollard-Cormier (3)

3 psychiatres

Médecine complémentaire (3)

1 homéopathe et acupuncteur

1 ostéopathe

1 podiatre

Chirurgie buccale et dentaire (4)

2 spécialistes pour son implant dentaire

1 chirurgien buccal pour sa greffe de gencives

Visites additionnelles chez son dentiste pour réparation de dents cassées à la suite de chutes

Ophtalmologue et ORL (3)
2 ophtalmologues
1 ORL

Évaluation des capacités de travail effectuée par les intervenants du CRCL (3)
Divers intervenants sur une période de 10 jours, au moins 3 en plus des intervenants habituels

Évaluation de la conduite automobile (2)
1 intervenant à CRCL et 1 à la SAAQ

Chauffeurs de taxi alors qu'il est client en externe à l'IRM et au début au CRCL (3)
3 chauffeurs de taxi

• • •

Nombre de rendez-vous estimés pour François au cours de la réadaptation

Voici une liste des innombrables rendez-vous de François tout au cours de cette longue réadaptation, excluant les visites habituelles chez le médecin de famille et le dentiste. Tous ces rendez-vous étaient pris à l'extérieur alors qu'il était client interne à l'IRM ou par la suite client externe à l'IRM et au CRCL ; ils impliquaient donc un déplacement, au début, en fourgonnette, puis en taxi et un jour en transport en commun. J'ai pu retracer et estimer de façon relativement précise ses rendez-vous à partir des rapports chronologiques quasi hebdomadaires que j'ai écrits pendant toutes ces années.

J'en ai compté plus de **1200**, un chiffre tout à fait inouï. Encore une fois CHAPEAU FRANÇOIS !

Rendez-vous chez divers médecins spécialistes (25)
Ophtalmologue : 3
ORL : 2

Divers spécialistes en chirurgie dentaire : 15
Psychiatres : 5

Rendez-vous en médecine complémentaire (21)
Homéopathe et acupuncteur : 6
Podiatre : 3
Ostéopathe : 12

Rendez-vous en physiothérapie (120)
IRM : 45
Centre privé : 25
CRCL : 50

Rendez-vous en ergothérapie (75)
IRM : 24
CRCL : 51

Rendez-vous en psychologie (160)
CRCL : 160

Rendez-vous en neuropsychologie (16)
IRM : 8
CRCL : 8

Rendez-vous avec orienteur (14)
IRM : 4
CRCL : 10

Rendez-vous avec orthopédagogue (15)
Poly : 15

Rendez-vous avec deux tuteurs à Poly (90)
IRM : 8
Poly : 82

Rendez-vous avec éducatrice spécialisée à CRCL (180)
CRCL : 180+

Rendez-vous avec éducateur spécialisé pour la phase 4 (425)
Jacques : 425

Rendez-vous avec intervenant psycho-social à l'AQTC (5)
AQTC : 5

Rendez-vous avec thérapeutes du centre de désintoxication (8)
Au centre et un suivi post-séjour : 8

Autres rendez-vous (8)
CLSC : 8

Plans d'interventions (p.i.) (15)
Client externe à l'IRM : 2
CRCL : 13

Évaluation des capacités de conduite automobile (5)
Rendez-vous d'évaluation : 5

Évaluation des capacités de travail et de bénévolat par le CRCL (16)
Évaluation au CRCL : 16

Essai de bénévolat chez Air Canada (13)
13 jours à exécuter des tâches cléricales dans un département chez
Air Canada

ANNEXE C

Progrès de François en phase 2 :
étape par étape

Dans le récit, je m'en suis tenue aux faits les plus significatifs voire plus visibles. Dans cette annexe, j'énumère plus en détail les progrès de François pendant cette étape cruciale afin de mieux décrire la complexité d'un tel recouvrement.

Janvier 1999

21 : Il utilise la cloche d'appel pour la première fois afin de demander de l'aide pour se rendre à la toilette.

22 : Il marche pour la première fois entre les barres parallèles (chapitre 3).

23 : Il joue aux cartes avec Jean, sans difficulté de compréhension, jeu de bataille, une fois que son père lui a rappelé la valeur des figures ce dont il n'avait aucun souvenir. Quand Jean lui rappelle ces données, il les retient. Quelle chance !

24 : Il se promène facilement avec sa chaise roulante, sauf qu'il est dangereux, car il « fonce » dans tout et ne semble pas voir les personnes ou les objets sur son chemin.

Je lui lis quelques actualités de *La Presse* dont un titre sur la page frontispice concernant Nortel (où il a travaillé à Londres l'été précédent) ; il reconnaît non seulement la compagnie mais se rappelle son séjour l'été dernier à Londres ; il me raconte certains détails concernant son travail.

25 : Il a développé un sens poussé de signes en plus d'écrire sur un petit tableau ce que les gens ne parviennent pas à comprendre. Son écriture s'est bien améliorée car il écrit maintenant une lettre après l'autre au lieu d'une lettre par-dessus l'autre.

Quatre amis viennent le voir en soirée ; ils lui font faire des calculs complexes ; paraît-il qu'il se débrouille bien ; il a oublié certains concepts mais cela revient vite. Il semble aller chercher ses connaissances dans sa mémoire ancienne, tout comme un ordinateur doit aller chercher dans sa mémoire vive des informations diverses.

J'écris dans mon journal. « Ses progrès sont tellement évidents à tous les niveaux : force et endurance physiques, compréhension ; c'est très encourageant. »

26 : Il se rend avec un ami aux Centre des loisirs et revient avec des jeux qu'il a empruntés. Quand j'arrive il est en train de jouer aux échecs ; il se rappelle comment déplacer les pions mais ne réussit pas à gagner les deux parties, quasi au grand plaisir de son ami qui me dit qu'il n'a jamais réussi à gagner une partie lorsqu'il jouait contre François avant son accident.

27 : Première fois qu'il marche avec un déambulateur en physio et puis un peu dans sa chambre.

Son cousin vient le voir et ils jouent au PacMan sur l'ordinateur d'Éric.

La psychoneurologue m'explique que les fonctions cognitives complexes chez François semblent assez bien conservées mais que c'est au niveau des données toutes récentes et actuelles qu'il doit réapprendre à faire des associations. Il n'est pas capable d'énumérer plusieurs items que l'on vient de lui nommer ou de lui montrer, par contre pour les anciennes choses cela revient plus vite.

Plusieurs fois le personnel commente sur la gentillesse de ses amis ; il tient vraiment à eux et ce sont eux qui pourront le motiver à faire les immenses efforts nécessaires à sa réhabilitation. Ils sont source d'énergie pour lui. Mille fois merci !

30 : Cette semaine, il fait d'énormes progrès en physio : déambulateur, exercices plus complexes. Il reste peu de signes de paralysie mais encore bien des séquelles d'une immobilité de trois mois : sa coordination motrice demeure pauvre pour les jambes et les bras, sa motricité fine est loin d'être acquise et il souffre d'une faiblesse musculaire très notable. Il a aussi toujours de la difficulté à se déplacer à cause de la tige pour les tubes de gastrostomie et jéjunostomie.

Il a toujours de la difficulté à parler, il n'a pas de voix : c'est très frustrant.

Il est toujours branché aux tubes et commence à manifester le désir de manger.

Il a des difficultés importantes avec sa mémoire récente : il se rappelle très peu ce qui vient de se passer. On doit constamment le lui rappeler. Il est inquiétant de penser qu'il pourrait rester avec des séquelles importantes à ce niveau. Cela se travaille mais jusqu'à quel point ?

31 : Première visite de son chat Minou ; le chat est bien populaire parmi les clients et les familles ; une nouvelle vie dans l'unité.

Février 1999

1 : Il va voir un film dans la salle communautaire avec Véronique sa copine ; il n'a pas dormi pendant le film et en est bien fier. Il est surtout content d'être avec elle ; ce n'est pas tellement le film qui l'intéresse mais la copine. Il y a des activités sociales tous les soirs à 19 hres et il commence à y participer. Toutefois, son monde est encore bien étroit, centré tout près et autour de sa personne ; il commence à peine à voir un peu ce qui se passe autour de lui. Toute l'énergie est centrée sur l'énorme tâche de récupération.

2 : Départ en petite camionnette adaptée pour la Polyclinique : test de vision. François n'a aucun problème oculaire, le nerf optique est parfait, pas de glaucome ni autre anomalie ; son champ visuel est adéquat. L'ophtalmologue ne peut effectuer tous les tests de vision avec précision car François a du mal à lire les lettres mais avec les appareils il pouvait dire qu'il n'a pas de problèmes visuels importants. À la suite du trauma crânien, il est normal que la vision soit embrouillée et cela devrait revenir à la normale. Prochain rendez-vous en avril pour faire un test plus précis.

Je profite de cette sortie pour aller voir le personnel de l'Hôpital du Sacré-Cœur sur les unités de traumatologie et neurologie ainsi que les départements de physio et d'ergo. La mère et le fils ont la « bougeotte ». Nous sommes accueillis très chaleureusement et tous sont émerveillés des changements depuis deux semaines. François est impressionné par toute cette attention, car il n'a aucun souvenir de ces personnes ni de son séjour dans cet hôpital.

À notre retour, trois amis l'attendent ; ils vont à l'activité de groupe en soirée.

4 : Il commence à se rappeler le jour et la date ; son éducatrice passe une partie de la journée à travailler ces données avec lui. Il a quelqu'un constamment a ses côtés soit : ergo, physio, psycho-neurologue, orthophoniste, éducatrice sinon son surveillant. Il est très occupé.

Il refuse de porter une couche et on accède à sa demande.

En physio, avec son déambulateur, il s'est rendu à la salle voisine et est revenu. Sa physio est épatée de sa docilité et de son application au travail.

Ils augmentent sa charge de travail en ergothérapie alors il sera plus occupé à partir de demain, maintenant qu'il a plus d'endurance.

Sa mémoire à court terme ne s'améliore pas vite ; il ne faut pas se décourager mais constater les améliorations très minimes.

5 : Premier sourire esquissé devant nous lorsque son meilleur ami François est venu avec sa copine. Jean est tellement content qu'il m'a téléphoné pour me le dire. Enfin, il commence à ressentir un certain plaisir !

6 : Aujourd'hui, il parle beaucoup (si on peut dire, car il n'a pas de voix) d'aller à Poly ; lorsque je lui demande s'il peut suivre ses cours il répond que pas encore car il est trop handicapé : et là il montre ses jambes, ses bras et sa tête. Il est conscient de son état.

Il sort en chaise roulante avec son gardien pour aller au dépanneur ; il est content et s'en rappelle bien, tout comme il se rappelle d'être allé chez l'ophtalmologue pour un examen visuel mardi dernier et que Minou est déjà venu une fois. Ouf ! la mémoire récente semble s'améliorer surtout pour les faits importants pour lui.

7 : Deuxième visite de Minou ; François le met sur lui dans sa chaise roulante et ensemble nous allons visiter les autres clients dans l'unité et au premier étage. Incroyable à quel point un animal peut mettre de la vie et stimuler l'intérêt chez les clients.

12 : Cette semaine, il parle beaucoup de retourner aux études à Poly ; la travailleuse sociale lui a fait rencontrer la professeure de l'IRM et cette dernière travaillera un peu avec lui à partir de la fin du mois. Il était tellement content après cette annonce qu'il « riait » presque. Son « affect » est plus développé récemment et il sourit lorsqu'il voit ses amis et se choque un peu quand « la coupe déborde ».

En physio, elle doit travailler la mâchoire pour l'ouvrir un peu plus ; cela fait mal. Il ne dit rien mais elle lui donne un papier mouchoir et il essuie des larmes. Chaque fois que j'y vais j'ai aussi la larme à l'œil, ce n'est pas une place pour une mère. C'est très exigeant et frustrant car c'est long apprendre à marcher. Il a eu son OK pour pouvoir utiliser un déambulateur pour ses déplacements à l'étage ; il n'est pas content du tout, « cela c'est pour les vieux » dit-il. Il aime la sécurité de sa chaise roulante car il peut se déplacer facilement et sans trop d'effort, mais il doit continuer à faire des efforts s'il veut progresser.

Sa mémoire des événements récents est toujours pauvre. Je me rends compte toutefois que sa mémoire est aussi bien sélective et qu'il se souvient de choses auxquelles il accorde une certaine importance.

21 : Cet après-midi, il demande à Jean à quelle heure nous viendrons le chercher demain pour l'amener faire une visite à la maison et il a répondu à son père : « Je vous attendrai en bas à l'entrée ». C'est émouvant de l'entendre dire qu'il est impatient de revenir à la maison.

Quant aux objectifs poursuivis, la marche revient bien lentement ; c'est plus une question d'endurance et de souffle que de marche ; sa coordination s'améliore énormément et la physiothérapeute prévoit très peu de séquelles sur le plan de la mobilisation. Sa capacité pulmonaire est très réduite : 30 % (1,3L au lieu de 4,3) alors il s'essouffle au moindre effort.

On coupe presque tous les gavages par gastrostomie : seulement de l'hydratation par seringue. Le test de déglutition par fluoroscopie est retardé d'un mois afin qu'il donne de meilleurs résultats ; le tube restera donc en place pour l'instant. François est beaucoup moins incommodé par son tube car il n'est plus branché le jour, alors il peut se promener sans toujours avoir cette tige à traîner.

Il prend ses repas dans la salle commune à l'étage, sous surveillance à cause de sa difficulté de déglutition. Il commence un peu à comprendre qu'il y a des gens à la table autour de lui qui ne réagissent pas lorsqu'ils sont devant leur plateau, il leur dit « mange ».

Quant à la poursuite des autres objectifs, l'éducatrice va lui faire un agenda et un plan du premier étage pour l'aider à s'orienter. Il commence maintenant à voir (lire ici plutôt intégrer) qu'il y a du monde autour de lui, qu'il n'est pas seul. Les gens lui parlent, avant il n'envoyait que la main, maintenant il commence un peu à les regarder, à leur parler, voire à étendre son univers.

22 : Premier retour à la maison. (Chapitre 3).

27 : Première fin de semaine à la maison. (Chapitre 3).

Mars 1999

1 : Retour à l'IRM tôt après le souper ; il est content car il veut se reposer et se sent en sécurité là-bas. Au retour, la réceptionniste le salue et le taquine en lui rappelant de ne pas « trop frôler les murs » en marchant.

2 : On lui enlève son bracelet « antifugue » car il n'y a plus de danger qu'il ouvre inopinément les portes et fasse une chute dans les escaliers ou qu'il se sauve.

4 : Il fait quelques pas seul en physio. Hourra !

5-7 : Deuxième fin de semaine chez nous. Ses amis viennent le voir et ses yeux pétillent au son du téléphone car il croit que chaque sonnerie est pour lui.

8 : Sa mémoire à court terme s'améliore ; il se rappelle ce qu'il a à faire et ce qu'il a fait, qui est venu le voir, quand nous irons le chercher. Son éducatrice lui a fait un programme quotidien ; il devra se rendre seul à ses rendez-vous de jour et aux activités de loisirs en soirée. Il suit son agenda à la lettre et est ponctuel partout car il utilise la minuterie de sa montre.

9 : Début des classes avec son professeur ; sa capacité de concentration ne dépasse pas 30 minutes. Il se sent dévalorisé car il suit un programme de niveau secondaire lui qui en était à sa troisième année à Poly. Toutefois il est content « d'aller à l'école » comme il dit. Le professeur révise certaines notions de base avec lui et surtout travaillera sa capacité de concentration, de lecture et aussi sa capacité de faire des liens entre certaines données. Présentement son vocabulaire n'est pas tellement

développé ; il a tendance à utiliser les mêmes mots fréquemment car c'est moins forçant mentalement.

10 : Il commence à prendre ses repas midi et soir à la cafétéria et s'y rend seul. Il choisit ses aliments et un préposé apporte son plateau à une table.

11 : Ce soir il se rend lui-même au « café bistro » prendre un chocolat chaud et jouer aux cartes avec d'autres clients. Antérieurement, je l'y amenais et il ne voulait pas rester mais hier soir quand je suis partie, il était grand temps car il ne voulait pas me voir là : bon signe.

Au retour à sa chambre, il me téléphone à la maison pour avoir le numéro de téléphone de trois amis : une première. Il se rend compte que demain c'est vendredi. Il veut organiser sa fin de semaine.

12 : Il a fait 36 pas en physio cette semaine et a servi de « démonstrateur » aux étudiants en physio de McGill. Il les a fait rire. Sa physio est impressionnée de ses résultats : elle le trouve persévérant et drôle malgré les moments difficiles sur le tapis roulant, lors des exercices de spirométrie et aussi lors des étirements des mâchoires. Il marche de façon plus assurée et rapide avec son déambulateur.

14 : Nous allons chez le coiffeur pour une coupe de cheveux. Il ne veut pas sortir de l'automobile et mon coiffeur doit venir à l'auto. Il le taquine, est enjoué avec lui et finalement François consent à sortir. Ouf ! Cette saga se répétera pendant des années. Il a fallu 8 ans avant qu'il accepte d'aller chez le coiffeur sans trop argumenter.

18 : Test de vidéofluoroscopie de déglutition à l'Hôpital Notre-Dame, bien réussi, sauf pour l'ingestion des liquides où il y a encore risque de faire fausse route ; il doit prendre son temps quand il boit et on doit continuer à épaissir tous les liquides. Seul le temps dira si ce sera une des séquelles permanentes de l'accident.

21 : C'est le printemps ! François s'en rappelle et nous parle de l'équinoxe et du solstice. Cet après-midi, il joue au billard avec deux amis et puis au Monopoly.

22 : Visite chez le dentiste : extraction de la dent cassée soit lors de l'accident ou lors de l'embrochage dentaire : sa gencive passe dans la fente et lui donne de la douleur à la mastication. De plus, le dentiste lui trouve deux caries car pendant l'embrochage et après l'enlèvement des broches, alors qu'il a eu de la difficulté à ouvrir sa bouche, on n'a pu brosser la surface interne des dents. Rien de majeur. Mais ce sont ses premières caries à vie.

23 : Deuxième plan d'intervention. Les progrès sont au-delà des espérances et on poursuit dans la même lignée. Dix intervenants étaient au rendez-vous : que c'est impressionnant ! Quelle belle équipe ! Un modèle d'interdisciplinarité !

En physio, il marche pour la première fois avec une canne à 4 pattes et revient à sa chambre avec cet appareil. Fini le déambulalteur !

24 : Il circule seul et de façon autonome partout et suit très bien son agenda.

25 : Il me dit qu'il règle la minuterie de sa montre pour qu'elle sonne 15 minutes avant ses rendez-vous car il sait qu'il n'est pas encore rapide.

27-28 : On doit mettre l'accent sur ses soins d'hygiène car ce n'est pas encore acquis ; loin d'être évident de le motiver. Tous ces automatismes se réapprennent à pas de tortue ; il a moins de mal à faire de la géométrie ou des mathématiques.

Samedi, je l'amène magasiner pour lui acheter un coupe-vent et un costume de bain. Il me dirige en auto et est très bien orienté. Dimanche c'est mon anniversaire, nous allons en famille au Jardin Botanique pour voir l'exposition de Pâques ; visite de toutes les serres à pied avec repos fréquents sur les bancs publics ; il utilise son déambulateur. Puis nous allons manger dans un joli bistro français. Très belle journée. Retour à l'IRM en soirée. Lors du retour, à chaque dimanche soir, je vois ses progrès de la semaine car il se rend plus loin seul, marche avec plus de confiance. À notre arrivée, la réceptionniste le taquine toujours en lui rappelant de ne pas « frôler les murs ». L'accueil est toujours très chaleureux.

30 : Cette semaine, il est parti sur l'espagnol, il parle espagnol dans l'unité et fait bien rire les gens. (Chapitre 3).

31 : Retrait du dernier tube (Chapitre 3).

Avril 1999

1-5 : Congé de Pâques (Chapitre 3).

9 : Ce vendredi, son 7e week-end à la maison. Après le souper, il me demande de l'amener chez son meilleur ami François : une première ! Il reconnaît très bien tous les membres de la famille et se rappelle même du nom de Jocus le chien.

Il ouvre son courrier et démontre de l'intérêt pour son rapport financier.

Nous préparons la liste des amis à inviter pour sa fête, laquelle sera soulignée samedi prochain. Il veut leur téléphoner cette semaine.

Il a encore besoin de beaucoup d'encadrement pour ses soins d'hygiène.

10 : Première fois que nous allons à la Banque faire un retrait de son compte. Il ne se rappelle pas son NIP. Nous passons deux heures à l'ordinateur pour répondre à ses courriels. Il reçoit des photos de ma sœur et s'amuse à les modifier.

13 : Deuxième rendez-vous chez l'ophtalmologue : examen normal. Cette fois, dans mon auto, il sait très bien où nous allons, reconnaît

plein d'endroits et me dit comment m'y rendre et même comment revenir à l'IRM.

Au retour, je l'amène au restaurant, il lit le *Journal de Montréal* et commente divers titres : la bourse, l'indice de NASDAQ, le Nunavut, l'île de Baffin et le stade Olympique. Parfois il est tellement surprenant !

14 : Son 22e anniversaire. (Chapitre 3).

16 : Il est prêt quand Jean arrive ; il a téléphoné à quasi tous ses amis pour confirmer l'invitation à souper pour son 22e anniversaire.

Retour à la banque et cette fois, il se rappelle son NIP mais je dois encore l'aider pour effectuer ses transactions.

17 : Souper d'anniversaire au restaurant grec. (Chapitre 3).

23-25 : Jean va le chercher à 16h : il est prêt et n'oublie rien : son lavage, ses jeux ainsi que son carnet d'adresses et numéros de téléphone, etc.

Puisque nous allons au théâtre ce soir-là et qu'il choisit de ne pas venir, deux amis viennent souper avec lui. Il joue au RISK pour la première fois et plus tard trois autres amis viennent se joindre à eux et ils jouent au billard. C'est la première fois que nous le laissons seul ; il n'a jamais été craintif et comme il est avec des amis, il se sent en sécurité sauf dans les escaliers.

Samedi, première fois qu'il ouvre seul son ordinateur et répond lui-même à ses courriels.

Dimanche, la première fois qu'il ne demande pas d'aide pour négocier la descente de l'escalier.

Il me demande si nous serions d'accord qu'il soit patient externe, probablement selon lui dans un mois. Je lui explique ce qu'il devra être capable de faire seul ; il est d'accord avec moi. Il a rencontré des clients externes au rez-de-chaussée de l'IRM et ils ont discuté ensemble.

30 : François arrive avec sa revue *Bass Player* ; il lui a fallu 2 mois pour la lire et il veut en rapporter une autre. Nous allons à la Banque puis à la pharmacie où il commande lui-même son Ritalin, puis au Tim Horton où il commande un beigne et un café ; il a de la difficulté à se faire comprendre car sa voix est à peine audible.

Mai 1999

1-2 : Magasinage, achat de carte de la fête des Mères pour sa grand-mère ; à la caisse, il estime ses achats avec les taxes à 7,64 $ et le total est 7,63 $. Il est plus près du montant que moi. Coupe de cheveux sans trop regimber.

Il a dormi 14 heures cette nuit.

Le matin quand il se lève, il ne pense pas toujours à déjeuner mais il montre de l'intérêt pour *La Presse*.

5 : Visite de l'Exposition Monet au Musée des Beaux-Arts.

6 : Un ami joue aux échecs avec lui à l'IRM ; il dit que François est lent mais se rappelle des mouvements du début sauf qu'il est aussi très facilement distrait.

7-9 : 11e fin de semaine chez nous. Il arrive vendredi avec les dents très sales. Il joue au Risk pour une troisième fois et il gagne. Toutefois, son attention est facilement détournée par la musique ou tout autre bruit.

Le matin, quand il se lève, spontanément il prend un bol de céréales sans que j'aie à lui dire. Par contre, je dois lui rappeler pour le jus d'orange, yogourt ou fromage pour les protéines.

11 : Sortie en soirée pour un spectacle du Cirque du Soleil. (Chapitre 3).

14 : Jean va le chercher à l'IRM avec sa copine Véronique et un ami Gaby. Ils passent à l'appartement de Véro et François reconnaît très bien l'endroit ; il s'aperçoit que certains meubles ont été changés de place.

Tous viennent souper car dimanche Véronique partira pour l'Europe, travailler chez France Telecom, François devait aussi partir avec elle. Soirée agréable et François ne semble pas ressentir de tristesse ou d'amertume face à son départ. Cet été puisqu'elle sera outre-mer, François prendra possiblement un peu de distance émotive face à sa copine, du moins je l'espère car cette relation ne peut se poursuivre, l'écart entre l'ancien François et le nouveau étant beaucoup trop grand. C'est bien triste !

15-16 : Fin de semaine très occupée, il fait beau et les amis viennent en grand nombre. Samedi soir, il va à un party pour une amie qui part travailler à Banff pour l'été. Il revient à minuit trente, fourbu de fatigue mais avec le sourire.

Dimanche, première fois où nous allons souper chez sa tante à Saint-Jean.

17 : Deux amis viennent à l'IRM en soirée et ils jouent au Yatze. François se souvient bien de la différence entre la petite et la grande « straight ».

18 : Partie de Backgammon avec un autre ami ; il se débrouille bien.

19 : Visite chez son courtier au centre-ville car il a des papiers à signer. C'est bien surprenant mais François analyse relativement bien son bilan financier et parle de placer ses liquidités.

26 : Visite de l'ergo à domicile. Elle parle d'aménager la maison pour lui faciliter la vie. Nous ne sommes pas d'accord avec elle car il progresse relativement rapidement. Chaque fin de semaine nous constatons des améliorations ; nous croyons que les modifications proposées ne serviront pas assez longtemps pour les justifier. Il s'avérera que nous avions raison, car suite à 13 visites de fin de semaine, nous avons maintenant une meilleure idée de ses besoins.

Juin 1999

2 : Il va régulièrement emprunter un livre à la bibliothèque de l'IRM ; je ne peux dire s'il le lit mais il le rapporte pour en emprunter d'autres.

Pour la première fois, il manipule l'ordinateur de la bibliothèque et parvient à prendre ses courriels.

3 : Premier voyage en taxi de l'IRM à la maison car il est maintenant client externe. À son arrivée, il s'est lancé dans mes bras et m'a dit « Enfin ».

En effet ! Quand le chauffeur est arrivé à l'entrée de l'IRM, François était prêt avec ses effets personnels. Demain sera sa première journée en tant que client externe ; le plan c'est d'y aller graduellement d'ici les prochaines semaines (Chapitre 3).

Il m'aide à préparer le souper comme avant ; met la table et prépare la salade en prenant soin de se laver les mains avant.

Nous faisons ensemble la liste de ce qu'il doit faire demain matin. Au coucher, il pense à prendre son Aricept et à mettre son réveil. Il est surprenant, surtout lorsqu'il est motivé.

4 : Il se lève seul à 7 h 30, déjeune ; je l'aide pour sa douche ; il est prêt à 9 h pour son taxi qui doit arriver à 9 h 15.

4-6 : 15e fin de semaine. Retour à la maison en taxi. Il a téléphoné lui-même au chauffeur pour confirmer l'heure du départ. Samedi il a eu un party avec les amis du cégep et il a pris une bière. Bien fier de son coup !

Amélioration très notable au niveau de la marche : assurance, équilibre, vitesse et endurance. Il négocie mieux les escaliers : il peut descendre en tenant la rampe d'une seule main, fort utile pour tenir quelque chose avec l'autre main, un détail qui semble anodin mais combien important.

Sa voix est plus forte, son débit verbal plus rapide, son vocabulaire plus riche ; il suit plus facilement les conversations et participe de plus en plus aux discussions.

Il est de plus en plus autonome : il est maintenant capable de prendre sa douche seul, de choisir son linge, de prendre ses messages au téléphone et de prendre ses courriels sans aide.

7 juin : Rendez-vous chez le dentiste spécialiste. Il y va seul à pied car c'est en bas de la colline de Poly et il revient chez nous en taxi. Tout se passe bien. Une évaluation pour un implant afin de remplacer la dent perdue.

8 juin : Rendez-vous à l'Hôpital du Sacré-Cœur pour son ongle incarné ; il y va seul en taxi de l'IRM et je le rencontre là.

11-14 juin : François est prêt à venir chez nous à plein temps comme client externe. Je ne crois pas qu'il aura besoin d'étaler l'expérience tel que prévu afin de l'y préparer ; il est prêt à revenir à la maison à plein temps (Chapitre 3).

Son ongle incarné se détériore malgré la visite chez le chirurgien. Au secours ! Nous devons faire quelque chose (Chapitre 3).

Il semble plus en contrôle de sa salive : légère amélioration.

17 : Hourra ! François est heureux, il est maintenant client externe !

Nous fêtons avec sa grand-mère, son oncle et sa tante, ceux qui étaient avec nous la veille de son accident. Quel bonheur après exactement huit très longs mois.

18-19 : Fin de semaine dans une Auberge en Estrie avec grand-maman. Le samedi matin avant de partir nous allons chez une podiatre. Quelle surprise d'apprendre que l'infection est due aux morceaux d'ongles laissés par le chirurgien. Elle gèle le pied et puis enlève les morceaux et le tour est joué. Sous peu ce sera fini les trempages du pied dans une chaudière.

21 : François a un « flash » concernant plusieurs événements de l'été dernier dont certains en Espagne juste avant son retour d'Europe.

22 : Plan d'intervention. On mise sur le tutorat à Poly et il continue ses thérapies à l'IRM. Pas de p.i. avant septembre puisqu'il progresse bien et que ce sont les vacances.

Fin juin : voyage en Californie à l'occasion d'un mariage (Chapitre 3).

Juillet 1999

Au retour de voyage, on note les progrès très évidents qu'il a effectués car cela fait plus de 2 semaines que nous ne sommes à peu près pas à la maison avec l'escapade en Estrie et le voyage.

Rencontre avec le tuteur deux fois au début juillet ; il est au paradis ! Il s'entend bien avec lui et est très heureux. Son écriture s'améliore et il a l'impression que la vie recommence comme avant : le bonheur ! Il discute beaucoup de Poly avec son père, lui pose plein de questions sur les mathématiques, l'électricité.

Il parle beaucoup de son retour à Poly tout en continuant sa réadaptation ; cela augmentera sa motivation pour les « travaux forcés », dit-il.

Sa mémoire est quand même assez bonne pour les événements récents.

Je ne sais pas comment il pourra assumer cette énorme charge de travail car il a peu d'endurance. L'avenir me dira que je me suis grandement trompée car l'automne sera très chargé et il y parviendra. C'est une question de motivation et aussi d'effet des granules homéopathiques.

Fait surprenant, son initiative s'est beaucoup améliorée depuis qu'il retourne à Poly. Cela semble avoir de l'effet sur plein de petits détails et il travaille fort pour « revenir comme avant », me dit-il.

Plusieurs rendez-vous chez le dentiste pour son implant. Il y va à pied de Poly car c'est sur la rue Chemin de la Reine-Marie tout près de Decelles, quand même une bonne marche et une bonne côte à descendre puis à remonter.

Il se baigne souvent dans la piscine mais est incapable de se mettre la tête sous l'eau car il s'étouffe sévèrement et tousse très longtemps ensuite. Il est déçu, fait plusieurs essais sans succès.

À la mi-juillet, l'Aricept est cessé car le matin il est tellement fatigué qu'il monte les marches à « 4 pattes » pour aller prendre sa douche.

A.V.Q. et A.V.D.

- Vide spontanément le lave-vaisselle et y dépose toujours sa vaisselle après le petit déjeuner.

- Met couramment la table, apporte les plats à la table, même celle du patio.

- Prépare son linge pour le lendemain matin et range bien son linge soit au lavage ou bien plié.

- Change son bracelet de montre sans demander d'aide.

- Psychomotricité fine améliorée : agrafes, boutons, etc.

- Partie de « mini-putt » avec ses amis ; 18 trous ; bonne partie, il a même gagné.

- Plus rapide à la dactylo lorsqu'il fait ses courriels, maintenant sans aide.

- Amélioration constante au niveau de l'équilibre, de la marche.

Son tuteur semble satisfait de François au niveau du rappel et de la capacité d'analyse ; il le pense prêt à faire quelque chose à Poly cet automne ; il restera à déterminer ce qu'il fera. Et combien de temps y consacrer ? François est plus que déterminé à prendre des cours et à passer du temps à Poly cet automne tout en continuant les thérapies nécessaires. Il est très heureux à Poly.

Mi-juillet à la fin août : rapport des progrès de François

Plan cognitif et vision

- Prend régulièrement ses courriels sur 2 sites différents : notre adresse à domicile et celle de son site Yahoo. Je ne lui ai pas aidé depuis juin. J'ai vu quelques-uns de ses messages : son texte s'améliore, est moins simpliste.

- M'aide à faire des mots croisés : il est surprenant.

- À la mi-août il a été capable de trouver seul son horaire de Poly sur Internet et l'a imprimé ; il était fier de lui.

- Commence à lire ses revues de musique de façon plus régulière à la mi-juillet. Capable de lire sans se coller le nez sur ses textes.

- Son cousin lui a montré ses photos de Barcelone et d'Amsterdam ; il a de nouveau reconnu plein de sites.

- Fait des copies de CD, de cassettes de musique pour ses amis et leur remet.

- Se rappelle très bien l'horaire de ses rendez-vous.

Niveau psycho-moteur : physio et ortho

- Démarche tellement plus solide ; beaucoup plus d'assurance, plus rapide et beaucoup plus de stabilité.

- Débit verbal plus rapide et la voix commence à être plus forte.

- Déglutition améliorée sauf lorsqu'il est fatigué.

- Commence à jouer sa basse (guitare) mais il se trouve très rouillé.

- Pied droit est encore plus faible, orteils et cheville commencent à être bougés de façon volontaire.

A.V.Q.

- Fin juillet : autonome le matin pour se lever, se préparer à l'heure pour son taxi. Il doit absolument avoir une nuit de plus de 11 heures sinon il est incapable de se lever seul.

- Raffinement au niveau des soins d'hygiène : plus conscient de son « look » mais encore à travailler.

- Place ses choses très bien, pas de traîneries : vêtements, choses dans sa chambre, disques, etc.

- Vide le lave-vaisselle, met couramment la table, dessert la table, prépare le jus d'orange à partir du produit surgelé.

- Motricité fine très améliorée : sa calligraphie est de grosseur normale et n'est plus comme celle d'un enfant.

Plan émotif

Il a été très déprimé, idées très noires pendant 3-4 jours la semaine du 13 août alors qu'il a compris qu'il n'était pas encore en mesure de s'inscrire officiellement à un cours à Poly cet automne. Il a repoussé son objectif d'inscription à la session d'hiver. Il est très content d'aller à Poly rencontrer ses amis à la rentrée.

Première semaine à Poly : 25 août début des cours.

François, quoique non inscrit à Poly, assiste comme auditeur libre à un cours en plus de son tutorat. Il en a profité pour reprendre contact avec une foule d'amis, des professeurs et du personnel. Il est très heureux de ces journées et en est revenu tout à fait radieux.

Jeudi, il a assisté à la première heure de cours de son tuteur : introduction. Il a pris des notes concernant les messages donnés : courriel, adresse internet pour récupérer le plan de cours, heures de disponibilité, numéro de téléphone, etc. Ses notes sont claires pour les détails techniques mais il ne prend aucun contenu théorique.

Jean, des professeurs et des amis ont vu François à plusieurs reprises à Poly et tous nous disent qu'il semble tout à fait adapté au milieu. Aucune crainte, aucune anxiété ou nervosité selon ses propres mots. Il se sent vraiment chez lui à Poly.

7 septembre 1999 : Dernier p.i. à l'IRM, préparation pour le transfert au CRCL ; c'est très émouvant quand on considère tout le temps que nous avons passé là, ces professionnels font partie de notre quotidien, de notre famille.

14 et 16 septembre : Il mange sans aide à la cafétéria de Poly : il jubile car c'est un acquis fort difficile que celui de transporter son plateau sans accident.

21 septembre : Espoir, espoir et encore espoir ! François ressent une certaine euphorie en pensant à la prochaine phase croyant ou osant croire que la récupération complète est au bout de ce long processus. Il a dans la tête qu'après deux ans il aura TOUT récupéré. Il est optimiste et nous ne lui coupons pas « l'herbe sous le pied », la réalité frappera bien assez vite.

Fin de la phase 2 ; prochaine étape au CRCL.

ANNEXE D

Progrès de François en phase 3 :
étape par étape

Octobre 1999

À partir de la mi-octobre, il ne fait plus la sieste au retour de ses activités.

Au retour à la maison, il joue de la basse (guitare), aux échecs contre son jeu électronique, au billard, puis prend ses courriels à l'ordinateur. Il commence à faire l'inventaire de ses choses : livres, revues ; même qu'il regarde un peu ses notes de cours.

Il parvient à ramasser un sac de feuilles mortes, pendant que j'en ramasse 5 ; il n'a pas eu trop de difficulté à manier le râteau ni à se pencher pour mettre les feuilles dans le sac.

Il prend l'autobus seul pour la première fois cette semaine ; l'autobus étant plein, il a dû rester debout et s'est bien débrouillé sauf quand l'autobus a fait un arrêt brusque. Là il a perdu pied et est tombé sur quelqu'un, il s'est excusé et la personne lui a répondu que ce n'était pas facile.

Il se penche beaucoup plus facilement qu'avant pour flatter son chat, ramasser des choses par terre, etc.

Vu sa liberté, il commence à prendre de la bière à Poly et dans les bars, voulant augmenter sa tolérance. Jean lui défend de prendre de l'alcool à Poly et lui dit qu'il le mettra à la porte, car ce n'est pas la place pour prendre de l'alcool. Ce n'est pas parce que c'est défendu qu'il se plie aux demandes de son père et il est habile à se faufiler pour ne pas se faire voir.

Spontanément, il fait plus de choses à la maison sans qu'on lui demande ; il commence à voir un peu ce qu'il a à faire, à titre d'exemple si je laisse le lave-vaisselle ouvert et plein de vaisselle propre il le vide, etc.

Il demande au chauffeur de taxi de le laisser au Centre commercial ; il va au guichet automatique, au restaurant, à la toilette et s'achète deux disques compacts. Puis il prend l'autobus et revient seul à la maison. On avait parlé de faire cet achat la semaine prochaine lors d'un jour de congé, mais il a devancé. Aucune difficulté au point de vue de son orientation spatiale.

Novembre 1999

Il pratique spontanément sa basse électrique et semble y prendre plaisir.

Il commence aussi à lire un livre, format de poche, un Stephen King de 476 pages, il est rendu à la page 70 ; il lit bien lentement. Dix jours plus tard il sera rendu à la page 74.

2 : Je le rencontre au centre commercial pour faire des courses ; il est allé seul au guichet automatique et au magasin de musique. Nous retournons au guichet, puis il s'achète des pantoufles, des bottes d'hiver et nous prenons une collation : il paye ses achats avec sa carte de crédit ; il se débrouille mieux car il est plus rapide donc moins vulnérable lors de la manipulation de sa carte en public. Le lendemain je lui donne rendez-vous au centre commercial encore une fois afin de faire quelques courses. Il se rappelle très bien l'endroit et l'heure de notre rendez-vous, il est toujours ponctuel.

Il commence à faire des projets en vue de passer son permis de conduire.

Il va souper à l'AQTC avec sa copine Véronique ; il parle d'aller aux quilles les vendredis après-midi avec un groupe de l'AQTC.

Il écrit les adresses sur deux enveloppes, écrit deux courtes lettres et fait un chèque. La lettre est très bien écrite, sans faute, en utilisant un bon vocabulaire, toutefois la grosseur des caractères fait encore un peu « niveau primaire ».

Il commence à manifester de la fatigue par rapport à la physio et l'orthophonie et ne voit pas l'utilité d'aller en psycho mais continue quand même à y aller.

Améliorations sur le plan physique

Je note plusieurs changements ce mois-ci ; il :

- monte maintenant l'escalier sans se tenir et surtout sans « avoir peur ».

- est capable de se tenir debout sur la pointe des orteils sans être obligé de se tenir, même sur une seule jambe : plus facile à gauche qu'à droite.

- marche plus vite et peut maintenant déplacer une chaise en marchant.

- est capable de se pencher, de prendre son chat dans ses bras et se relever.

- se déplace dans le métro avec son éducatrice.

- descend le grand escalier qui mène de Poly au métro et circule dans le métro avec difficulté mais il y parvient : une première.

Décembre 1999

Il commence à faire plus de petits travaux à la maison : vaisselle, étendre du linge, plier le linge, travailler à l'occasion dehors avec nous et faire plus des tâches dans la maison. Il commence à vouloir être serviable.

10 : Souper de Noël à l'AQTC. Il y va seul, c'est la troisième fois qu'il participe à une de leurs activités, il est déjà allé à deux parties de quilles avec son éducatrice.

11 : Il comprend qu'il lui faudra 100 % pour réussir son cours à Poly ; évidemment cela le décourage. Il nous dit que cela ne vaut pas la peine d'étudier, qu'il recommencera son cours après Noël.

12 : Rencontre multidisciplinaire au CRCL. François est « nerveux » car il sait qu'on discute de son « cas » comme il dit.

17 : Poly le matin, physio à l'IRM l'après-midi, puis il va aux quilles dans l'est de la ville en autobus et métro et revient à la maison en fin de soirée après 2 métros et 2 autobus. Il a de l'endurance quand il est motivé et intéressé.

18 : EEG à l'Hôpital du Sacré-Cœur : tout est normal. Il n'a jamais fait de convulsions ni eu des maux de tête après l'accident ; 12 ans plus tard, c'est encore vrai. Visite de trois heures sur les diverses unités de l'hôpital à saluer le personnel qui en a si bien pris soin en phase 1 : un moment de plaisir ! Les intervenants sont évidemment épatés de le voir ainsi et c'est bien bon pour son moral. Que de changements depuis un an !

20 : Il monte seul du sous-sol avec sa basse dans son étui très pesant et encombrant. Il est très fier.

Il remplit seul sa demande pour faire partie de l'Association des étudiants de l'Ordre des ingénieurs. Il pense que tout sera revenu à la normale en septembre et se dit prêt à attendre et à travailler encore pour « revenir comme avant ». Il faut que « cela fasse son temps », comme il me dit.

Il fait réinitialiser son code d'accès pour les ordinateurs à Poly (il a dû se présenter à plusieurs bureaux, ce fut un long processus car les personnes ne pouvaient comprendre pourquoi il n'avait pas de code) ; ce fut réussi et cela lui a permis de vérifier ses courriels à Poly.

Fin de semaine : le vendredi soir c'est la panique car il a toujours peur que ses amis l'oublient et qu'il manque les activités sociales.

21 : Il marche 2,4 km avec son père pour aller et revenir du Tim Horton afin de prendre beigne et café.

23 : En après-midi, il fume un joint à Poly et son père lui a dit que s'il recommençait il le mettrait « à la porte », que ce comportement est inacceptable ; s'il ne se conforme pas, cela n'est pas un sujet à discussion.

Il commence à ouvrir ses livres, à poser des questions à son père car il dit qu'il va s'inscrire à un ou deux cours en janvier.

Il commence à rouler ses « R » et sa voix est un peu plus claire et compréhensible.

Il continue à fumer la cigarette mais se comporte bien pour l'alcool et la marijuana avec ses amis car ceux-ci sont moins tolérants, quoique je les trouve encore trop tolérants.

Son nouveau tuteur est trouvé à Poly et il est très content de penser qu'à la session hiver il ira 4 jours par semaine à Poly.

Il est « tanné » de la physio.

24 : Notre nuit de Noël est fort différente de celle de l'an dernier. Jamais à pareille date, il y a un an, aurait-on pensé qu'il aurait récupéré jusqu'à ce point.

Fin du millénaire : vacances en famille, quelques sorties avec amis. Quel cheminement depuis un an !

Pendant ses vacances il passe beaucoup de temps dans ses livres de Poly et dans ses notes : fait du classement, prépare son agenda avec plus de facilité qu'à l'automne car il est plus habile manuellement : motricité fine nettement améliorée.

À quelques reprises je l'envoie au centre commercial chercher des items bien précis et il revient avec les bonnes choses.

Il est bien content de son nouveau téléavertisseur (pagette) ; il lit et relit son livre d'instructions et semble avoir très bien compris les multiples utilisations possibles de ce petit appareil. Il s'amuse à utiliser diverses variantes : sonnerie versus vibration, blocage de messages, heures de fonctionnement, etc.

Janvier 2000

Première semaine : il est bien heureux de retourner à Poly, place ses notes de cours, complète son agenda très bien, Nous mettons son livret de banque à jour et c'est moins ardu qu'antérieurement. Il vient avec moi pour faire des courses, marche mieux et m'aide un peu dans la cuisine.

Deuxième semaine : il se plaint de fatigue très importante ; dès qu'il commence à dépasser quatre semaines pour son traitement homéopathique, il s'en ressent. Cette fois l'homéopathe est en période de vacances ; il a besoin d'un réajustement de dosage.

14 : Il va aux quilles en après-midi à l'AQTC et sa physiothérapeute l'y accompagne, puis c'est le souper. Cette journée-là il quitte la maison à 7h avec son père pour aller à Poly et revient seul à la maison à 21h après un très long trajet. Il est tout à fait surprenant.

19 : Rendez-vous chez l'homéopathe, modification de la dose et aussi une ordonnance pour une période plus longue au cas où son rendez-vous serait retardé car lorsque l'effet cesse c'est une chute assez brusque au niveau de l'endurance et de la fatigabilité.

Après sa première semaine à Poly, je peux dire qu'il s'en tire mieux que cet automne, une semaine chargée même pour une personne non atteinte. Il va à un cours avec son tuteur en plus de passer quatre heures en tutorat individuel et assister à un autre cours. Quel horaire !

Il parle de se mettre au ski, il a commencé à skier avec son éducatrice, sur une petite colline tout près de chez nous. L'HORREUR ! Lui qui était « instructeur », il peut faire très peu, il est très frustré mais ne lâche pas.

Troisième semaine : le 18 nous avons fêté son premier anniversaire de réadaptation car il y a un an aujourd'hui il quittait l'Hôpital du

Sacré-Cœur pour entamer la phase 2 à l'IRM. Quel projet ! Quels changements en un an ! Phénoménal !

Il compte toujours recommencer à Poly cet automne et s'est ravisé en nous disant qu'il ne prendra que quelques cours à la fois voyant qu'il ne pourra pas assumer une pleine tâche. L'espoir est toujours présent.

Jamais, à ce jour, il n'a ouvert un livre de Poly ou des notes de cours pour étudier ; il fait toutes sortes de choses sauf cela, étant évidemment incapable de se concentrer pour lire et en plus les concepts sont « au-delà de ses capacités ». Dure pilule à avaler pour lui. Alors il me dit souvent que les cours, sont pour lui de la « révision des concepts que j'ai déjà vus » ou bien « le prof n'est pas trop compétent, il n'a que sa maîtrise », voulant dire pas de Ph.D. Mille et une excuses pour ne pas étudier.

Ce semestre, trois jours par semaine, il part avec Jean pour Poly à 7h. Son cadran sonne à 6 h 10 mais il se lève avant qu'il sonne, toujours bien content de reprendre cette routine.

Nette amélioration au niveau du balayage visuel : il peut repérer facilement le montant de ma paye sur mon relevé, le montant d'un chèque, un programme sur l'horaire de TV ou un nom dans le bottin téléphonique. Il est beaucoup moins frustré quand je lui demande ces informations et les réponses viennent beaucoup plus vite.

Pour la première fois cette semaine, il a pris sa douche sans mettre le tapis de caoutchouc au fond de la douche ; sa propre initiative.

Quatrième semaine : son rythme de croisière est atteint pour sa routine et il est content d'être occupé. C'est sa première semaine à plein régime : 21-22 heures d'activités dont plusieurs très exigeantes au niveau cognitif (5-6 heures de cours, 6 heures de tutorat et 3 heures d'orthopédagogie), au niveau physique (3 heures de physio) et psychologique (psychologue, éducatrice et travailleuse sociale). Il s'est déplacé 4 fois à Poly, 3 à l'IRM et une fois à CRCL. Trois déplacements par jour sauf le mardi et le vendredi où il demeure toute la journée au même endroit. Et le vendredi après-midi il va toujours aux quilles avec les gens de l'AQTC, puis souper.

Mercredi il s'est fait laisser par son taxi au centre commercial pour « fouiner » ; il n'a pas fait d'emplettes mais veut s'entraîner à revenir seul en autobus.

Il joue fréquemment aux échecs sur Internet, premier niveau et je suis surprise de constater qu'il gagne plus souvent qu'à l'automne.

Il n'étudie pas, dit constamment qu'il a déjà vu le contenu de ce cours et que lorsque le prof en parle en classe il dit s'en rappeler. Puis à la maison quand il fait ses exercices il dit avoir tout oublié. En fin de semaine il a essayé de faire ses devoirs avec Jean : fiasco ! Dès qu'il commence, il invoque une très grande fatigue, se désintéresse, se décourage, tout en disant qu'à l'automne il veut prendre un cours de 3e année.

Il n'a vraiment pas le sens de l'organisation, à titre d'exemple, aller voir sur Internet les exercices à faire pour son cours ou son labo, ses devoirs, les lectures préparatoires au cours ou post-cours. Il n'a pas encore acheté son livre pour son labo malgré les rappels. Je discutais avec lui l'autre jour et lui disais qu'il était rendu un exécutant ; il était d'accord : « GRAND PARLEUR, PETIT FAISEUR ! »

L'initiative est là quand cela concerne les sorties avec ses amis : il leur téléphone, leur demande ce qu'ils pourraient faire et fait même des suggestions. Dans la maison, il commence à faire quelques petites choses spontanément : se couper les ongles, mettre la table, changer le sac de lait.

L'alcool et le « pot » sont mieux contrôlés. En janvier il a pris une fois une bière à Poly le midi (une de trop) ; très peu d'alcool les week-ends avec ses amis, souvent pas du tout et pas de mari à date en l'an 2000. Espoir ! Espoir ! Toutefois, il fume toujours et il est très difficile de le convaincre qu'il doit arrêter car il se choque et nous dit que c'est très important pour le « social ».

Février 2000

Quoiqu'il veuille toujours continuer à Poly même s'il lui faut recommencer en première année à l'automne (et avoir perdu 4 ans comme il dit), il commence parfois à entrevoir qu'il finira probablement sur le B.S. pour employer son expression. Quand je lui reflète que s'il a de la difficulté avec un seul cours, et ce avec l'aide d'un tuteur, comment peut-il entrevoir continuer seul cet automne, les réponses sont un peu plus vagues qu'avant. Même que ce week-end, il a pour la première fois dit que peut-être il ne pourrait pas devenir ingénieur ; cela la rend fort triste.

Pendant la semaine, les amis viennent faire un tour, jouer quelques parties de billard ; il est toujours bien entouré.

Son éducatrice est allée avec lui au YMCA et à un autre gym pour évaluer la possibilité qu'il aille faire des exercices. Il est fier de cette initiative mais nous doutons tous qu'il poursuive ce projet, sa motivation n'étant pas forte au chapitre de l'exercice.

Vendredi soir, après les quilles, il est allé souper en ville avec deux amis et est revenu nous rejoindre à la fin du théâtre pour le retour. Il avait pris du « pot » et 2 bières, il était quasi incapable de marcher ; surprenant qu'il nous ait trouvé et qu'il se soit bien rendu. Évidemment le samedi il était fatigué mort et maussade. Pénible journée pour toute la famille.

Pour la première fois, il émet un projet de ne pas fumer de marijuana la semaine et d'attendre au vendredi soir. Projet qu'il mettra en pratique 1 ou 2 semaines seulement.

Il n'est pas content de la semaine de relâche à Poly car il dit qu'il n'aura rien à faire, toutefois son tuteur et son orthopédagogue seront présents et il ira aussi à la bibliothèque.

Mars 2000

Les changements sont subtils, toutefois je note que son endurance est tout à fait remarquable. Il va trois fois par semaine pour la physio dans un centre privé et le transport en commun lui prend presque 3 heures aller et retour, alors deux jours par semaine il est parti de la maison 10 heures par jour et les vendredis il est parti pendant plus de 15 heures.

Il ne semble pas avoir fumé de marijuana ce mois-ci, fait rare ; nous espérons que cela durera ainsi que pour la cigarette. Il faut bien parfois avoir de l'espoir. Il note sur le frigo le nombre de cigarettes qu'il fume chaque jour et s'il ne fume pas plus d'un paquet par semaine, je lui paie une pizza pour un lunch. Il est fier de son exploit.

Son tutorat continue toujours à Poly mais le tuteur a cessé de travailler les mathématiques complexes pour se concentrer sur les cours de circuits électriques ; François est aux « petits oiseaux » car il adore cette matière, sa spécialité avant l'accident était le génie électrique.

Il a fait sa première grosse colère ce mois-ci. Alors que j'étais allée lui acheter des billets d'autobus, il a tenté de faire ses devoirs seuls et ce fut un fiasco total. À mon retour, c'était un désordre incroyable dans la cuisine. Il avait lancé ses cahiers de notes et ses livres par terre et avait frappé tout ce qu'il y avait sur la table de cuisine : il y avait des pots cassés, une plante et la terre renversée sur la table, des revues éparpillées, etc. Il était en train de passer l'aspirateur à mon retour et il m'a dit « Je suis un incompétent, c'est extrêmement frustrant ». Je lui ai dit que je le comprenais mais qu'il ne pouvait utiliser ce moyen pour manifester sa frustration, mais qu'il pouvait frapper dans un coussin, un oreiller, aller au sous-sol pour hurler mais non pas avoir des comportements destructeurs.

Avril 2000

Les cours de la session d'hiver se terminent à Poly et il y a la session d'examens à laquelle évidemment il ne participe pas. Alors il a plus de temps libre et cela le frustre grandement. Dès que Poly n'est pas à l'agenda, il est maussade, triste et dit s'embêter. Tout ce qu'on lui suggère est refusé assez catégoriquement. De plus, ce mois coïncide avec sa date d'obtention du diplôme s'il n'avait pas eu d'accident ; alors évidemment nous avons tous le cœur gros. Ses amis pour la plupart terminent leur année et il sait qu'il ne les rencontrera plus dans les corridors ou à la cafétéria. C'est aussi son 23e anniversaire de naissance.

Son éducatrice regarde l'horaire des activités à l'AQTC et il s'inscrit à quelques activités en « attendant » dit-il le début des cours d'été à Poly.

Elle lui suggère aussi un stage au camp Normand Léveillé pour personnes handicapées. François est enchanté à l'idée d'aller « *travailler* » dans un camp. On a longuement discuté avec lui du fait qu'il ne pouvait avoir de grosses responsabilités vu ses difficultés, il désire ardemment y aller. Alors nous lui proposons d'aller visiter les lieux et de l'inscrire s'il le désire.

Les fins de semaine sont occupées car il revient des activités de l'AQTC assez tard, il rencontre des amis après les activités ; il sort beaucoup et se couche tard. Lorsqu'il est motivé il ne se plaint pas du tout de la fatigue.

Mai 2000

Les fins de semaine sont très occupées, les vendredis soir il rentre très tard car il a toujours des activités et souvent il manque le dernier autobus de minuit, donc il doit marcher presque une heure pour revenir à la maison. Évidemment il ne nous téléphone pas et ne prend pas un taxi.

Deux samedis il s'est levé vers 8h, car il avait des excursions organisées par l'AQTC ; il en est revenu ravi.

Il commence des cours d'été à Poly comme étudiant libre donc il n'a pas vraiment besoin de s'inscrire, seulement se rendre et assister aux cours. De plus, il dit se préparer pour s'inscrire vraiment à l'automne, en première année s'il le faut car il y aura deux ans qu'il est en réadaptation et il sera mieux cet automne. L'espoir est toujours là, parfois c'est la seule façon de survivre. Nous remarquons que son discours n'est pas cohérent avec ses gestes, il sort ses livres et ses cahiers d'exercice mais ne les regarde pas.

Visite intéressante au Camp Normand Léveillé. À notre arrivée il nous dit qu'il ne veut pas venir là car c'est vraiment pour des personnes handicapées (rampes d'accès, etc.) et il ne veut absolument pas être identifié comme personne handicapée. Lors de l'entrevue avec la directrice du camp, François a passé le test avec brio, il nous a impressionnés par son aplomb et son sens de la « répartie ». Finalement elle tente de nous convaincre que François n'est pas suffisamment handicapé pour aller à ce camp. Nous la mettons en garde : notre fils est beaucoup mieux au niveau de la parole que du geste. Finalement elle trouve qu'il pourrait y avoir une place pour lui cet été et qu'il pourrait aider un peu lors des activités ce qui le valoriserait beaucoup. Il s'inscrit donc comme campeur pour ainsi avoir de l'aide d'un moniteur pendant son séjour. Il connaît les règles au niveau de la consommation ; la direction émet des règles très claires de non-consommation et il est d'accord.

Son éducatrice cherche aussi un projet d'été afin de le tenir occupé car dès qu'il n'a rien à faire il devient très morose et triste. Les thérapeutes ont essayé une expérience de bénévolat à un point de service du Centre de réadaptation situé à un coin de rue de chez nous. Un projet intéressant s'il avait pu y passer du temps mais malheureusement, trois essais avec trois thérapeutes différents ont rapidement démontré qu'il ne pouvait absolument pas vivre le stress de faire deux choses à la fois même si ce sont des choses simples. À l'accueil il devait simplement diriger les gens vers certains bureaux, vestiaire, salle de toilette, etc. quelque chose de simple pour lui, mais il est incapable de fonctionner si plus d'une personne lui parle à la fois, il perd le contrôle ; il se met alors à hurler et est très impoli. Déception ! (Chapitre 3).

Ce mois-ci, il consomme peu et admet qu'il est moins fatigué quand il ne prend pas de marijuana. Je l'entends dire au téléphone à ses amis qu'il doit cesser sa consommation.

Il continue ses rendez-vous en homéopathie et au centre de conditionnement physique. On s'aperçoit qu'il ne fait pas les exercices s'il n'est pas constamment guidé. Il a besoin d'encadrement en tout temps sinon il reste très passif sauf pour les sorties avec les amis les fins de semaine où là il devient très proactif.

Juin 2000

Ce mois-ci j'ai écrit aux membres de l'équipe de réadaptation de l'IRM et je leur raconte en long et en large les exploits de mon fils depuis l'automne dernier. Cela fait un an à la mi-juin qu'il a quitté l'IRM pour devenir client externe.

Le 20 juin, son amie Véronique (ancienne copine) est venue nous voir ; ils se sont baignés et à notre grande stupéfaction, François est entré rapidement dans l'eau froide, question d'impressionner Véronique certainement ; il a réussi à mettre la tête sous l'eau sans s'étouffer, se tenir debout sur une seule jambe, jouer un peu sans perdre l'équilibre et même traverser la largeur de la piscine sous l'eau et faire un demi-tour. Quelle amélioration ! Contrairement à l'an dernier, cet été il devrait être capable de s'amuser dans la piscine ; il a toujours beaucoup aimé la baignade.

Depuis le début du mois, il tient compte de ses dépenses ; nous avons fait un tableau à colonnes sur l'ordinateur afin d'y indiquer d'une part les dates et d'autre part différentes rubriques. Il y écrit ses dépenses bien religieusement et commence à gérer son budget. Nous avons aussi fait ensemble une feuille synthèse des revenus et dépenses du mois. Il est très près de ses sous et veut en mettre de côté pour l'avenir. Il se rend compte qu'il n'aura pas un salaire d'ingénieur de sitôt et dit qu'il doit économiser pour combler la différence ; il est parfois surprenant. Surprenant aussi car il peut « manipuler » les chiffres pour ses dépenses, ce qu'on appelle en anglais « doctor the books ».

Parlant argent, Jean lui a demandé de lui remettre sa carte de guichet automatique ce mois-ci car il lui est arrivé à quelques reprises de sortir de l'argent pour s'acheter de la marijuana ou pour aller dans un bar. Nous lui avons dit que nous ne tolérerions aucun de ces comportements, qu'il devait faire un choix.

Ce mois-ci nous avons utilisé 110 heures pour l'Internet ; ; incroyable ! Son père en prend peu, moi un peu plus alors cela nous démontre qu'il passe beaucoup de temps à écrire ses courriels et aussi à jouer aux échecs.

Il a commencé un projet d'écriture avec son orthopédagogue, projet qui consiste à écrire des articles concernant l'Internet pour la revue de l'AQTC. Fait intéressant, de façon verbale il parvient à en faire plus que par écrit. Il parle, parle et parle encore d'écrire ceci ou cela mais il a énormément de difficulté à s'appliquer à la tâche. Il passe beaucoup de temps à l'ordinateur et n'avance pas à grand-chose ; il a même de la difficulté à suivre le plan qu'ils ont fait.

Il commence à préparer ses bagages pour le camp, à se faire une liste et je peux dire que c'est une des activités où il n'a pas perdu de capacités ; il est très autonome à ce niveau et très organisé. De plus il se prépare aussi pour une excursion de canot-camping en juillet.

L'AQTC a organisé une journée de vélo dans le parc des Îles de Boucherville et il y participe en tandem avec le moniteur ; il a bien aimé sa journée et se promet bien d'y aller en solo l'an prochain.

Le 24 : journée de plage avec des amis, journée très plaisante.

Le 25 : rafting sur la rivière Rouge avec l'AQTC ; il se débrouille bien et est revenu enchanté.

Juillet 2000

Deux séjours au camp Normand Léveillé (Chapitre 3) ; le deuxième séjour interrompu par le décès de mon père.

Dans mon village natal, il rencontre évidemment plusieurs personnes qu'il connaît, mon père était très connu ; il a été le premier dentiste du village, député pendant plusieurs années et fort actif dans la communauté ; l'école porte son nom. François a donc eu l'occasion de voir beaucoup de monde et il s'est très bien comporté. Évidemment il est toujours la « vedette » car les gens du village ont prié pour sa guérison et n'en reviennent pas de voir l'amélioration depuis la première visite à Pâques.

Après les funérailles, nous l'avons envoyé au chalet avec son cousin, puis ma sœur est allée rejoindre les deux garçons quelques jours plus tard. François s'est bien débrouillé seul au chalet et s'est occupé de ses vêtements et de ses articles personnels adéquatement. Jean est revenu seul à la maison

Je suis allée le chercher au chalet, l'ai ramené à la maison des grands-parents. Puis j'ai ramené ma mère chez nous. Sur le trajet du retour, nous avons fait un arrêt à Ottawa et couché au Château Laurier. Puisque c'est bien central, François est sorti seul sur la rue le soir après le souper et est revenu enchanté, car en juillet, c'est grouillant de monde. Le lendemain avant de revenir nous visitons une exposition à la Galerie Nationale.

Au retour, François participe à une activité de trois jours en canot-camping organisée par l'AQTC. Durant sa jeunesse, pendant sept étés, il a fait des excursions de canot-camping dans un camp au parc Algonquin, excursions de quelques jours au début pour terminer par une excursion de 49 jours la dernière année. Il est bien heureux et se débrouille relativement bien pendant ce séjour.

Août 2000

14 : Il nous annonce qu'il a commencé sa révision de cours à Poly car il voit qu'il doit encore réviser avant de s'inscrire officiellement, ce qu'il a l'intention de faire à la session Hiver 2001, et ce, à plein temps en première année. Fait intéressant, chaque fois qu'une session approche, il repousse à la prochaine session son plan d'inscription. Que c'est triste ! Il ne laisse pas son projet de vie facilement ; on peut le comprendre.

Il est revenu enchanté de sa première journée d'évaluation des capacités de travail, car il a travaillé à monter une radio et a eu l'occasion de monter des circuits électriques ce qu'il adore. Nous entretenons des espoirs que François puisse faire quelque chose, ne serait-ce que dans un atelier « protégé » afin de l'occuper et aussi qu'il se sente valorisé et utile.

Il a passé trois jours au parc Algonquin avec son meilleur ami. Ils ont passé sept étés de canot-camping dans ce parc. Ils y ont retrouvé un ami commun. Ces retrouvailles lui ont fait un bien immense.

Puis ce fut le mariage de sa première copine où il a retrouvé son groupe d'amis ; une fin de semaine relativement occupée. Quelques jours avant le mariage, je l'emmène magasiner chez Rob McIntosh car il savait ce que son amie voulait comme cadeau et il a décidé de lui-même d'y consacrer 100,00 $. Alors il fait son choix parmi les verres suggérés et en arrivant à la caisse, j'aperçois une cuillère spéciale et je demande à la caissière à quoi elle sert. Au retour à la maison, en déballant les paquets j'aperçois la cuillère en question. Je lui demande alors d'où vient cette cuillère et il me répond « J'ai payé 100,00 $ plus la taxe pour les verres, j'avais bien le droit de prendre cette cuillère. » Premier épisode parmi d'autres où on s'aperçoit que François est devenu cleptomane. Il ne ressent aucun remords quoiqu'il sache que ce n'est pas acceptable puisqu'il s'est caché pour le faire. Le lendemain, son père va avec lui rapporter la cuillère.

Nous avons parlé à ses amis concernant son problème de consommation et les avons avisés que nous ne le garderons pas à la maison s'il n'est pas sobre. Ah ! Comme si on pouvait le « foutre à la porte ». Ils sont toutefois d'accord.

François nous invite au restaurant et paie le souper chez Harvey's. Nous sentons qu'il apprécie ce que nous faisons pour lui et depuis que nous l'avons menacé d'expulsion il se sent plus reconnaissant.

La fin des vacances s'est terminée de façon bien difficile. Le moral n'y est tout simplement plus ; il a des idées noires, très noires. Non seulement il n'accepte absolument pas de ne pas pouvoir retourner aux études à Poly, il nous dit qu'il est inacceptable pour lui d'être « sans but » dans la vie. Il ne voit tout simplement pas de lumière au bout de ce très long tunnel ; il ne voit rien d'intéressant se pointer à l'horizon et cela le décourage. L'été dernier à la même époque ce fut aussi pareil ; nous devions le suivre dans tous ses déplacements car il broyait encore une fois des idées suicidaires.

La réalité est parfois dure pour lui, sa première copine s'est mariée dernièrement, un ami a pris un appartement avec sa copine, un autre a pris un appartement avec des amis ; ils ont trouvé du travail, élaboré des projets, voyagé. Et lui est toujours pris chez ses parents, sans travail, sans diplôme. Il broie du noir !

Septembre 2000

Retour à Poly comme étudiant libre dans des cours de circuits électriques ; il connaît encore plein de gens : personnel et étudiants et est bien heureux dans ce milieu. Quatre jours par semaine sont consacrés à Poly où il part avec son père à 7h pour revenir à l'heure du souper sauf le vendredi où il va aux quilles.

Il s'est acheté des livres pour 160,00 $, il tente de faire ses exercices à la maison avec son père ; il veut vraiment progresser. Le soir il est occupé : ménage de ses notes de cours (comme s'il en prenait), ménage de son pupitre, consultation de ses anciens volumes, pratique de sa musique, préparation de cassettes de musique pour son prof. Nous retrouvons, en partie, notre « ancien » François.

Nous travaillons toujours tous les deux à la gestion de son budget, de son livret de banque et cela va assez bien.. Il fait ses calculs très bien mais doit être guidé pour mettre le tout en œuvre ; il ne le fait pas si je ne lui dit pas.

Il s'est inscrit à un cours privé de basse (guitare) à son école de musique et est heureux de cela.

De plus, les vendredis il va toujours aux quilles avec l'AQTC et puis s'est inscrit à deux sorties les samedis. Il voudrait aussi aller au cinéma avec eux mais c'est son cours de musique et il ne veut pas le manquer. Pour la première fois, il cède des heures attribuées à des cours à Poly pour aller jouer au billard avec les gens de l'AQTC.

Octobre 2000 : deuxième anniversaire de l'accident

Dernièrement, il me semble encore un peu plus allumé ; il tente avec beaucoup d'effort de retrouver ses activités d'avant et parle sans cesse de ses cours, de la possibilité de conduire une auto un jour, de faire du ski, de faire de la bière, etc. Il fait plusieurs projets, Il est toujours aussi déterminé et je dirais même plus que jamais, il ne se laisse pas abattre facilement : en plein déni !

Quand il parle de projets « utopiques » je lui demande tout simplement si tout cela est réaliste ; il dit manquer d'endurance et d'équilibre mais il me répond toujours que cela reviendra. Je le sens beaucoup moins déprimé qu'en août mais je suis inquiète car il n'est pas du tout réaliste ; un équilibre fort précaire où il ne faut pas le bousculer.

Il est très actif, passe beaucoup de temps dans ses notes, organise mieux son horaire et respecte TOUS ses nombreux rendez-vous : Poly, CRCL, AQTC, MD etc. Il connaît bien son « plan de match » et le suit à la lettre.

21-22 : La tempête ! Fin de semaine tout à fait épouvantable : dépressif, note de départ nous disant qu'il nous quitte, nous remerciant pour TOUT, qu'il n'est plus acceptable de vivre ainsi et qu'il va se suicider (Chapitre 3).

François a un tel sentiment d'impuissance qu'il songe à la mort comme solution.. C'est horrible pour nous de le voir dans cet état. Il n'accepte tout simplement pas ses handicaps même si on lui dit que nous l'acceptons comme il est et que nous pouvons quand même avoir une bonne vie en famille et qu'il a une assez bonne qualité de vie. Cela ne lui suffit pas. Pour lui, sa vie manque de sens.

La dernière semaine d'octobre, il ressent une grande fatigue, une lassitude beaucoup plus qu'habituellement ; très lourd à supporter pour toute la famille ! Il est très impulsif, « soupe au lait », très difficile pour nous de vivre avec lui. Il est tout à fait épuisant et je dirais aussi épuisé. Épuisé de la vie, de l'effort à faire pour récupérer beaucoup et aussi peu à la fois. C'est le cas de le dire qu'il est porté à considérer « le verre à demi-vide plutôt qu'à demi-plein ».

Novembre 2000

Ce mois-ci, il est plus positif et à quelques reprises je l'ai entendu dire qu'il est chanceux d'être vivant ; c'est rare qu'il le dise.

Il va au cinéma, à la piscine, joue de la musique, fait ses comptes et se prépare toujours pour le lendemain : vêtements, livres, etc.

Pour une deuxième fois, il nous dit que possiblement il n'aura jamais de diplôme de Poly, certes pas en génie mais en « endurance » fort possiblement. Il demande à son orienteur de lui trouver du travail car il veut faire quelque chose.

Sa mémoire pour les choses de tous les jours est bonne ; il se rappelle bien ses nombreux rendez-vous, des points de rencontres, des numéros de téléphone, etc.

Il va au YMCA avec son éducatrice mais choisit de rester à la piscine de Dollard-des-Ormeaux car il connaît bien l'endroit, l'ayant fréquenté quasi toute sa vie ; par contre au YMCA il y a des appareils pour faire des exercices mais nous savons pertinemment que si François n'est pas stimulé il ne fera pas ses exercices.

Il est mieux pour ses A.V.Q. et surtout pour l'hygiène et l'habillement ; il porte plus d'attention à l'entretien de ses vêtements ; alors qu'avant il ne mettait que ses bas et sous-vêtements à la lessive.

Son prof de musique est enchanté de ses progrès, dit qu'il a un talent fou, (certes pas héréditaire) qu'il a un excellent sens du rythme mais que ses gestes sont encore bien lents et gauches. Il lui suggère d'augmenter le temps de sa leçon à une heure par semaine.

Pour la première fois le 26, il avait fait son devoir pour son orienteur ; il passe beaucoup de temps à l'ordinateur.

Son ergothérapeute vient deux fois à la maison pendant le mois pour lui aider à faire un peu de popote : un chili et faire du ménage avec lui : épousseter, passer l'aspirateur. Il me dit qu'il n'aime pas trop cela et moi de lui répondre : « Moi non plus ».

Il ne parle pas du tout de s'inscrire à Poly pour la session d'hiver.

Décembre 2000

Il semble plus de bonne humeur en cette fin d'automne quoiqu'il y a toujours un TRÈS GRAND FOND DE TRISTESSE EN LUI. Il trouve que la vie est « *plate* », qu'il n'a pas de but et il me dit souvent : « Je n'aime pas le MORON que je suis devenu. »

Quand les cours à Poly cessent, il est toujours plus triste, plus moche. Il a des passe-temps mais il dit « exactement, ce ne sont que des passe-temps » cela veut tout dire. Il a encore de l'ambition !

Il nous parle de son projet de vivre en appartement. Évidemment il y aurait moins de surveillance pour sa consommation. Il en est bien conscient. Dernièrement, il est mieux au niveau de la sobriété sauf que j'ai trouvé à quelques reprises de la marijuana ; je vais toujours le rencontrer le soir à son arrivée, mais son nouveau subterfuge, il fume après son retour juste avant de dormir alors que je suis retournée me coucher.

Départ avec ma mère, ma sœur et sa famille pour deux semaines à Antigua : un bon répit ! À notre arrivée, la chaleur le fatigue énormément, il est accablé mais après quelques jours il va mieux. François se baigne, participe aux excursions que nous faisons tous les 2 ou 3 jours, circule partout dans le complexe et jase avec le personnel ; il est très à l'aise dans ce milieu.

Janvier 2001

Belles vacances agréables en famille, repos et calme fort appréciés. Nous avons dû surveiller François car il a volé une bouteille de rhum à un des bars près de la piscine. Il est bien gentil et le personnel ne se méfie pas de lui. Il s'est baigné surtout dans la piscine plusieurs fois par jour, a fait de la plongée en apnée avec moi à deux occasions, a participé aux excursions et a très bien mangé. Le soir il sortait mais se comportait bien selon les dires de son cousin.

Plus le temps passe, plus je m'aperçois que François n'a pas grand jugement, qu'il doit être guidé et qu'il est TRÈS INFLUENÇABLE. S'il est influencé par des gens avec une tête sur les épaules, il va bien car il les invite et adopte leurs idées. On doit beaucoup l'encadrer pour qu'il suive le « droit chemin ».

Après Noël, il est allé se baigner et souper avec un ami de l'AQTC. Il avait 30,00 $ en poche dont 2,00 $ pour la piscine. Il est entré au centre commercial en attendant son autobus et a acheté des CD pour 25,00 $ car ils étaient en solde à 50 %. Il ne lui restait que 3,00 $ pour son souper. Il a emprunté de l'argent à son ami (il sera très fidèle à le lui remettre). Toutefois, il n'a pas pensé à utiliser sa carte de crédit pour ses achats et il n'a pas pu l'utiliser pour son souper. Je lui ai rappelé que sa carte de crédit servait pour les imprévus. Il a tellement compris que le lendemain, il s'est acheté un autre CD cette fois avec sa carte de crédit. Toutefois, comme il est bien économe, cela ne crée pas de problèmes.

Il s'est acheté passablement de marijuana récemment ; je ne sais quand mais il nous revient intoxiqué assez souvent ; j'ai beau lui enlever ce que je trouve, limiter son argent, il finit toujours par en trouver.

François reçoit les documents pour le renouvellement de sa carte d'assurance-maladie et permis de conduire. Nous remplissons ensemble les papiers pour l'assurance-maladie espérant qu'il oublie le permis de conduire. Un peu inquiétant car il en parle beaucoup et lorsqu'il est en auto avec moi, il surveille toujours la circulation, les feux de signalisation, etc.

Rendez-vous d'évaluation très intéressant chez l'ostéopathe : rapport en annexe E.

Les vendredis soirs après les quilles, François va toujours souper avec son ami Mathieu, un jeune atteint de TCC ; ce jeune homme exerce une très bonne influence sur François. Malheureusement, cette complicité ne durera pas longtemps, bien dommage.

Février 2001

Plus le temps avance, moins nous reconnaissons notre fils. Alors qu'il a tenté vainement pendant toute sa réadaptation de retrouver certaines habiletés, je constate que de plus en plus, il se sent envahi pour un sentiment d'impuissance. Il n'a plus le courage d'essayer, de rêver, d'espérer : une certaine perte d'espoir ! Que ce soit pour la musique, Poly, la lecture, le sport, les activités avec les amis, plus rien ne va pour lui.

Il commence à se désintéresser de la musique car il se trouve « poche », il ne voit pas ses progrès et trouve moins de plaisir à gratter son instrument. Il dit vouloir renouveler son abonnement à la revue *Bass Player* mais il ne la lit presque plus.

Il est de plus en plus seul et il contribue à cet isolement social en ne se comportant pas adéquatement avec ses amis ; leur seuil de tolérance est tout à fait exceptionnel.

Renouvellement de son permis de conduire (Chapitre 3).

Son éducatrice l'emmène faire du ski sur une petite colline tout près ; quel défi ! Il réussit à glisser sur ses skis et le projet s'avérera positif.

Pendant la semaine de relâche à Poly, il joue de la musique, va à la piscine et nage même 30 longueurs ; il fait quelques petites tâches ménagères pour moi. Je constate toutefois que lorsque je lui demande des tâches additionnelles, c'est tellement exigeant qu'il oublie les tâches déjà acquises telles le brossage des dents, la prise de la douche. Son cerveau semble totalement encombré.

Mars 2001

Il va régulièrement à la piscine et nage une quinzaine de longueurs à moins d'être encouragé et là il peut en faire jusqu'à trente. Pour la première fois, il a passé du temps dans la partie profonde de la piscine, jusqu'à maintenant il a toujours fait ses longueurs dans le couloir longeant le bord au cas où il aurait besoin de s'agripper.

Son professeur de musique a donné son nom à un groupe de jeunes qui cherchaient un bassiste disant qu'il serait capable de participer en autant que les jeunes comprennent sa problématique ; mais personne n'a téléphoné. François est très déçu.

Il s'améliore au niveau des A.V.D. à la maison, il choisit dans la liste de tâches à faire. Toutefois quand je reviens à la maison il est tout débraillé : cheveux en broussaille, barbe pas faite, dents pas brossées, etc.

Le 26 mars, première excursion de ski avec lui au mont Saint-Bruno ; nous avons fait 10 remontées et descentes en 1 h 45. Il est radieux ! Il ne veut pas retourner avant jeudi prochain car il se dit trop occupé avec ses cours à Poly.

Il est allé souper deux fois avec des filles qu'il avait rencontrées à l'IRM mais ne donne pas suite à ces rendez-vous.

Le 27 mars, il est allé à un party à Poly et a couché là avec son sac de couchage tout comme il le faisait dans le temps. Il s'est couché à 3 h 30 et est revenu à la maison à 12 h 30 en assez bon état.

Il continue à voir son ostéopathe une fois par semaine ; il y a des gains importants au niveau de la démarche et de la gorge, sa voix est moins rauque. Elle travaille les tissus mous autour des vertèbres du cou et de la cicatrice abdominale. Au niveau de l'équilibre, les gains sont très minimes. Il fait assidument les exercices proposés et les fait dans le métro ou l'autobus et ceux où il a besoin d'aide, nous les faisons ensemble le soir.

Avril 2001

Depuis le dernier p.i la semaine dernière, nous avons tous parlé de façon bien précise de ses difficultés à poursuivre son projet d'aller vivre en appartement, il a le moral bas et nous dit « je n'ai plus de projets, ni de rêve ». Il en parle beaucoup aux intervenants du CRCL et à son ostéopathe.

Finalement il concède que possiblement il n'est pas encore prêt et remet donc son projet au printemps suivant soit le printemps 2002. Il comprend la raison du délai et ce qu'il doit faire pour y arriver.

Un samedi, il a fait 34 longueurs de piscine et là il en parlait à tous ses amis : quelle fierté !

Il joue beaucoup de musique mais ne renouvelle pas son abonnement à la revue *Bass Player* disant qu'il a de la difficulté à lire.

Nous avons regardé en famille le vidéo fait par l'AQTC auquel François et moi avons participé ; très intéressant.

La fin de semaine de Pâques, séjour chez sa grand-mère ; il a beaucoup joué au Rummy avec la parenté et il se débrouillait très bien.

Il a raclé la cour arrière, le parterre avant ainsi que les côtés du terrain, exercice long mais très bien réussi.

Son projet de retour au camp Normand Léveillé est mis de côté car le personnel trouve qu'il n'est pas suffisamment handicapé pour y aller quoiqu'il soit le bienvenu. Ils lui conseillent un camp « normal ».

Dernièrement, on s'aperçoit qu'il ne va pas aux parties de quilles et souper avec les gens de l'AQTC car il reste à Poly pour aller aux partys du vendredi soir. Il ne revient définitivement pas en bon état.

Fin de la session régulière des cours à Poly et il veut aller aux cours d'été car il déteste ne rien faire.

Mai 2001

On peut dire qu'il a le « vent dans les voiles ». Il y a encore des progrès, il est sur une pente montante. Il veut varier ses activités, faire des choses et se tenir occupé. Il ne regarde presque jamais la télé car il a toujours quelque chose à faire ; là je le reconnais. Il veut progresser et nous dit souvent que c'est bien lent la récupération. Il veut qu'on lui donne des choses à faire, de la variété. Il commence à m'essouffler car parfois je manque d'idées, de créativité.

Il a eu une première semaine de mai passablement occupée : rendez-vous divers, piscine, deuxième raclage du terrain, exercices, musique, lettres de remerciements pour ses cadeaux de fête. Il ne s'ennuie pas de Poly car pour lui c'est la période des vacances. Il nous répète constamment qu'il veut absolument y retourner à l'automne et que « rien ne m'y empêchera ».

Cette semaine j'avais trois jours de stages cliniques avec mes étudiantes et il était bien content de me donner un coup de main : faire le lavage, changer les draps, mettre la table, faire le ménage et préparer un repas simple. Il suit très bien sa liste et est fier de ses travaux. Il a bien coupé sa barbe cette semaine et il met ses vêtements au lavage. J'ai constaté qu'il regarde le canal météo à la télé pour s'habiller selon la température.

Je m'aperçois qu'il se tient au courant des nouvelles ; il a parlé à Audrey (TCC) et lui a demandé s'il y avait eu beaucoup de manifestants à Québec pour le sommet des Amériques ; elle revenait d'une visite. Il m'a aussi parlé du « Canada Arm ».

Il est allé rencontrer des intervenants de l'AQTC accompagné de deux professionnelles du CRCL ; il est revenu content et a bien hâte de faire les excursions de canot-camping et de cyclotourisme. Il a accepté d'aller à un groupe d'échange d'idées les mardis après-midi car il dit que c'est pour l'été avant que les cours recommencent à Poly.

Mardi son ergothérapeute a annulé son rendez-vous pour la bicyclette car il y avait apparence de pluie, il a essayé seul, bien prudemment. Le lendemain il a fait de même avec son père. Jeudi son ergothérapeute a passé un bon bout de temps avec lui et maintenant il fait de la bicyclette tous les jours. Il est bien prudent quoique pas très adroit. C'est inquiétant mais... Il a eu deux autres séances avec son ergothérapeute puis on le laisse se promener seul dans le quartier et les parcs du voisinage.

Il décide de ne pas retourner au camp Normand-Léveillé cet été.

Juin 2001

Son ostéopathe est en vacances pendant trois semaines mais puisqu'il fait maintenant de la bicyclette il n'a rien perdu au niveau de la mobilité de sa cheville. Il continue à faire ses exercices bien religieusement et elle est bien fière de lui. Elle commence à diminuer la fréquence des rendez-vous, maintenant il ira une fois aux deux semaines pour un mois et puis une fois par mois et elle change aussi sa routine d'exercices afin de maintenir son intérêt.

Cette année, il est capable de participer à l'excursion de cyclotourisme de l'AQTC en solo plutôt qu'en tandem. Il est bien fier car il a fait presque 40 km par jour pendant 2 jours. Puis avec nous il a fait 3 excursions de 42-45 et 50 km. Il se débrouille bien quoique son équilibre semble encore précaire et que j'ai souvent des sueurs froides juste à le regarder aller.

Il est à la fois emballé et aussi anxieux face au projet de bénévolat chez Air Canada, projet suggéré par son éducatrice.

Dans le métro, il a perdu son porte-monnaie car il ne l'a pas remis dans ses poches après avoir payé. Il est allé voir les responsables aux objets perdus pour la déclaration et aussi fait des téléphones subséquents à la STCUM, toutefois il n'a pas été capable de faire seul ses appels pour annuler sa carte de banque et sa carte de crédit.

Juillet 2001

L'événement marquant de ce mois est la lettre reçue de la SAAQ l'informant qu'à partir du 10 juillet son permis de conduire serait révoqué après l'évaluation médicale et il doit donc être réévalué pour avoir un autre permis s'il réussit les tests. Il a bien lu la lettre, l'a très bien comprise et m'a tout de suite dit : « Je vais remplir le formulaire de contestation et l'envoyer, je n'ai que 10 jours pour le faire. » Incroyable, mais après son accident, François n'a pas officiellement perdu son permis de conduire. Nous sommes allés manger au restaurant, il a laissé la lettre dans l'auto et n'en n'a plus parlé : un autre deuil à faire !

Rencontre avec la travailleuse sociale à la maison pour discuter de son problème de dépendance.

Pour la première fois, il remplit les formulaires pour ses dépenses de déplacements et les fait parvenir à son éducatrice. Quoique je n'y tenais pas car je trouvais que la SAAQ en payait beaucoup, son éducatrice tenait à ce qu'il mette en œuvre les démarches pour fin éducative. Il lui a même demandé un autre formulaire.

Le 5, il est allé faire de la bicyclette dans le quartier et quand il est revenu à la maison il était intoxiqué. J'étais tellement furieuse que je l'ai conduit à l'Institut Albert Prévost. Il a eu une rencontre semble-t-il fort intéressante avec un psychiatre, rencontre d'une durée de 80 minutes. Toutefois, rien de plus à faire, fiston est revenu à la maison.

Le 7, nous sommes allés faire une promenade sur le bord du canal Lachine et pour la première fois il est parvenu à courir un peu.

Août 2001

Mois difficile, François est las, un peu « down », errant ici et là sans but. Il veut faire quelque chose et quand on lui propose des activités il ne veut pas les faire. L'été a été très long pour lui et par le fait même pour nous aussi.

Nous devons déployer tous les efforts possibles pour l'intéresser à son projet chez Air Canada cet automne et lui rappeler qu'il alternera entre Air Canada et Poly.

Il continue à consommer malgré nos remontrances, nos menaces... bref !

Et autre inquiétude pour nous, il est revenu en « flottant sur les nuages » au début du mois, car il a réussi tous les tests préliminaires lui permettant d'avoir un rendez-vous pour un test de conduite routière (Chapitre 3).

Septembre 2001

Les cours recommencent à Poly et il est plus heureux.

Il échoue son test pratique de conduite automobile. Ouf ! Il réagit évidemment fortement, est très en colère contre la SAAQ mais cela ne dure pas tellement longtemps.

Après trois ans, je cesse de prendre des notes de façon hebdomadaire et parfois quasi journalière pour prendre des notes par saison ; elles se trouvent au chapitre 4.

ANNEXE E

Détails de l'évaluation de François
en ostéopathie, janvier 2001

L'évaluation a duré plus de 90 minutes ; j'étais présente. L'ostéopathe a évalué chacune des parties de son corps, principalement :

1. **Évaluation de la force physique** : assez bien du côté droit et plus faible du côté gauche. On s'attend à un écart de l'ordre de 15 % entre le côté dominant et l'autre ; chez François l'écart est de 25-30 %. Cette évaluation a été assez longue car chaque grande articulation a été évaluée dans tous les sens.

2. **Évaluation de la conduction nerveuse** : correcte. Il n'y a pas de perte de conduction, au contraire il a même une hyperréflexie à certains endroits.

3. **Évaluation de la démarche** : le genou droit doit lever beaucoup la jambe car il a une chute du pied droit avec raccourcissement de la chaîne musculaire postérieure. De plus, elle a démontré que le bassin ainsi que les muscles abdominaux sont peu mobiles.

4. **Évaluation de la colonne vertébrale** : deux vertèbres sont déplacées de façon très apparente. Je m'en étais aperçue et l'avais mentionné à la physiothérapeute de l'IRM.

5. **Évaluation des cicatrices** : ce fut la partie à la fois la plus intéressante, la plus révélatrice et la plus surprenante de l'examen. Les données trouvées ont pu expliquer en partie l'origine de ses problèmes moteurs. Il y a une très bonne mobilité de la cicatrice du bras mais très mauvaise

mobilité des cicatrices abdominale et cervicale antérieure. La cicatrice abdominale (il a eu deux chirurgies : gastrostomie et jéjunostomie puis une réparation d'éventration subie lors de l'aspiration des sécrétions par la trachéo) est très peu mobile et les adhérences envahissent le plan musculaire abdominal, ce qui pourrait expliquer en partie, la diminution de la mobilité des muscles abdominaux et pelviens, et en partie les difficultés de la démarche. L'autre cicatrice au cou a révélé elle aussi des adhérences tellement importantes que lorsqu'elle mobilisait la cicatrice, François disait que cela « tiraillait » jusqu'à la lèvre supérieure. Alors là, semble-t-il, qu'un certain travail d'assouplissement pourrait faciliter la déglutition, possiblement améliorer la voix en permettant une meilleure mobilisation des cordes vocales.

Je dois avouer que cette dernière partie de l'examen m'a impressionnée. Plusieurs disciplines sont nécessaires pour traiter une personne polytraumatisée.

ANNEXE F

Synthèse de l'état de François et de ses multiples besoins, douze ans post-accident (2010)

Évaluation de la situation de François, huit ans après avoir quitté le domnicile familial

Je tente ici de décrire l'état dans lequel se trouve François et de dresser une liste de ses divers besoins afin qu'il puisse continuer à vivre seul dans son loft.

Maintenant, les services qu'il reçoit sont bien établis, les parents comblent le reste des besoins. Grâce à la SAAQ, nous sommes dans une situation plus qu'avantageuse par rapport à l'ensemble des parents ayant un enfant handicapé ou des personnes ayant subi un traumatisme semblable. Même en 2010, il s'avère qu'il y a peu de services pour le maintien à domicile des personnes ayant subi un traumatisme cranio-encéphalique et surtout peu de logements offrant des services pour eux. Ils sont exclus de plusieurs foyers de groupe puisqu'ils ne sont pas déficients, ni affectés de troubles mentaux importants ou de problèmes comportementaux violents. Ils ne répondent donc pas aux critères pour un logement. Si jamais nous en trouvions un pour François, il serait rapidement « mis à la porte » puisqu'il ne se confome pas aux règlements : heures de rentrée le soir, sobriété etc.

Toutefois, il n'en demeure pas moins qu'il y a une foule de besoins qui ne seront plus comblés lorsque nous n'aurons plus la capacité de le faire, et ce, malgré les trois intervenants qui offrent d'excellents services soit l'éducateur spécialisé et les hommes d'entretien ménager, services défrayés par la SAAQ. Cela est évidemment très inquiétant pour nous. Malheureusement, il est très difficile de trouver une « personne à tout faire » et surtout une institution qui assurerait la continuité des services de même qu'une certaine stabilité dans le personnel. La fiducie que nous avons établie jouera ce rôle !

Tout un projet !

Évidemment, il faut regarder François avec une autre paire de « lunettes », d'autres standards que les nôtres.

L'élément le plus marquant demeure que François a besoin d'aide pour s'organiser et organiser les services. C'est le rôle des parents et ultérieurement ce sera celui des fiduciaires.

François a besoin d'un suivi régulier, nous lui parlons presque à tous les jours et parfois plus d'une fois. Il a besoin d'aide et de rappels constants pour gérer sa vie hors du domicile familial.

Il vient à la maison deux fois par semaine, son père va chez lui une à deux fois par semaine. Je vais chez lui environ une fois par mois, faire l'entretien de choses plus personnelles comme les vêtements, le bureau, la bibliothèque en plus des armoires de cuisine, du réfrigérateur, etc.

François est bien fier de vivre seul, il n'est pas exigeant et ne demande pas grand-chose ; selon sa perception il a peu de besoins. Toutefois, nous constatons qu'avec le temps sa motivation a diminué et il se néglige un peu, à titre d'exemple, il oublie de prendre sa douche, ne fait pas le lavage de façon régulière, laisse traîner son sac de déchets, ne vide pas son sac de produits recyclables. Quand François a commencé à vivre seul, il était très motivé pour nous prouver qu'il pouvait réussir et il y avait beaucoup moins d'oublis que présentement.

Soutien offert à François par son éducateur et les hommes d'entretien ménager

Éducateur spécialisé

Jacques, son éducateur spécialisé, a suivi fiston chaque semaine depuis plus de 9 ans. Depuis 2009, il vient deux fois par semaine. Son rôle en est un d'éducateur donc comme je dis souvent, de l'accompagner dans son cheminement, de tenter de lui mettre du « plomb dans la tête » en plus de s'assurer qu'il se débrouille minimalement au quotidien. Si je dis minimalement, c'est qu'il est important à ce stade de regarder la « vie quotidienne » avec les yeux de François et non avec les nôtres.

Alors, le lundi, Jacques se rend au loft pour aller faire l'épicerie avec François. Cela lui permet de jeter un coup d'œil général dans le logement, de regarder dans le garde-manger et le réfrigérateur, à la fois pour les achats à faire et aussi pour les articles périmés. François dresse sa liste mais il ne faut pas s'y fier totalement car il avait récemment 3 gros pots de beurre d'arachide, 3 grosses boîtes de café, 4 bouteilles de shampoing, 6 antisudorifiques, 40 cannettes de soda et ainsi de suite. Je le taquine en lui disant qu'il pourrait ouvrir un dépanneur.

Puis, lors de sa seconde visite plus tard dans la semaine, ils se rencontrent souvent à l'extérieur, pour une rencontre de réflexion, d'échange. Fréquemment cela se passe lors de parties de billard, au café ou à la piscine. Ces rencontres sont axées sur les besoins de fiston, discussions sur son état émotif, sa dépendance à la marijuana, à la bière et à la cigarette. Jacques est très sensible à la « souffrance » de François et tente de l'accompagner dans son interminable processus de deuil tout en tentant de lui trouver des activités. Pas facile !

Fréquemment, Jacques éteint aussi des « feux » si je peux dire car lorsqu'il arrive il peut s'apercevoir que François a perdu ou croit avoir perdu quelque chose, assez fréquemment, son téléphone cellulaire ; il comble souvent les besoins du moment.

Pour Jacques, c'est une tâche qui n'est pas de tout repos d'autant plus que François est convaincu qu'il n'a besoin d'aucune aide, qu'il est autonome et qu'il n'a pas besoin de ces services. Merci Jacques !

Cet aspect de sa personnalité a certes d'énormes avantages car il téléphone très rarement à Jacques pour avoir de l'aide ; il est très réfractaire et « imperméable » aux conseils. Tout un défi !

Entretien ménager

Une fois par semaine Jeannot et James viennent faire l'entretien ménager. Quoique François fasse très attention à ses choses et à son environnement, il a besoin de quelqu'un pour l'entretien. Ainsi les petits détails sont vus et réglés rapidement comme les déchets qu'il laisse traîner, les choses brisées, etc.. Ils donnent un service impeccable en plus d'être fort habiles et compréhensifs par rapport à sa problématique et ses comportements parfois « orageux », parfois « paranoïaques ».

Puisque Jeannot est aussi concierge au complexe avec son aide James, ils connaissent bien le milieu, les autres propriétaires et sont en mesure de nous informer si François a des comportements dérangeants. Ils ont fait le « grand ménage » et la peinture avant son déménagement, et connaissent bien le loft.

En plus du ménage hebdomadaire, ils doivent aussi entretenir l'extérieur pendant la saison chaude : le lavage des fenêtres, des meubles du patio et des jardinières.

De plus, ils doivent entretenir l'intérieur de la cuisinière, du réfrigérateur, des armoires et des tiroirs de cuisine et de la salle de bains. François a tendance à accumuler et aussi oublier des aliments qui se gâtent ; combien de fois les muffins étaient-ils moisis, et ainsi de suite.

Pour les autres choses faisant partie du grand ménage annuel il faut à l'occasion prévoir plus de temps pour certaines tâches.

Son loft est très propre depuis qu'il a ce service et cela me libère beaucoup de ces tâches.

Sentiment d'impuissance, de solitude et dépendance

Il y a toujours chez François ce fond de tristesse et cet état légèrement dépressif; il manque de « but » dans la vie et il est incapable de faire le lien entre sa solitude d'une part et le fait de refuser toutes suggestions d'autre part. Il semble se réfugier facilement dans le « pot et la bière » au lieu de faire face à la réalité, de rechercher des solutions à ses problèmes de solitude et d'impuissance.

Il est encore à faire le deuil de sa vie d'autrefois quoique les souvenirs, avec le temps, s'estompent. Il parle encore de Poly, se fait un horaire mais cette dernière année, il a suivi peu de cours ; après 12 ans, il commence à moins y penser.

Est-il paresseux ou réellement impuissant ? Tout semble lui paraître comme une montagne même les moindres petites choses et il semble toujours un peu « au bout de son rouleau ». Comme je dis souvent « les choses les plus anodines prennent parfois l'allure de montagnes insurmontables ».

Pour se sentir mieux, François a besoin de distractions qui l'empêchent de penser aux choses qu'il voudrait vraiment faire car il est relativement incapable de les faire. Il doit être aidé pour s'organiser car il lui manque la capacité justement de le faire et si on le laisse à lui-même, il se balade en ville comme un « errant » et se réfugie dans le « pot » et l'alcool. Les petites choses du quotidien l'aident un peu à oublier les choses importantes qu'il ne peut faire. Il se trouve « nul » à faire des choses simples comme ramasser, laver, aller à l'épicerie. Il est suffisamment lucide pour comprendre que ce ne sont que des petites choses anodines de la vie.

L'été est toujours la période la plus difficile une fois les Festivals d'été terminés car il n'y a pas de cours à Poly et pas vraiment de place où aller. Les activités de l'AQTC sont en mode « vacances ».

Son plus grand problème au niveau social est l'ennui, il passe beaucoup de temps seul dans son loft. Il pourrait toutefois inviter des amis et s'intéresser aux autres mais il y a une sorte de contradiction entre son discours et ses gestes.

Il se dit « rejeté » par ses amis mais ne fait pas le lien entre son comportement aggressif et impulsif et sa consommation, du fait que ses amis ne répondent pas toujours à ses appels quoiqu'il entretienne encore des liens avec ses amis d'adolescence et d'univeristé. Il ne semble pas comprendre que ses amis ne se voient pas non plus régulièrement, eux aussi sont pris par leur travail, leur famille et ils ont peu de temps pour les loisirs entre copains comme au temps de leurs études. Il n'a pas progressé dans ce sens et pense encore comme à la période du cégep ou de Poly.

À l'AQTC il se tient avec Jack (nom fictif), une des personnes les plus démunies qui aime bien le « pot » ; il se sent bien valorisé quand il est avec cette personne qui lui voue beaucoup d'admiration. Je lui dis souvent qu'il continue ainsi à se caler et ne pas prendre ses responsabilités. Il fait des sorties parfois avec une jeune femme de l'AQTC qui est beaucoup moins atteinte que lui et ils s'entendent très bien. Toutefois, H. est très malade depuis quelque temps car elle est atteinte d'un cancer. Évidemment, elle ne désire pas de relation intime avec François mais ils ont de bons moments ensemble car elle est bilingue, a beaucoup voyagé et connaît plein de choses. Elle est « intéressante » comme il me dit souvent.

Cigarette, bière et marijuana

En 2008, je lui ai trouvé un excellent médecin de famille, fort compétent. Il a rapidement compris la dynamique de François et lui a suggéré, en vain, des démarches à suivre pour cesser son tabagisme et sa consommation de bière et de marijuana.

Depuis environ deux ans, graduellement, François glisse, par moments, vers la psychose (chapitre 7). Son médecin de famille était très inquiet l'été dernier. Il lui avait déjà prescrit des séances chez un psychologue pour discuter de son « angoisse » face à sa situation, mais François a toujours refusé cette démarche. Encore une fois, le médecin de famille l'a référé en psychiatrie, en urgence, à l'Hôpital Douglas.

Cette rencontre avec un psychiatre fut très fructueuse, il a confirmé les informations reçues antérieurement que certains médicaments ont des effets secondaires importants chez les personnes atteintes d'un TCC. Il a toutefois fortement suggéré à François de faire un suivi auprès de l'Institut Dollard-Cormier spécialisé en toxicomanie. François a déjà consulté à quelques reprises il y a une dizaine d'années et il ne veut absolument pas entreprendre une démarche en ce sens. Il dit vouloir cesser ou du moins diminuer de façon notable sa consommation. Il n'est pas encore rendu là : il refuse catégoriquement d'y aller.

Adaptation à la vie autonome, 8 ans après avoir quitté le foyer familial

Il s'est bien adapté à la vie de condo, à l'environnement et demeure selon sa façon de voir la vie, autonome. Il a raison en ce sens qu'il n'est pas exigeant. Récemment il m'a dit : « Je suis indépendant mais pas complètement autonome. »

Depuis un an par contre, en raison d'hallucinations, il dit souvent qu'il veut déménager pour aller ailleurs et parfois il est inquiet.

Il n'en demeure pas moins qu'il a besoin de beaucoup d'encadrement afin de lui suggérer des activités et pour qu'il rentre chez lui le soir à une heure raisonnable.

Tâches où François est vraiment autonome ; ce qu'il parvient à faire seul

- Ne pas se plaindre, ne pas demander constamment d'aide, au contraire il n'en demande pas suffisamment ; il est peu exigeant. Cet aspect de sa personnalité nous facilite quand même beaucoup la vie car il nous téléphone très rarement et surtout pas pour des détails.

- Ne pas se sentir facilement désemparé. Quand il lui arrive un pépin, c'est rare qu'il nous avise. La plupart du temps, il s'arrange ou s'en accommode car parfois il ne fait rien pour arranger les choses mais ne s'en plaint pas. Il a eu un accident de bicyclette et a été blessé suffisamment pour ne pas pouvoir se lever de son lit, mais ne nous a pas avisés. C'est un hasard que ce jour-là nous soyons allés le récupérer pour aller à un souper de famille.

- Écrire ses rendez-vous dans son agenda et le respecter en autant qu'il ne le perde pas ou que le rendez-vous ne soit pas changé. Il a une excellente mémoire mais si on modifie les plans, il devient mêlé, la première « image » demeurant imprégnée dans sa mémoire mais pas la deuxième.

- Vérifier le contenu de sa boîte aux lettres et ne pas égarer les papiers importants qui nécessitent un suivi.

- Lire sommairement et commenter son relevé mensuel de placements financiers.

- Fermer ses fenêtres, verrouiller ses portes, fermer les éléments de la cuisinière.

- Fermer les lumières, régulariser la température du climatiseur ou du chauffage quoiqu'il ait une « fixation » sur l'économie d'énergie donc, en été il fait souvent trop chaud chez lui et en hiver trop frais mais il comprend bien comment régler le thermostat.

- Faire la liste d'épicerie pour les aliments de base : pain, lait, fromage, jus d'orange, yogourt et évidemment la BIÈRE ET LE VIN.

- Utiliser le transport en commun et rechercher des trajets sur Internet.

- Préparer son sac d'école pour ses cours, sa valise pour un voyage, son sac à dos pour une activité quelconque.

- Écouter la météo, ce qui ne veut pas nécessairement dire qu'il s'habille toujours en conséquence, mais il est au courant des conditions météorologiques.

- Aviser son éducateur spécialisé s'il y a un changement d'horaire ou un empêchement.

- Utiliser les manettes pour la télé, l'ordinateur, le lecteur CD ou la radio.

- Programmer son cellulaire, son alarme de montre, charger la pile.

- Reprogrammer ses appareils électroniques après une panne d'électricité.

Tâches à faire avec lui

- L'épicerie est faite chaque semaine avec son éducateur puisqu'il n'a plus ni carte de crédit ni carte de débit ; jusqu'à l'an dernier, il faisait une bonne partie de son épicerie seul et cela l'occupait mais on ne peut lui laisser ses cartes car il « sort » trop d'argent et consomme davantage. Nous complétons l'épicerie avec lui lorsqu'il manque des choses.

- Faire l'horaire pour ses activités à l'AQTC, soit planifier et réserver sinon il ne le fera pas. Depuis quelque temps, il participe peu aux activités.

- Payer les comptes, mettre à jour les livrets de banque, vérifier les relevés de banque. Quand il a quitté la maison il était beaucoup plus autonome à ce niveau mais maintenant il a besoin d'aide.

- Compléter les formulaires de renouvellement de l'AQTC et s'assurer qu'il fait les chèques pour les paiements.

- Aller chercher l'argent de poche ; c'est son père qui garde sa carte de débit ainsi que sa carte de crédit. On lui remet un montant d'argent comptant en deux et si possible trois versements par semaine.

- Rappeler de ne pas acheter d'aliments en « gros format » parce que cela coûte moins cher le gramme ; certains aliments doivent être jetés car ils sont largement périmés.

- Regarder la liste d'épicerie ainsi que les aliments dans le réfrigérateur et les armoires pour y ajouter des aliments nutritifs.

- Vérifier le contenu du frigo.

- Essayer de lui faire mettre des aliments au congélateur, à titre d'exemple, lorsqu'il y a deux pains au frigo.

- Recouvrir les aliments avant de les mettre au frigo ; il les laisse souvent à l'air libre.

- Vérifier la propreté de ses vêtements dans la garde-robe car il ne voit pas toujours les taches. Aussi difficile de lui faire séparer le linge foncé du pâle pour son lavage, donc tout ce qui est pâle fini par être gris, surtout qu'il n'abuse pas du savon.

- Changer la serviette de bain, etc. Les draps sont changés par ses hommes d'entretien.

- Lui faire remplacer les lacets de ses souliers ; il faut constamment lui rappeler quand on les lui donne sinon il retourne chez lui et les laisse sur les comptoirs.

- Acheter des vêtements, souliers et bottes car il ne le fait pas et c'est très difficile de le faire avec lui mais j'y parviens si j'insiste pour payer ; mais ce n'est pas de tout repos.

- Ménage de ses papiers, de ses vêtements ; il a beaucoup de difficulté à jeter les choses inutiles, dont il ne se sert plus de même que ses « vieux » vêtements.

Tâches où il a besoin de rappels fréquents

- Prendre une douche ; il a besoin de rappels pour utiliser le savon et le shampoing. Un shampoing, un savon ou un gel de douche peuvent durer plus d'un an.

- Couper sa barbe, nettoyer ses ongles, brosser ses dents, etc.

- Passer la soie dentaire ; il a eu deux greffes de gencives.

- Utiliser la brosse à dent électrique selon les conseils de son périodontiste car ses gencives sont fragiles.

- Utiliser les paniers pour son linge sale et de ne pas mettre le linge souillé dans la laveuse et fermer la porte ; les bas humides donnent une odeur.

- Faire le lavage autant le linge que la vaisselle.

- Aller porter les déchets et les produits de la récupération dans le garage ; ne pas les mettre dehors dans la cour intérieure en attendant d'aller les porter.

- Faire attention en ouvrant les boîtes de conserve et surtout comment il les dépose dans le sac de récupération afin de ne pas se couper avec les couvercles.

- Ne pas laisser trop de fruits sur le comptoir car il y a des petits insectes à fruit qui s'y nourissent.

- Ne pas aller sur des sites Internet inconnus ni accepter des courriels de personnes inconnues ; nous avons dû faire réparer son ordinateur au coût de 150,00 $ et cela n'a duré que quelques mois avant que des virus le rendent tout à fait irréparable. Nous lui avons donc acheté un nouvel ordinateur l'an dernier et cette fois cela semble mieux.

Tâches à faire pour lui

- Acheter la passe de métro et autobus car l'été dernier il a utilisé cet argent pour s'acheter de la marijuana. C'est maintenant son éducateur spécialisé qui lui remet sa passe à la fin du mois.

- Faire ses déclarations de revenus ainsi que toute la correspondance qui en découle.

- Répondre aux lettres de la SAAQ concernant son dossier ; ce n'est pas toujours évident car il reçoit parfois des lettres qui ne sont pas signées, des lettres type « circulaire ». Les démarches sont parfois ardues et parfois très faciles.

- Répondre à tout courrier qui lui est adressé : impôt, assurances, carte de crédit, téléphone, Hydro, serveur Internet, services financiers. Quand il reçoit une lettre, il la garde pour nous la montrer car il est totalement désemparé.

- Remplir ses demandes de remboursements divers tels les frais d'ambulance.

- Payer ses frais de condo ou encore le surveiller lorsqu'il fait les chèques.

- Prévoir les rendez-vous chez le dentiste, médecin de famille, coiffeur et lui rappeler de les inscrire dans son agenda.

- Entretenir ses vêtements soit poser les boutons, coudre les fonds des poches de pantalons, raccourcir les pantalons neufs, changer les fermetures éclair, nettoyage à sec, lavage du linge tel chandails d'hiver nécessitant un entretien spécial, manteaux, triage des vieux vêtements usés, percés, etc.

- Réparer une foule de choses : pneus et chaîne de bicyclette, montre, diverses manettes : TV, stéréo, radio, ordinateur (bris, virus, perte de branchement Internet), robinetterie, ampoules brûlées, thermostat électronique, chauffe eau, évier bouché, ventilateur brisé, toilette bouchée, cafetière brisée, filage de l'alarme incendie, climatiseur etc.

- Installer TV, ordinateur neuf et tout autre appareil neuf.

- Remplacer ce que l'on ne peut réparer.

- Remplacer ce qu'il perd comme le téléphone cellulaire, porte-monnaie, sac à dos, manteau, lecteur CD, etc.

- Contrôler la température de son réfrigérateur : mieux depuis qu'il est dans son loft.

- Acheter les petites choses qu'il a sur sa liste comme des lacets de chaussure, draps, serviettes, service de vaisselle, coutellerie, etc.

- Laver ses espadrilles, etc.

- Organiser son loft ie poser les cadres, barres à serviettes, etc.

Autres difficultés de parcours

- Son alimentation demeure préoccupante autant pour la qualité que la quantité. Il ne pèse que 59 kg (130 lb). Je n'ai pas de solution magique sauf de lui en faire, et lui rappeler de manger ce qu'on lui apporte. Il se débrouille relativement bien pour le petit déjeuner et la collation mais pour les autres repas ce n'est pas évident ; il parvient quand même à cuisiner un peu. Il se couche tard donc se lève tard et parfois il est 22h et il n'a pas soupé ce qui par le fait même lui fait couper sa collation du soir avant le coucher.

- Cette dernière année il a perdu :

- son manteau,

- son sac à dos deux fois avec son agenda, ses repas faits en cuisine communautaire et autres items moins importants,

- son téléphone cellulaire pour s'apercevoir environ un mois après qu'il l'a remplacé qu'il l'avait caché sous son matelas et l'autre fois il a été volé,

- son voltmètre,

- son lecteur CD, deux fois,

- sa bicyclette

et

- son argent comptant et sa passe de métro, suite à 3 vols.

• Fumigation de son loft car il a eu des blattes attirées par les bouteilles de bière vides qu'il accumulait. L'exterminateur a du venir deux fois et pendant cette période il a du évacuer son logement. C'est TRÈS propre chez lui.

Faits anecdotiques

• Il a mis son homme d'entretien ménager dehors quelques fois, car il est arrivé vers 11 h 50 alors qu'il est entendu qu'il vienne après midi. Quand il perd le contrôle il n'est pas du tout possible de discuter avec lui. Sans parler qu'il le harcèle parce qu'il utilise de l'eau pour laver le bain, la toilette ou qu'il prend de l'eau pour laver le plancher etc. Pas facile !

• La consommation de marijuana et de bière continue toujours. Quelques jours avant Noël, il veut aller au centre commercial pour faire ses emplettes de Noël ; n'ayant pas sa carte de crédit ni sa carte de guichet automatique en sa possession, son père lui donne 100,00 $. Je lui parle vers 18h, il dit ne pas avoir terminé ses achats. Finalement à partir de 21 h 30 il ne répond plus au téléphone. Dans ces circonstances il ne veut pas être rejoint. Il nous revient à minuit trente, ivre et gelé. Il lui reste 20,00 $, il n'a aucun cadeau mais de la marijuana et une bouteille de Southern Comfort ouverte dans ses poches. Évidemment je confisque le tout !

- Il s'est gelé un lobe d'oreille l'hiver dernier car il ne met pas sa tuque ; elle est pourtant dans la poche de son manteau.

- Il va à l'occasion voir un ami TCC et passe la nuit à jaser avec lui et revient en autobus le matin et se couche à 8h. Il entre souvent au loft à 5 h car il ferme les bars à 3h et puis marche vers la maison.

- Un soir alors qu'il est dans un bar, une fille jase avec lui et lui offre ses services ; il dit qu'il n'est pas intéressé et lui présente son portefeuille pour lui montrer qu'il n'a pas d'argent. Puisqu'il n'est déjà « pas en état », ses réflexes sont ralentis et elle lui vole les 120,00 $ qu'il a dans son portefeuille, sa carte de métro (et c'est au début de mois) ainsi que son cellulaire. Le tout lui a coûté plus de 350,00 $.

- Il s'est rendu dans un bar pour jouer au billard, a mis ses CD et son lecteur sous son manteau sur une chaise. Évidemment on l'a volé.

- Il invite une fille qu'il a rencontrée au Tim Horton pour souper au resto ; il a à peine payé la note qu'elle prend la poudre d'escampette prétendant avoir un autre rendez-vous. Il est furieux et se rend compte qu'il s'est fait jouer.

Inquiétudes de moins

- Il ne semble plus mettre son linge de vaisselle sur ses éléments de la cuisinière.

- Il ne proteste plus pour se faire couper les cheveux.

- Depuis qu'il demeure plus près du centre-ville, il peut toujours marcher pour rentrer à la maison donc il ne passe plus la nuit sur les bancs publics à attendre le premier autobus du matin.

- La porte de son loft n'a jamais été défoncée; il n'invite plus d'inconnus, donc plus de vols comme lorsqu'il était dans son appartement.

Petites urgences et événements inquiétants

- Un soir vers 23h il nous a téléphoné pour nous dire qu'il avait fait fonctionner la chasse d'eau et que la toilette avait débordé. Il avait tout épongé avec des serviettes et nous a téléphoné. Nous nous sommes donc rendus immédiatement sur les lieux. Il avait commencé le lavage des serviettes mais était désemparé face à la toilette.

- Un autre soir vers 23 h 30 il nous téléphone ; il est chez une copine et dit avoir perdu ses clés. Nous nous rendons donc sur les lieux pour lui laisser une de nos clés et à notre arrivée nous apercevons les clés dans la serrure de la porte. Heureusement que son complexe est très sécuritaire et aussi que son loft se situe au bout d'un petit corridor où il n'y a que deux voisins.

- Un autre soir, cette fois plus tôt dans la soirée, il nous a téléphoné pour nous dire que les voleurs étaient venus car ses souliers avaient disparu. Jean lui a demandé de chercher partout dans son loft. Puis il s'est rappelé que nous venions de lui acheter un petit tapis pour mettre à l'extérieur de sa porte donnant dans le corridor et que possiblement les souliers étaient là... voilà !

- Il nous a téléphoné à quelques reprises pour nous dire que les voleurs étaient venus, qu'ils avaient ouvert la porte pendant la nuit et frappé le ventilateur placé devant la porte principale. Toutefois, aucune trace des voleurs.

- Un soir vers 22h son homme d'entretien ménager nous téléphone pour nous dire qu'il venait de recevoir un téléphone d'A., un des proprios du complexe. François venait de lui téléphoner pour lui dire qu'il y avait un trou au-dessus de sa salle de bains, trou par lequel les voleurs pouvaient entrer. A. a tenté de le convaincre du contraire, François lui a raccroché brusquement la ligne au nez. Quand A. a tenté de le rejoindre, il ne répondait pas au téléphone. A. téléphone donc à J. qui est aussi concierge au loft et J. nous téléphone. Jean finit par rejoindre François qui à cette heure est « sur la rue » pour lui dire de retourner chez lui, qu'il irait le voir. Pendant que Jean se rendait au loft, j'ai rejoint fiston qui était en train de se préparer à souper ; il était 23 h 10 mais il ne pouvait me parler car il dit qu'il « y avait des micros partout ». Finalement Jean est arrivé, ils ont discuté, ont regardé en haut de sa salle de bains pour vérifier s'il y avait des trous. Jean a passé plus de deux heures cette nuit-là avec lui pour qu'il se sente bien en sécurité. Plus tard, il a apporté un escabeau et ils ont grimpé afin qu'il s'assure que tout était bel et bien fermé.

- François demeure un peu inquiet car il met ses souliers devant les 3 portes au cas où quelqu'un entrerait la nuit, même par la porte de l'armoire à balai, chauffe-eau et climatiseur.

- Vol de son sac à dos à la pointe d'un revolver près de la station de métro sur le trajet de retour au loft.

- Une autre fois, vol de son portefeuille près d'une station de métro ; il a rouspété, s'est fait frapper, est tombé, a perdu connaissance, bref, ambulance et 12 hres d'hospitalisation car il a fait une commotion cérébrale.

- Ses nombreuses chutes ; il finira par se blesser sérieusement.

- Il met parfois la sonnerie de son téléphone à « OFF » afin qu'on ne puisse pas le rejoindre le soir ; évidemment ce sont les soirs où il consomme.

- Ses difficultés relationnelles à établir des contacts et liens avec de nouvelles personnes, ses comportements parfois inappropriés comme se mêler aux conversations des gens des tables voisines dans un restaurant.

- Et la vasectomie ? besoin ou pas ? Il n'est pas prêt.

Voilà, un portrait de la situation et des besoins de François afin qu'il puisse vivre de façon autonome dans son loft. Tout cela avec l'aide de ses parents, de son éducateur spécialisé et des hommes d'entretien ménager.

TABLE DES MATIÈRES

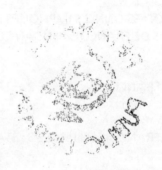

Cet ouvrage, composé en Advert, Frutiger
et Garamond Premier Pro,
a été achevé d'imprimer sur les presses
de l'imprimerie Transcontinental Métrolitho,
Sherbrooke, Canada
en avril deux mille onze
pour le compte
de Marcel Broquet Éditeur